心理治疗大辩论

心理治疗有效因素的实证研究

[美] 布鲁斯·E. 瓦姆波尔德（Bruce E. Wampold）
[美] 扎克·E. 艾梅尔（Zac E. Imel） ◎ 著　任志洪 等 ◎ 译　江光荣 段昌明 ◎ 审译

第2版
Second Edition

THE GREAT PSYCHOTHERAPY DEBATE

The Evidence for What Makes Psychotherapy Work

中国人民大学出版社
· 北京 ·

图书在版编目（CIP）数据

心理治疗大辩论：心理治疗有效因素的实证研究：第 2 版 /（美）布鲁斯·E.瓦姆波尔德（Bruce E. Wampold），（美）扎克·E. 艾梅尔（Zac E. Imel）著；任志洪等译 . — 北京：中国人民大学出版社，2019.7

书名原文：The Great Psychotherapy Debate：The Evidence for What Makes Psychotherapy Work，Second Edition

ISBN 978-7-300-27009-8

Ⅰ . ①心… Ⅱ . ①布… ②扎… ③任… Ⅲ . ①精神疗法—研究 Ⅳ .① R749.055

中国版本图书馆 CIP 数据核字（2019）第 104780 号

心理治疗大辩论：心理治疗有效因素的实证研究（第 2 版）

［美］ 布鲁斯·E. 瓦姆波尔德（Bruce E.Wampold）

扎克·E. 艾梅尔（Zac E.Imel） 著

任志洪 等译

江光荣 段昌明 审译

Xinli Zhiliao Dabianlun：Xinli Zhiliao Youxiao Yinsu de Shizheng Yanjiu（Di 2 Ban）

出版发行	中国人民大学出版社		
社　　址	北京中关村大街 31 号	**邮政编码**	100080
电　　话	010-62511242（总编室）		010-62511770（质管部）
	010-82501766（邮购部）		010-62514148（门市部）
	010-62515195（发行公司）		010-62515275（盗版举报）
网　　址	http：//www.crup.com.cn		
经　　销	新华书店		
印　　刷	天津中印联印务有限公司		
规　　格	170mm×230mm 16 开本	**版　　次**	2019 年 7 月第 1 版
印　　张	23.5 插页 1	**印　　次**	2024 年 1 月第 4 次印刷
字　　数	350 000	**定　　价**	99.00 元

译者编委会

<table>
<tr><td>审   译</td><td>江光荣</td><td>段昌明</td><td></td><td></td></tr>
<tr><td>主   译</td><td>任志洪</td><td></td><td></td><td></td></tr>
<tr><td>参   译</td><td>李 丹</td><td>李丹阳</td><td>林秀彬</td><td>凌 霄</td></tr>
<tr><td></td><td>鲁 婷</td><td>王东美</td><td>吴 珏</td><td>谢其利</td></tr>
<tr><td></td><td>闫玉朋</td><td>张碧云</td><td>张灵楷</td><td>赵春晓</td></tr>
<tr><td></td><td>郑惠珍</td><td></td><td></td><td></td></tr>
</table>

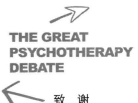

THE GREAT
PSYCHOTHERAPY
DEBATE

致　谢

献给为此次修订做出贡献的所有合作者和专家同仁们！

——布鲁斯·E. 瓦姆波尔德

献给薇薇、家华和家璐。

——扎克·E. 艾梅尔

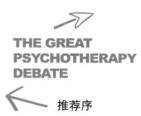

推荐序

江光荣

中国心理学会临床与咨询心理学专业委员会主任

教育部大学生心理健康教育专家组成员

华中师范大学心理学院教授

　　本书主译任志洪教授现在是我的同事，也曾是我的博士生，他毕业后去了美国威斯康星大学麦迪逊校区从事博士后研究，而本书的作者布鲁斯·E.瓦姆波尔德教授就是他的博士后导师。在这种"多重关系"下，我来写该书的推荐序似乎是"责无旁贷"。

　　本书书名里"大辩论"一词，容易使人联想起科学上的一些学术辩论事件，比如1920年天文学家沙普利和柯蒂斯关于螺旋星云的本质和宇宙尺度的所谓"世纪之辩"。依照库恩的科学发展阶段论，心理治疗作为心理学的一个分支，其"科学的"分量自然不可与天文学比肩。所以放在一个较大的视域来看，这里的辩论其实是一个"小辩论"。辩论什么？辩论以作者瓦姆波尔德为代表的心理治疗新认识模型与传统心理治疗认识模型的孰是孰非。

　　传统的心理治疗认识深受医学的影响，故学术界习称其为医学模型。生物学意义上的医学模型有一些关键特征，如确定的疾病单元、药物或手术等纯技术的介入/治疗手段，强调医生的专业技能而非人格因素、病因-治疗-效果的线性关系，等等。在心理治疗的发展历程中，医学模型曾经是其挽狂澜于既倒的救星。当公众质疑心理治疗的疗效时，当药商取笑心理治疗师拿不出像药物治疗那般的有效成分时，当保险公司不确定当事人在"弗洛伊德"式躺椅上到底应该躺多久而不愿介入心理治疗保险时，学者们借助医学模型来研究心理治疗的有效性及其机制，让心理治疗逐渐被世人所接纳。但是，心理治疗借用医学模型为自己的基本理论模型总有些凑泊牵强，因为上述医学模型的那些关键特征与心理障碍及其治疗有诸多不相吻合。在瓦姆波尔德看来，最根本的问题在于医学模型对疾病的认识与治疗忽视了社会情境。

瓦姆波尔德将其所提出的新模型称为"情境模型"。顺便讲个花絮，2017年瓦姆波尔德教授来华中师范大学访问时，有同学曾当面请教他为什么要叫"情境模型"，并提出"情境模型"这个名称让人有些不得要领。布鲁斯挠挠头说他知道这个，可一直也寻不着一个更贴切的名。情境模型的根本视角是，强调心理治疗是一个在社会性情境中发生的过程。瓦姆波尔德以系统的逻辑、翔实的研究结果，相当雄辩地回答了"人如何在社会性情境中得到疗愈"这个问题。高明的是，在与占强势主流地位的"医学模型"辩论的时候，布鲁斯·E. 瓦姆波尔德教授所使用的所有的证据，都来源于符合"严谨的医学模型"的实证研究。

接下来，我们具体聊聊心理治疗"情境模型"的精妙之处，这也是本书的核心。情境模型认为，心理治疗通过真实关系、期望和特定成分这三种路径促进当事人改变。

路径一是真实关系。治疗师和当事人间的真实关系指的是双方在关系中努力做真实的自己，同时能够如实地知觉对方。人本主义疗法和一些心理动力疗法（关系视角的疗法）强调真实关系。情境模型认为，不管在何种理论取向的疗法中，真实关系都与效果相关，即真实关系越强，治疗效果越好。与医学模型仅关注对疾病的治疗不同，情境模型把个体心理健康放在"两极体"中，一极是心理疾病的缓解，另一极是幸福感的增强。通过真实关系，提升个体幸福感。例如，在传统医学模型视角下，一名抑郁症当事人经治疗后，最好的结果是不再抑郁，那么在抑郁症的相关测量上的最高是零；而在社会情境视角里，我们看到的是，一名抑郁症"被治好"的当事人，不仅不再抑郁，还应该能积极乐观地生活。

路径二是期望。在医学模型中，"期望"效应通常是在治疗有效性研究中需要被控制的变量，就像对"安慰剂"效用的控制。例如，研究者为了考察新药 A 对抑郁症的治疗效果，在实验研究中需要设置一个对照组，服用外表看上去与新药 A 相似，但不具有任何治疗成分的安慰剂药 B，以控制实验研究中可能产生的实验者效应。然而，心理治疗是在社会情境中进行的，医学模型所控制的"安慰剂效应"，即在治疗过程中所创造的期望效应，恰恰是心理治疗起效的重要成分。情境模型认为，心理治疗的效果很多时候是因为当事人在特定治疗情境下产生了治愈期望，然后由这期望创造出奇妙的后效。传统的心理治疗研究因为受医学模型的影响，仅关注疗法本身的作用，忽视了期望效应，需要纠偏。

路径三是特定成分。瓦姆波尔德的"特定成分"这个词再一次容易造成误解，因为它很容易被当成某个特定"疗法"。其实瓦姆波尔德强调的是特定疗法中都具有的一种共同成分，这个共同成分是当事人被激发起来，去从事各种不同的体会、思考、行动，以追求某种趋向健康的改变。因为各个疗法所采用的激发起当事人行动的理论和做法有各自的特点，故称其为特定成分。"特定成分的力量在于患者投入到疗愈活动中"。换言之，特定成分是通过激发这种共同功能起作用。而医学模型认为，特定成分不是通过激发这种共同功能，而是针对当事人的特定缺陷做出了矫正，然后导致疗效。

一项对我国心理服务机构的调查发现，各机构采用的咨询技术种类繁多，包括"催眠疗法、神经语言程序学（NLP）、意象对话心理治疗、萨提亚家庭治疗、音乐疗法、呼吸疗法、色彩疗法、芳香疗法、森田疗法、完形疗法结合灵气按摩、瑜伽养生、全息疗法、藏御火疗等"（王超，李英，孙春云，2014），我国心理咨询与治疗的疗法真可谓"乱花渐欲迷人眼"。而各家的说辞虽五花八门，但大都取法医学模型，强调自家独门绝技，能开患者独特"心锁"。有趣的是，元分析结果基本支持不同主流疗法的有效性相差无几的结论，而这个结论倾向于情境模型。这结论对于行里行外的人，该当有清醒反思之效吧？

"情境模型"的提出，不仅扩展了我们的研究视角，对治疗实践，特别是心理治疗师的培养也具有重要的指导意义。国内有学者指出："我国心理咨询队伍存在着'一少三多'的现象，即专业人员少，半路出家多，出于热情和兴趣的多，不规范工作的多。"借用雷斯尼克（Resnick）教授的一句感叹："曾经发轫于象牙塔的心理治疗工作，如今已经置身于商业战场，学者越来越少，而企业家越来越多。"（Resnick, 1997）。在专业培训领域，某些在西方冷僻的疗法反而比几大主要心理治疗流派更加兴旺。专业水平的良莠不齐，导致心理咨询与治疗的质量得不到保障，求助者的利益和心理健康可能受到损害。因此，培养专业心理治疗师显得迫在眉睫。在"情境模型"的研究中还发现，治疗师这个人比其使用的疗法更为重要。有些治疗师就是比另一些治疗师的治疗更为有效，并且这与他们提供什么样的疗法无关。这些启示我们，要更用心关注的是，发现高效能的治疗师有哪些特征和行为，然后把这些发现应用到准咨询师的选择和培训中去。

对于正在学习、研究心理治疗的学子，尤其是临床心理学、心理咨询与治疗、心理健康教育等方向的硕士和博士研究生，此书应该成为各位的必读书。我一直有一个观察，就是学习心理咨询与治疗的学生，往往重技能轻理论、重实务轻研究。我想说的是，匠人和大师，前者知其然，后者知其所以然，而研究生，更要发现所以然。我不揣冒昧地告诫各位，要自觉地培养自己，成为知其然、知其所以然，并且善于发现所以然的心理学人。

走笔至此，得知布鲁斯·E. 瓦姆波尔德教授刚荣获 2019 年美国心理学会颁发的"终身成就奖"，真是实至名归，也深表祝贺。

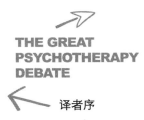

该书作者布鲁斯教授是我的博士后导师，而此书是其学术思想精髓的体现，在西方具有极大的影响，因而我们把它译成中文，引入国内，期待能为推进中国心理治疗研究的发展尽绵薄之力。

本书内容的精妙之处"推荐序"和"作者序"都有详尽论述。这里我只谈翻译过程中的三点感受，或许也是认知变迁的三个阶段。

其一，译前。初衷是基于对恩师感恩之心，未曾想在翻译书名时就遇上了困境。原书名 The Great Psychotherapy Debate 中的"debate"一词在中西方不同文化情境下，理解起来可能是有差异的。中国儒家文化的精髓主要在仁、礼和中庸这三个方面，一直绵延至今。我们一直受到的教育是与人相处时，能做到融洽和谐（仁）；尊重他人，谦卑（礼）；不偏不倚，处事折中（中庸）。而书名"debate"直译为"辩论"，有辩驳争论之义，一"辩"难免就破坏了双方和谐，有失谦卑，与仁和礼背道而驰；再加上一个"大"字，难免会让人感觉双方是辩得面红耳赤，更是与中庸之道格格不入。

而在西方的文化中，不同观点的表达一直是被鼓励的，因而"debate"在西方的教育中是一种看待问题的思维模式。否认客观证据，对权威的绝对服从，常成为被嘲讽的对象。例如，伽利略讲过，中世纪有一位经院哲学家主张人的神经会合于心脏，于是一名解剖学家请他参观人体解剖，当他亲眼看到人的神经确实在大脑中会合时，他仍不相信，并说"假如亚里士多德的著作里没有与此相反的说法……那我一定会承认这是真理了。"正是这种在文化上对"诉诸权威"（Appeal to Authority）逻辑谬论辩驳的接纳，布鲁斯基于实证研究所构建的"情境模型"，对经典"医学模型"的巨大挑战，也才有被允许存在和发展的空间。

由此可见，在中西方不同文化背景下，直译"debate"为"辩论"，我们若不能深谙西方的文化背景，仅以中国传统文化思维对其认知，便容易感受到从标题渗透出来的浓浓"火药味"，那可能就曲解了原作者的良苦用心。

其二，译中。随着翻译工作的推进，逐渐发现翻译这部著作的工作并不是单纯的"译"，也是我们自身学习和不断成长的过程。该书基于研究实证证据，逐步构建心理治疗的"情境模型"。书中所涉及的多种心理治疗研究方法、各种复杂的统计、哲学上的思辨，都增加了翻译的难度。后来从作者的背景获得领悟：布鲁斯教授本身就是学数学出身，还曾是奥巴马（没错，就是你脑海中第一时间想到的那位）高中的数学老师；而该书的第二作者（也是他的学生）扎克更是对研究方法学着迷。不难想象这多学科知识的汇聚，对整个心理治疗研究方法学的重大推进。但对我们翻译小组来说，也面临着巨大挑战。他们几乎都是受过严格方法学训练的博士生，而在面对这种多学科交融的专著翻译时，又显得原有的知识捉襟见肘，难以驾驭，只好再去恶补各种高级统计，甚至是哲学基础。不难发现，该书虽不是专门的方法学著作，却能无心插柳，从中学习到心理治疗研究的各种研究范式以及高级统计方法，提升自我研究水平。

其三，译后。全书译毕，我也回国了，换了工作单位，算是"升级"了，但没有雀跃欢歌，而是略有忧伤。中国心理学这几年迅猛发展，而对心理咨询与心理治疗方向来说，可能是在不断萎缩。以美国为例，其学历教育几乎承载着心理咨询/治疗师的培养的所有工作；美国心理学会的56个分委会有半数与心理咨询与治疗相关。反观国内，虽然国家22部委联合发文共促心理健康服务，大众对心理健康服务也有巨大的需求，但大多数高校培养出的有胜任力的心理咨询师/治疗师人数寥寥已是不争的事实。老一辈的大师们陆续退休，受现今科研评价体系的影响，新生代心理咨询与治疗的教师科研成果无法与其他方向的相提并论，进不了高校教学岗；而在岗的该方向教师需要兼顾教学与实践，精力分散、科研疲于应对，职称也很难更上一层楼。外部科研评价因素，加上"重实践轻科研"的内部环境，直接导致了心理咨询与治疗高层次人才的培养受限。因此，我们应该注意到的是，在培养大批心理咨询与心理治疗的实践者的同时，也应该看到研究者栽培的重要性。我们期待临床与心理咨询方向培养的硕士和博士，他们既是心理治疗的"实践者"，同时也是"研究者"。期待本书出版，能为培养临床与心理咨询的"实践者"＋"研究者"助力。

本书由译者编委会成员共同合作翻译，感谢闫玉朋、鲁婷、林秀彬、赵春晓、李丹阳对各章节进行了详细校阅，特别感谢江光荣教授和段昌明教授的审阅。对钱铭怡会士、樊富珉教授、赵旭东教授和贾晓明教授四位临床与心理治疗领域顶级专家的推荐致以崇高的敬意。对恩师江光荣教授为本书作推荐序深表谢意，虽然这也是他"应该做的"。

再次感谢布鲁斯教授，与他在"麦屯"（麦迪逊）相处的那段时光历历在目，终生难忘。办公室楼下就是美丽的门多塔湖，碧波浩渺。春秋在岸边闲庭信步，优哉游哉，科研的疲惫消失殆尽；夏天湖中泛舟，帆影点点，乐在其中；冬天湖上或溜冰或冰钓，别有一番风味，虽然南方"狼"在北方早已被冻成狗。那段日子，在布鲁斯老师的熏陶下，学会了调制各种鸡尾酒，常与恩师、同行小聚。最忘不了感恩节的火鸡，端起一杯干马天尼（Dry Martini），脑子里闪过周星驰电影经典桥段，把酒言欢，快哉，快哉！

最后，回到当下。该书前前后后译了近2年，期间几易译稿，虽然还不能止于至善，但总体还算是比较满意。限于当下我们的科研素养，中译版肯定仍有不足之处，敬请批评指正。

任志洪

2019 年 5 月 26 日于桂子山

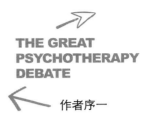

当我在书名里用"辩论（debate）"这个词的时候，就必须准备好面对随之而来的反驳。在科学领域，证据是最好的反驳。自本书第 1 版面世的 13 年来，已有许多关于"是什么使心理治疗有效"的论战，其中尤以循证治疗①（evidence-based treatments，EBT）的支持者与共同要素（common factors）的支持者的辩论最为突出。在此辩论中，常常出现这样的情形：巧舌如簧的指责比证据叫得更响，双方利用为数不多的几个案例来相互曲解。

自本书第 1 版问世以来，我常常夜不能眠。但使我不能入眠的，从来就不是那些能言会道的指责，而是证据。就像我和扎克在本书中所说的，心理治疗的证据自第 1 版以来已大量增长，心理治疗的临床试验（clinical trials）以及这些试验的元分析②（meta-analyses）的数量呈指数级增长。可以说，心理治疗效果的证据是前所未有地多。这些证据会不会表明我 2001 年提出的情境模型（Contextual Model）是荒唐的呢？如果是，情境模型将会沦落为"垃圾"。这样的"垃圾"虽然看起来内在逻辑十分合理，却没有证据支持。这类"垃圾"所在的"垃圾箱"里还装着发酵（自发形成）的化学理论、光传播的以太理论以及爱因斯坦的静态宇宙理论（Einstein's Static

---

① 循证治疗所依赖的主要研究方法——随机临床试验，就是将心理治疗看作药物（具体参见第 1 章）。——译者注

② 元分析就是"应用特定的设计和统计学方法对以往的研究结果进行整体的和系统的定性与定量分析"。如无特殊说明，本书中的元分析一般专指量化的元分析。——译者注

Universe）。然而，过去15年的研究非但没有产生严重威胁情境模型的证据，支持的证据反而比2001年高出一个数量级。

在第1版的前言中，我讲述了心理治疗对我个人的意义，并在某种程度上，把本书献给我的治疗师。令人伤心的是，一些人用这个亲密的故事说我的工作是有偏向的、不值得相信的。所以，我来澄清一下——像所有人一样，我确实有偏向。然而，科学的一个标志就是我们有意把我们的偏向放置一边，理性地专注于证据。而且，科学的努力是一个校正体系。当理论与证据发生冲突之时，证据终将取得胜利，而理论终将被抛弃。尽管理论能吸引追随者，但证据足以与之抗衡。所有的理论在检测出反常现象时，它的当前迭代①就会被修正。情境模型也是如此。在接下来的10年，使情境模型的成分更为清晰和更为复杂的证据都很有可能出现。在此过程中，我忠于证据。即使情境模型最终被抛弃，也不过是被丢到爱因斯坦的静态宇宙理论所在的那个"垃圾桶"里，没什么丢人的。

这一版《心理治疗大辩论》既保留了第1版的一些关注点，又在一些方面与第1版有所不同。和第1版相似的是，这一版的第3章也是先介绍了纳入考察的证据，然后讨论医学模型（Medical Model）和情境模型的猜想；同样在一些章节，如在第4章、第5章和第6章分别探讨了检验绝对疗效（absolute efficacy）、相对疗效（relative efficacy）和治疗师效应（therapists' effects）的证据；仍在第8章评述了关于特定成分（specific ingredients）重要性的文献；最后在第9章做了有关理论、实践和政策的结论。

和第1版的不同之处主要有以下四点。

第一点自然是文献更新了，各章节呈现了最新的研究证据。

第二点体现在第1章，简单介绍了医学和心理治疗的历史，将当前的辩论置于恰当的视角之下。

第三点体现在第2章。在2001年，我提出的情境模型仅仅来源于杰罗姆·弗兰克

---

① 迭代指的是"重复反馈过程的活动，其目的是为了逼近所需目标或结果。每一次对过程的重复称为一次'迭代'，而每一次迭代得到的结果会作为下一次迭代的初始值"。此处的迭代指的是某个理论的检验工作不断朝向证明、澄清该理论的活动。——译者注

（Jerome Frank）的工作。上一个 10 年间，情境模型已基于社会科学的研究做了扩展。

第四点是对一般效应（general effects）的相关证据的扩展。在第 1 版中，与一般效应相关的证据局限于治疗同盟（therapeutic alliance）的讨论。而在这一版中，我们扩展了这一部分的内容，介绍了安慰剂（placebos）是如何引发强大的期望的，并在第 7 章中呈现了其他几个被情境模型假设十分有力的治疗因素（therapeutic factors）。

书是作者的智慧结晶，但写作所反映的不仅仅是作者本人的思考，还反映了多种影响的融合。在很大程度上，和学生的讨论以及与世界范围内的同行的合作成就了我的工作。扎克·E. 艾梅尔十多年前成为我的博士生，从那时起，他就不断挑战我，促使我不断深入思考这一版中所讨论的问题，并且扩展了我在方法学方面的专业知识。他常常会带些文章和书给我，说："你必须读这个！"有时他会说："为了弄懂这个问题，我们必须学习新方法。"他收集和整理多个领域的信息，真的是孜孜不倦。为了这一版的诞生，我们在相互激励和助力中继续我们的脑力合作。

布鲁斯·E. 瓦姆波尔德

于威斯康星大学麦迪逊分校（Madison, Wisconsin）

2014 年 4 月

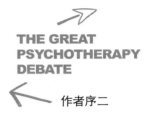

　　机缘巧合之下，我在小团体中开始了我的心理学训练。这些小团体属于俄克拉何马州的红岩峡谷（Red Rock Canyons）地区的教会青年营。我观察到团体领导者十分能干，他们用接纳和支持驱散了团体成员心中的空虚感和羞耻感。尽管我的许多同伴采纳了对团体经验的灵性解释，仿佛这些解释才是最重要的，但是最让我刮目相看的是团体领导者建立的开放的、饱含情感的关系。在以后的岁月里，这些团体领导者成为我的榜样，持续指引着我的人际关系建立，启发我的临床工作。

　　本书所讨论的干预主要是会谈，这或许是技术含量最低的干预了。但正是会谈，展现出了人类联结和互动的核心中一些奇妙的东西，这些东西有疗愈的力量。令人意想不到的是，就是这类技术含量最低的干预及非结构化的、饱含情感的对话，竟然具有无法避免的复杂性，给试图一探究竟的科学家们带来了巨大的挑战。他们渴望知道，为何是具有某些特征的会谈改善了心理健康、减少了困扰，使得个体从严重的心理问题中康复，而其他的会谈则不能。他们没想到，这个问题如此复杂。

　　为了构建由情境模型所勾勒的心理治疗的通用模型，我们第二次尝试总结现有的证据。当我们完成它的时候，一个引人入胜的时代展现在我们面前。在这个时代中，心理治疗既是科学也是职业。尽管病人在面临很多问题时，都倾向于将心理治疗作为首选的治疗方法，然而，心理治疗在心理健康服务中所占的百分比却逐渐减少。虽然和以前相比，有更多的证据表明治疗师"做什么"和"怎么做"具备良好的效果，但仍有很多问题是未解之谜。技术几乎革新了人类生活的方方面面，改变了科学、医学、娱乐、新闻业和社交互动的面貌。可是，在心理治疗研究领域，竟鲜有这类革新的踪迹。我们目前评估心理治疗改变过程的黄金标准——患者-治疗师互动的人类行为编码，其源头是卡尔·罗杰斯（Carl Rogers）和他的学生70年前使用的技术。与此同时，计算机科学家和电子工程师已经发展出各种各样的新技术，可以模拟所有出版书籍中的词语，并能从声音信号中自动识别出人类的语音。美国心理学会（American Psychological Association, APA）发布了一个关于心理治疗效果的概括性声明，这标志着心理治疗效果的独立地位和独特意义。但仍有许多人主张，讨论心理治疗的效果就应该像讨论"药物"的效果一样。而且，他们指出我们本来也这么做过，做得也很不错，比如许多证明有效的、特定的循证治疗。美国退伍军人健康管理局（Veterans Health Administration）将特定的心理治疗传播到心理健康专科诊所，这是有史以来最大的心理治疗质量改善举措之一。可是，在社区设置中，却几乎没有对于疗效和服务提供者的常规监管。

我是会计、工程师和教师的子孙，身上流着"数字的血液"。因此，我理所当然地"叛变"了心理治疗的实践，投身于数字和研究。初读《心理治疗大辩论》这本书的第1版时，我刚从一所小小的文理学院毕业。这所文理学院为我提供了一个由科学取向的心理学和多元宗教研究所共同构建的思想空间。在这个研究所中，教授们经常和学生共进午餐，可能还会有一两个礼貌的争论。我就在这样的环境中茁壮成长。在心理治疗领域，我看到了供过于求的"忠实信徒"，看到了与证据无关的理论阵营故步自封，这令我十分沮丧。所以，当我看到本书的第1版后，见识了共同要素方法是如此简约，布鲁斯对数据和科学方法是如此投入，我的魂都被勾走了。2003年，我一到威斯康星大学麦迪逊分校，就很快加入了布鲁斯团队的工作之中，开启了我们亲密无间且富有成效的合作，思考如何说清楚心理治疗数据这团美丽的"乱七八糟"。布鲁斯不断鼓励我保持天然的怀疑态度和好奇心。每周一早上，我们一边品尝美味的浓咖啡，一边在我们自己的理论里"挖坑"（当然也挖别人的）。我想，从那时起，我就开始了本书的相关工作。

扎克·E. 艾梅尔

于犹他州盐湖城（Salt Late City, Utah）

2014年4月

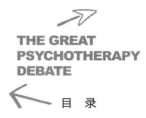

THE GREAT
PSYCHOTHERAPY
DEBATE

目 录

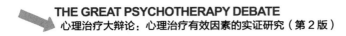

第 **9** 章 超越辩论：研究综述对理论、政策和实践的意义

参考文献

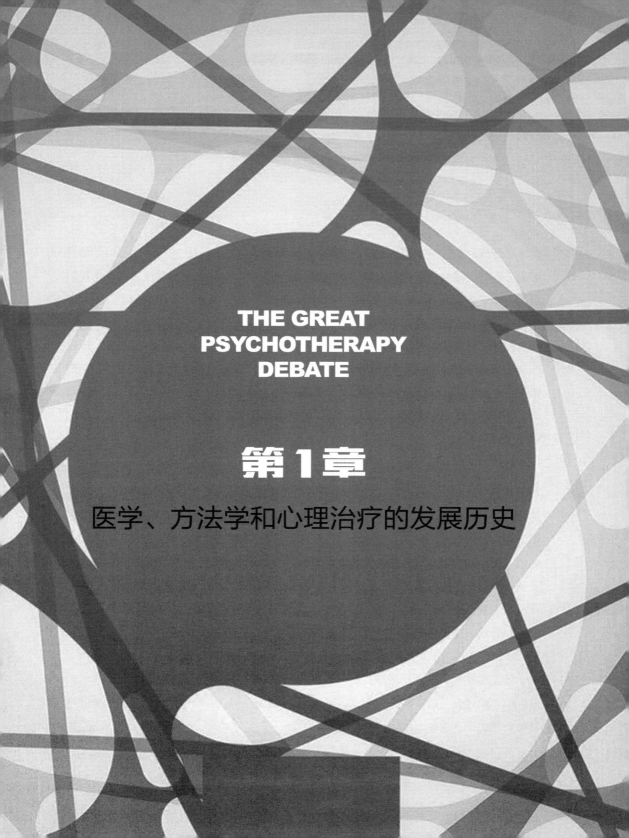

THE GREAT
PSYCHOTHERAPY
DEBATE

第1章

医学、方法学和心理治疗的发展历史

　　对任何一个领域来说，如果只把目光聚焦于该领域的当前状态，自然可以了解前沿趋势，却可能会忽视该领域的一些关键问题，而这些被忽视的问题往往能帮助我们更深入地了解该领域。心理治疗领域同样如此，更何况心理治疗长期受情境、参与者以及相关领域（尤其是医学）的影响。追求进步的过程不可避免地会付出代价。很可能我们弃若敝屣之物恰恰是事物的本质，而薪火相传的东西却只是肤浅的表象。话说回来，摆脱传统束缚的确能够给我们带来创新和进步，而因循守旧也确实会给我们带来损失。在本书中，我们将会批判性地审视心理治疗领域的进程，尤其留意那些隐藏的、被遗忘的以及被忽视的因素。同样，我们也会批判性地审视现行的心理治疗实践、政策和研究。

　　有时，人们会有一种天真的观念，认为是知识带来了进步，也就是"证据驱动了创新和实践"。然而，现代观点认为，事件是人类行为的结果，人的行为受到无数因素的影响，而证据只是无数影响因素中的一员。而且，"证据"这个概念本身也很有问题。证据是对数据模式的解释，而解释本身就是一种受偏见、权力、方法以及限制条件影响的人类认知任务。社会科学尤其容易受到一些因素的影响，比如精确度不高、难以复制以及研究主题嵌在文化（culture）、政治和经济背景之中。在多数情况下，心理治疗寄身于健康服务行业当中，还会受到额外的压力与发展道路狭窄的制约。即便如此受限，心理治疗仍然屹立不倒，它的未来将主要由勇敢地发挥其影响的参与者们决定。尽管本书论点也建立在传统标准所收集的论据之上，但与传统观点不同，本书指出了另一条发展路径。这条发展路径曾经一度被放弃了，而现在，我们对其进行了修正和改进，并命名为"情境模型"。在这里，我们斗胆说一句，情境模型可能比当前的其他路径更能让患者受益。

在我们从情境的视角呈现心理治疗的证据之前，还需要充分理解一些历史渊源，例如，我们是如何走到今天这一步的？发展的过程中有哪些疏漏？这需要我们回顾几段相互交织的故事——医学的故事、研究方法（特别是临床试验）的故事以及心理治疗的故事。当然，其中每一段故事都足以各自成书（实际上，每个主题都有不止一本书了），但下面这一缩略版的故事，就足以让我们留意到这些重要的元素了。

医学

医学是西方文化中最主要的治疗实践[①]，是科学知识在治愈疾病、减轻身体痛苦、延长生命方面的应用。现代医学还是一个很新的发明，也是从治疗实践的传统演化而来。但是，现代医学并不认为传统的治疗实践是自己的祖先。

医学作为治疗实践的起源

治疗实践在人类产生之初就已出现，并以一种重要的方式揭示人性的本质：

> 威廉·奥斯勒（William Osler）爵士（1932）认为，服药的意愿是人类与其他生物的区别特征之一。尽管历史学家对早期药物治疗和最早的医生一无所知，但是，他们确认医生最早的画像产生于公元前 2 万年的克罗马尼翁人时代（Haggard, 1934; Bromberg, 1954）。这个画像中的医生像动物一样有角、有尾巴，满脸胡须。这样的外表有很强的心理作用。很可能当时的治疗只是心理作用或安慰剂效应（placebo effect）的载体，并无任何真正的内在价值（Model, 1955）。
>
> 引自 Shapiro & Shapiro, 1997b, p. 3

事实上，如果没有药物、仪式和治疗者这些文化的核心特征，我们就无法从历史角度定义一个文明（Shapiro & Shapiro, 1997b; Wilson, 1978）。随着社会的演进，人类的心智本就倾向于发展出对物理现象、心理现象和躯体现象的解释（Gardner, 1998）。尽管不同的文化会有不同的解释，而且解释还会随着时间的推移而不断演变，但是，

---

① "治疗实践"是一种以减轻痛苦、延长生命、治愈疾病为目的的人类活动。现代医学、心理治疗、巫医等都属于治疗实践。——译者注

使用这些解释去创造并应用治疗的艺术（即治疗实践），已经超越一时一地一文化的限制，成为各类文明共有的特征。事实上，在各种文化当中，治疗实践的特征都属于该文化的重要组成部分，因为治疗实践和其他的文化活动之间有着盘根错节的关系，无法截然分开。毕达哥拉斯学派认为，人体是由四种体液（即血液、黏液、黄胆汁和黑胆汁）组成的；不同体液混合会表现出不同的性格；饮食、天气和气候都会影响体液的平衡，进而引发疾病（Morris, 1997; Shapiro & Shapiro, 1997b; Wampold, 2001a）。信奉萨满教的美洲印第安原住民认为自己拥有某种特殊的灵魂或者圣物带来的力量，他们用兽皮和面具精心装扮自己，并通过舞蹈、击鼓、摇铃、祈祷和歌唱等仪式迎来护卫的灵魂以驱散恶灵（Morris, 1997）。《易经》和《黄帝内经·素问》记载的传统中医实践提出阴阳五行说，主张以五味、五谷、五嗅治疗疾病（例如，辛辣食物可预防"肝旺伤脾"，而酸味食物有助于疏泄"肝胆湿热"[①]），辅以有着 2500 多年历史的针灸来治疗疾病。17 世纪的欧洲药典记载了很多物质，每一种物质的作用都有医学上的解释，包括维戈石膏（毒蛇肉混合活虫与青蛙）、狐狸肺、暴力致死的受害者头骨上的苔藓、加斯科因粉（牛黄、琥珀、珍珠、螃蟹的眼睛与螯、珊瑚）、人尿、各种性器官、排泄物（如汗、尿、粪等）、人类胎盘、禁食者的唾液以及木虱等（Shapiro & Shapiro, 1997b）。

我无意神化传统或本土的医疗实践，因为很明显，不少传统或者本土的治疗方法是无效的，甚至是有危害的（Shapiro & Shapiro, 1997a, b）。据传，古希腊名医希波克拉底（Hippocrates）也曾经开出过一个没有水果和蔬菜的饮食指南，最终导致遵从者得了维生素缺乏症。有学者认为，脱水疗法（如放血、催吐、灌肠）和水蛭疗法在医学史上比任何别的疗法致死的人都更多（Shapiro & Shapiro, 1997, p. 18）。事实上，乔治·华盛顿（George Washington）就是被他的医生用脱水疗法所杀，因为他的医生使用脱水疗法治疗他的脓肿扁桃体，从而加剧了发热本身带来的自然脱水。不管有效或无效，各个文化都试图发展出一套对于疾病成因的解释，并发展出相应的疗法。每种解释和其相应的疗法都与其背后的文化信念和行动息息相关，并从不同方面界定了所

---

① 这句可能是《素问》中"酸入肝，辛入肺"的表述，原文为"pungent food was used to prevent disintegration of the liver and sour food to drain the liver"。——译者注

在社会的特征。

虽然西方科学医学的起源可以追溯到古希腊时期，但按照现代医药标准，至少在 19 世纪以前，欧洲和美国的多数治疗都是无效的。到了 19 世纪，随着对文艺复兴时期兴起的"唯物主义（materialism）"和"特异性（specificity）"这一对孪生概念的引入，再加上"安慰剂"这个概念，才让现代医学赶上了科学和科学方法所创造的浪潮。

作为现代医学的重要概念的唯物主义、特异性和安慰剂：勒内·笛卡尔、本杰明·富兰克林和路易斯·巴斯德的贡献

作为一般哲学术语的唯物主义，认为物质是现实的唯一基础，试图用各种不同物质的相互作用来解释一切现象。在医学上，唯物主义认为任何身体状况，尤其是疾病，都有物质基础。特异性是唯物主义的必然结果，指的是治疗产生效果的方式。如果一个治疗的成分通过有针对性地改变身体中那些引发疾病的生理化学因素来治疗疾病，那么该治疗就被称为特异的治疗。通常，医学的特异性在于解释疾病的生理化学过程的改变，以及超出希望、期望及条件作用等心理因素所带来的疾病治愈或障碍缓解。尽管唯物主义作为一种哲学理念，自古希腊时期就广为流传，但是，医学特异性的建立还是有赖于解释疾病原因的解剖学和生理科学的发展，以及能够恰当检验治疗效果的研究设计和统计学方法的发展。

在本杰明·富兰克林（Benjamin Franklin）和路易斯·巴斯德（Louis Pasteur）能够对现代医学做出贡献之前，需要先解答一个哲学问题——身体（生理）和心灵（心理）的关系是怎样的。在大多数人类历史中，生理障碍和心理障碍没有区别[①]。实际上，解剖学和生理学的确无法宣称生理障碍存在于肉体，而心理障碍存在于心灵。毕达哥拉斯学派的体液失衡说虽足以解释生理障碍和精神障碍，但无法进一步被证实或证伪（当时，通过实证来驳斥假说的思想还未成熟，所以缺少的不仅是解剖学和生理学知识）。在实际操作中，一旦医学发现了某障碍的物质基础，该障碍就会被归于生理障碍，故有必要把生理障碍与精神障碍区别开来。在 17 世纪初期，致力于身心二元论

---

① 这背后是"身心一元论"，即身与心是不可分的，二者是合一的。——译者注

（dualism）的勒内·笛卡尔（René Descartes）区分了心灵（心理）与身体（生理），虽然他的初衷并非服务于医学的发展。无论如何，这个区分将解剖学和生理学置于实证主义的道路，而观察法是解剖学和生理学的主要研究方法；心灵依然属于形而上学的领域，换句话说，也就是心理学领域。值得注意的是，身心的交互作用在过去几十年间引起了相关领域的极大兴趣，而神经科学[①]的进展却日渐式微。有人认为，心灵不同于身体，心理不是大脑的机能（Miller, 1996）。

在欧洲，随着科学和科学方法在笛卡尔哲学情境下的发展，大部分药物的成分被发现是无效的。只有一小部分针对特定的疾病的药物有效（例如，毛地黄可以治疗充血性心力衰竭，金鸡纳树皮可以治疗疟疾）（Shapiro & Shapiro, 1997）。1785年，"安慰剂"一词被引入医学词典并用于治疗。对患者而言，尽管安慰剂在生理化学上是无效的，却可以满足他们期待被治愈的渴望（Shapiro & Shapiro, 1997）。根据瓦拉赫（Walach）2003年的说法，"安慰剂"一词源自拉丁文《圣经·诗篇》——《我会在活人所存在的地方取悦上帝》，这是中世纪人们在临终祈祷时唱的诗文。因为在葬礼上，一些人会被雇用去唱赞美诗，因此"安慰剂"一词开始与"以假乱真"联系在一起（Walach, 2003, p.178）。在随后的讨论中可以看到，安慰剂及其作用的争议一直存在于医学和心理治疗之中。我们认为，了解安慰剂的作用对理解心理治疗至关重要。然而，"安慰剂"这一术语从其起源就包含贬义。只是为了取悦他人就给其一点无用的物质这一举动令人反感，声称安慰剂能治病的人则很可能会被当成江湖骗子，就像我们下面要讲到的弗朗茨·安东·梅斯梅尔（Franz Anton Mesmer）。

与安慰剂概念同期发展的是奥地利医生梅斯梅尔在巴黎时提出的一种有利可图的治疗方式。这种方式在巴黎上层社会中广受好评，但也备受争议。梅斯梅尔（1766/1980）声称，一些疾病是由一种看不见却无处不在的流体［被他称之为"动物磁力"（animal magnetism）］的正常流动受阻造成的。医生可以通过疏通堵塞来促进患者康复。经进一步"研究"，梅斯梅尔发现他可以运用动物磁力"磁化"物体，这些"磁化"的物体就可以用来治愈他的患者（Buranelli, 1975; Gallo & Finger, 2000; Gauld,

---

① 神经科学主要研究心理活动的生理机制，也就是将心理看作大脑的机能。——译者注

1992; Pattie, 1994）。这种疗法有良好的成功记录，使之在 18 世纪晚期极其风行。

与此同时，梅斯梅尔身陷多个争议之中，受到了严密的审查。医学界一直希望否认不科学的做法，他们发现梅斯梅尔的治疗方法令人不适，产生了对其科学性的质疑。为了回应多方力量，法国国王路易十六在 1784 年建立了由本杰明·富兰克林主持的皇家委员会来调查梅斯梅尔疗法。委员会设计的实验将参与实验的患者分成两组，一组与"磁化"的物体接触，另一组与他们以为"被磁化的物体"接触（根据现代的术语，这就是安慰剂）。为了确保患者不知道他们所接触的物体是否被磁化，该研究采取了历史上具有开创性的（即使不是第一个，也是第一批盲法①研究中的一个）严格的盲法（这里是指单盲）。正是因为这样的设计，面对两组的治疗结果没有差异这一事实，皇家委员会才得以证明梅斯梅尔的治疗并不具有特异的治疗成分。

著名的自然历史学家斯蒂芬·杰伊·古尔德（Stephen Jay Gould，1989）认为，对梅斯梅尔的检验并使其丧失信誉是最早利用科学方法揭露伪科学和庸医的示范性证明之一。然而，在梅斯梅尔事件中，有两点不应忽视：首先，正如皇家委员会记录的，梅斯梅尔的治疗是有效的，即患者的获益是可以观察得到的；其次，梅斯梅尔的疾病和治疗理论根植于当时最先进的科学理论——艾萨克·牛顿（Isaac Newton）爵士提出的理论。仅仅在一个世纪前，牛顿带着力学原理和数学的进步跨越了人们对超自然现象的迷恋（Gleick, 2003）。因此，梅斯梅尔丧失信誉并不在于治疗的有效性或理论的说服力上的问题，而是观测数据表明他所提出的疾病的治疗机制是有问题的。我们将看到，这是一个心理健康方面的治疗（包括药物治疗和心理治疗）都很难满足的标准。当然，梅斯梅尔作为一名江湖骗子被曝光，这一引人注目的事件推动了医学的专业化。

现代医学发展史上的第三位开创性人物是微生物理论之父路易斯·巴斯德［实际上，有人认为微生物理论之父是罗伯特·科赫（Robert Koch）］。巴斯德提出了理论和实验的最佳结合。正如哲学家欧内斯特·勒内（Ernest Renan）指出的，"探究本质"，

---

① 盲法（Blinded experiment）是指向实验参与者隐瞒实验的相关信息的设计，其目的是为减少或消除被试的偏向。只对被试隐瞒信息，被称之为"单盲"；对主试和被试都隐瞒信息，被称之为"双盲"。——译者注

直到猜想（conjectures）的某些证据得到证实。如果将巴斯德跨越多个领域的发现以一个综合的主题来表示，那么这个主题就是能够对那些太小而无法直接观察的实体的存在和特征做出推论。巴斯德使发酵过程"活起来"的故事，为认识论和本体论之间不可避免的相互作用提供了一个重要的逸闻趣事（Latour, 1999）。

19 世纪 50 年代，化学甩掉了炼金术的痕迹之后，发现自身在科学之中处于领先地位，开始寻求大多数自然现象（包括生物过程）的化学解释。当时的权威观点认为，发酵就是将糖分解成酒精，是一种没有观察到"分解失调"的催化过程，该过程可以从一批发酵液转移到另一批发酵液中。遗憾的是，对于酒类生产商来说，这个过程不太可靠，因此这个化学解释也没什么实用价值。巴斯德基于他在有机物晶体学方面的工作，通过敏锐的观察和系统的实验，提出了这样的假设：发酵是由活性微生物引起的，而不是一个自发过程。这一发现促成了一些其他的推论，包括"疾病是由微生物引起的"这一猜想。这一猜想构成了细菌致病论（the germ theory of disease）的起源。理论和实验的结合带给医学实践显而易见的好处——从受损的有机体中提取疫苗，医疗环境的灭菌，食品的高温灭菌（即"巴氏灭菌法"）。

巴斯德的故事有两个方面是至关重要的：其一[①]，其贡献在上述历史回顾中已显而易见；其二，是对科学哲学（philosophy of science）的含义进行了更精细的阐述。应用于医学的唯物主义需要对疾病做出生理上的解释，微生物理论正合此意。疾病不仅能够被治疗和预防，而且能够以可证明的方式解释治疗和预防的潜在机制。可以肯定的是，在巴斯德之前，并不缺乏对机制的假设（解释）。但巴斯德精心地建构了"微生物是如何引起疾病的"的解释，并进行了不可取代的证明，带来了巨大的发展，从而改变了这个解释的地位。

从今天的观点来看，巴斯德对发酵的研究明确表明疾病的本体性质是先进的，自然发生论似乎是荒谬的（Latour, 1999），这就涉及我们关于巴斯德要说的第二点。1864 年，认识论的战争才刚刚打响。当时，人们用化学分解来解释发酵，认为观察到的微生物是自然形成的结果，而非发酵的结果。一些支持发酵的微生物解释的人们被

---

① 作者没有明确说明，推测其一指的是巴斯德的工作带来的现实贡献。——译者注

视为疯子，正如我们如今对梅斯梅尔的看法。现在回顾一下会发现，微生物在那里，也不在那里。在 19 世纪 60 年代，催化发酵的分解失调和引起发酵的微生物都是观察不到的。但是，巴斯德巧妙地设计实验使微生物为人所知，并且建立了理论为实验结果提供说服力。而且，他还用雄辩的论文和报告，说服科学界相信他的解释的优点。这一说服过程的难度不亚于他的实验设计和理论解释。从某种意义上来说，巴斯德和微生物是相互促成的，缺其一，疾病的微生物解释论都无法问世（Latour, 1999）。

在一个领域中，知识的内容部分取决于做研究、创建理论和影响科学界的人。社会科学领域尤其如此。正如我们在本书中将要讨论的，在任何时代，知识都是脆弱的——心理治疗的本质通过回应我们的探询而变得明晰，而这些探询的本质又塑造了我们接受"什么"作为知识。作为研究者、临床工作者和政策制定者，我们影响着"什么"才是所谓的知识。在 19 世纪这个关键时期，笛卡尔、富兰克林、巴斯德及其他人为发展现代医学模型所必需的成分发挥了关键作用。

医学模型

医学模型以唯物主义和特异性为基础，存在于解剖学、生理学、微生物学和其他生物科学中。对于我们来说，医学模型由以下五个部分组成。

疾病

第一部分是疾病①。医生根据患者报告的体征和症状以及病史、体检和实验室化验结果，首先确认患者状况是否异常（即偏离正常的人类生理功能）。如果存在异常，再进行诊断。一些医学干预的目的是预防疾病（如疫苗）。这些预防性干预通常也属于医学模型。

生理学解释

第二部分是从医学的唯物主义立场出发对疾病或障碍的生理学解释。例如，流感

---

① 此处的疾病对应的英文原文为 "illness or disease"。在英文中，有时二者分别指代患者对偏离健康状态的主观知觉（illness）和科学（或医生）对偏离健康状态的解释（disease），这种情况下可分别译为"生病"和"疾病"；有时二者会混为使用，不加区分，都译为"疾病"。原文虽用了两个词，但在此并无特别区分的必要，故合并译为"疾病"。——译者注

是由病毒侵入人体鼻腔、咽喉和肺部的细胞复制和变异引起的。当然，随着科学对该过程的进一步阐释，解释逐渐变得更为复杂巧妙。通常，如果一个解释被发现是错误的，则会被更好的解释取而代之。例如，对胃溃疡病因的解释经历了因压力太大或饮食辛辣导致胃酸过多，到幽门螺杆菌的感染。当然，医学的唯物主义立场要求解释是生理学的，与身体的解剖学或生理学相关。

改变机制

医学模型的第三部分指的是治疗要以两个方面为基础：一是引起疾病的生理系统层面，二是关于"改变生理系统的某个方面将如何消除疾病、缓解疾病或缩短病程"的猜想。当人们认为胃溃疡是因压力或饮食产生的胃酸造成时，改变的机制则涉及中和胃酸和改变饮食；而如果幽门螺杆菌感染得到证实，改变的机制将涉及使用抗生素减少细菌的数量。

治疗程序

解释和改变机制（mechanisms of change）自然而然带来治疗的设计。治疗的设计包括治疗程序（therapeutic procedures），而治疗程序可能涉及施用某个物质（即药物）或实施一个程序（如手术）。压力导致胃酸过多这一解释（解释）和减少胃酸（改变机制）这一目的，提示要使用能够中和胃酸的物质（即碱性物质，如含有碳酸钙的抗酸剂）。如果幽门螺杆菌感染这一解释得到证实，治疗性成分就是抗生素。医学治疗一般要求治疗程序与对疾病的解释和改变机制相一致。

特异性

梅斯梅尔基于动物磁力的治疗符合医学模型的前四个部分：患者表现出疾病的体征和症状，有对疾病的生理学解释，有假设的改变机制，还有特定的治疗程序。然而，梅斯梅尔的治疗在特异性检验中失败了。正如前文所言，医学情境下的特异性意味着，治疗成分可以通过改变引起疾病的身体的生理化学方面，从而起到治疗作用。治疗胃溃疡的抗生素的特异性取决于它通过杀灭细菌而非其他方式（包括但不限于希望、期待或条件作用）起作用的程度。梅斯梅尔的治疗不具特异性，因为动物磁力被证明无法解释其治疗效果。

在医学领域，特异性的确立有以下两种基本方法。

第一种方法是研究者能够证明治疗比安慰剂治疗更有效，从而排除与治疗情境相关的附带因素的作用。例如，在恰当的控制下，如果一种药物的效用优于安慰剂，那么基本可以确定，药物的效用与患者对药物效用的期望或对药物的条件性反应无关（Hentschel, Brandstätter, Dragosics, Hirschl, Nemec, et al., 1993）。在下一节，我们将回顾随机安慰剂对照组（placebo control group）的发展，讨论其设计逻辑。

第二种方法是确定医学治疗通过其预期的机制运作。抗生素的使用减少了幽门螺杆菌，从而治愈了溃疡，这就支持了解释和改变机制，从而支持了特异性，即抗生素通过预期的机制起作用（Hentschel et al., 1993）。事实上，巴斯德的许多研究主要聚焦在解释、机制和特异性上。在用临床试验（clinical trials）确立疗效（efficacy）之前，研究者常常要先研究疾病的机制和治疗干预生理系统的效果。然而，一些突出的例子表明，人们知道某一种药物是有效的，但却不知道它为何有效。例如，乙酰水杨酸（俗称阿司匹林）在其生理学机制清晰之前，就已经用于镇痛、消炎和解热（退烧）了。

医学模型是否适用于心理治疗颇有争议，这也是本书的主题。正如我们将看到的，心理治疗发展为一种治疗心理障碍的方法，与医学的发展密不可分。当然，医学占主导地位，心理治疗则处于从属地位。

循证医学

医学模型的发展与"现代医学"的产生对健康有着积极作用，包括许多疾病的治愈和预防，这一点无所争议。比如，天花已经被根除，脊髓灰质炎可以用疫苗来预防，术后感染致死变得罕见，抗生素可以治疗大多数细菌感染。然而，作为医学的本体论基础的唯物主义和特异性，以及通过使江湖骗子失去信誉和创建微生物实验科学取得的进展，并没有直接转化为带给患者最佳疗效的治疗方法。在梅斯梅尔的治疗方法接受检查的 125 年之后，以及巴斯德揭穿了自然发生论并建立了疾病的微生物理论的50 多年之后，医学仍保持了许多"原始"的实践。在第一次世界大战和 1918 年流感横行之前，典型的美国医学院并不附属于哪一所大学，并配备有兼职教师，这些教师的工资由学生的学费支付；医学院的学生也没有学过其他科学课程，更不是大学毕业生；学生在课程中从不检查或治疗患者，也很少使用实验室设备（Barry, 2004）。1910

年,《弗莱克斯纳报告》(the Flexner Report) 从根本上改变了美国和加拿大的医学教育。很快，医学教育变得严格，具有竞争性和科学性。然而，人们对许多药物和治疗程序的疗效知之甚少。事实上，直到 20 世纪 50 年代，随机安慰剂对照组实验设计才发展出来；直到 1980 年，美国食品与药品监督管理局（the Food and Drug Administration, FDA）才规定，批准药物要经过随机安慰剂对照组实验的检验。

大量的例子可以表明医疗实践是如何忽视积累证据的。以链激酶（streptokinase）为例，它是一种溶解血栓的酶，用于治疗急性心肌梗死（Hunt, 1997）。链激酶的临床试验始于 1959 年，有些试验结果表明，服用链激酶的试验组比服用安慰剂的对照组疗效更好，而有些并没有。因样本量小，无法得出确切的结论。然而，到 1969 年，有了足够的证据，即通过元分析得出了干预有效的结论。伊恩·查默斯（Iain Chalmers）很早就开始倡导元分析的结论可以转化为医疗实践。他曾描述了他观察到的情形：

> 链激酶就是经典样例。元分析可以清晰地显示出它对死亡率的影响具有统计学上的显著性，但直到 20 世纪 80 年代末，权威的心脏病专家和教科书作者才开始推荐它，但仍是一点一点逐渐在临床治疗中蔓延开来。

引自 Hunt, 1997, p. 87

从 1969 年有足够的证据证明链激酶的有效性，到 1987 年链激酶被 FDA 批准作为标准治疗药物期间，成千上万的患者因未使用链激酶而死亡。

链激酶以及许多其他的类似案例，开启了循证医学运动，确保研究证据能够转化为实践。循证医学运动始于英国和加拿大，强调对证据的系统性和分析性综述以及临床医生对证据的使用。2001 年，美国医学研究院采用了以下定义，该定义与萨基特（Sackett）、斯特劳斯（Straus）、理查森（Richardson）、罗森堡（Rosenberg）和海恩斯（Haynes）2000 年的观点有密切关系："循证实践是将最佳研究证据与临床专业性和患者的价值相结合。"这个定义被描述为"三脚凳"，即强调证据的使用（第一条腿）要与临床医生的专业性（第二条腿）以及患者的特征和背景（第三条腿）相平衡。然而，循证医学的开创性书籍《循证医学：如何实践和教授循证医学》（Evidence-based Medicine: How to Practice and Teach EBM）所呈现出的焦点是与诊断检查的质量和治疗效果相关的证据（Sackett et al., 2000）。

建立特异性的方法的发展，与现代医学的发展密切相关。其中最重要的是随机双盲（double blinds）安慰剂对照组设计。现在，我们将目光转向该设计的历史。

作为"黄金标准"的随机设计

医学需要使用随机设计来区分由所谓的有效成分（active ingredient）产生的疗效和由心理因素（比如希望、期待以及被试和开药或实施治疗程序的实验人员的关系）产生的疗效。现在著名的随机双盲安慰剂对照组设计是 FDA 批准药物的"黄金标准"，也是相对较新的发明。这一设计的发展史对理解心理治疗和医学的现状至关重要，它将揭示治疗过程中一些被忽略但却很重要的方面。

随机化和对比设计的发展

丹齐格（Danziger, 1990）认为，三种研究实践交织在一起，发展出对照组设计的概念。第一种研究实践来自创建了心理学实验的威廉·冯特（Wilhelm Wundt）。在冯特的实验室里，他和他的学生们都是观察者。他们将自己看作训练有素的科学家，能够像物理学家解释云室里粒子的轨迹图一样，报告和解释心理的各个方面。冯特和学生设计实验方案，操作各种刺激并记录其产生的效应。这些效应都是基于内部知觉的报告（即一种内省）。在当时，这种刺激 / 反应的连续性是实验生理学的主导模式。冯特的观察者报告的反应通常是"对物理刺激的大小、强度和持续时间的判断，有时辅以对其同时性和连续性的判断"（Danziger, 1990, p. 35），从而推导感觉和知觉的一般规律。

第二种研究实践是大约与冯特的实验室实验同时期的法国的催眠实验研究。"将被试分配到不同条件下"这一理念可追溯到该研究实践。他们的研究与冯特的习惯做法的重要差异在于：法国科学家是实验者，患者是被试；而冯特等科学家既是被试也是观察者（还是研究报告的作者）。也就是说，在法国科学家的实验中，实验的主试（观察者）和被试的角色是分开的。这种角色的改变使实验者可以观察那些不能报告内部状态（如儿童）或其报告可疑（如心理疾病患者）的研究对象。浸透在法国医疗背景下的这种研究范式，自然而然地被应用到临床研究中，通过比较"健康被试"和异常被试，以发现两者之间的本质区别（Danziger, 1990）。要考虑到的是，这些实验中的主试（医生）和被试（患者）之间有专业关系。当然，准确来说，在法国医生的研究之前，已经存在不同样本之间比较的零星案例，如詹姆斯·林德（James Lind）在 18 世纪的坏血病实验，但是"将被试分配到不同的治疗条件（处理）"这一理念应该是起源于法国。

第三种研究实践涉及"申请人"，而不是观察者或被试。申请人没有任何异常，至少在该研究实践的初期参与进来的申请人都是正常人。在 1884 年的伦敦国际健康展览会（the International Health Exhibition）上，申请人是付费参与弗朗西斯·高尔顿（Francis Galton）的"智力"测验的志愿者。这个时期，颅相学作为一种评估智力的手段被广泛接受，而且人们对个体智力在整体中的相对位置有着浓厚兴趣。为了完成这样的比较，高尔顿和其他英国社会统计学家，如卡尔·皮尔逊（Karl Pearson）将智力量化以方便说明某一分数在整体中的位置，其中一个重要指标是一个人的分数偏离平均分的程度（Danziger, 1990; Desrosières, 1998）。在这种研究方法中，研究者和被试之间的关系很弱："对高尔顿等研究者而言，被试最终只不过是'一条数据'。"（Danziger, 1990, p.58）。英国的统计学方法贡献了测量不可观测的特征（在本例中是智力）的关键概念以及这些特征的统计分布，这些是随机对照实验设计中结果分析的关键组成部分。这些贡献带来了智力正常、智力超常（在平均数之上）或智力缺陷（在平均数之下）的等级划分。可惜的是，智力的划分也引起了另一个新用途，即使用高尔顿的表哥查尔斯·达尔文（Charles Darwin）的进化论的原理对"遗传价值"进行标定，进而催生了优生学（Desrosières, 1998）。

冯特将实验法引入心理学，并试图总结一般规律；法国的研究者们发明了主试将被试分配到不同条件下并对比正常与异常人群的研究设计；英国社会统计学家提供了有关偏离平均值的统计理论。这些都是医学和心理治疗的临床试验的重要组成部分，但还缺少一个关键的部分——随机化。这一关键组成部分的推动力来自向不同客户群体提供实用知识的愿望。学院心理学家认为，教育是一个合适的环境，可用于证明心理学这个新生学科的实用性。在 20 世纪 20 年代初，治疗（处理）组的方法被"作为'对照实验'卖给了美国的学校管理者，并且被吹捧为比较各种行政措施'效率'的关键因素"（Danziger, 1990, p.114）。此后不久，麦考尔（McCall, 1923）出版了《如何进行教育实验》（How to Experiment in Education），介绍了如何在教育中进行对照组实验，并讨论了随机化的概念。与此同时，罗纳德·费希尔（Ronald Fisher）爵士在一个农业站任职期间，发展了方差分析和其他程序来比较农作物的产量（Gehan & Lemak, 1994）。费希尔在随机实验设计中所做的工作以及从这些设计中得到的数据分析令人震惊。可以说，医学、心理学和教育领域的每个临床试验的设计和分析都是基于费希尔开发的方法（Danziger, 1990; Shapiro & Shapiro, 1997b），或是来自他的工作。费希尔的著作，尤其是 1935 年出版的《实验设计》（*The Design of Experiments*），对于希望证明各种药物疗效的医学研究者十分有用，尽管它还缺少安慰剂对照组这个重要成分（Gehan & Lemak, 1994）。

引入安慰剂对照以排除干扰变量

现代医学的目标是确定任何医学治疗的效用都是由药物的生理化学性质产生的，而不是由于患者的期望、希望或其他心理过程，从而确证药物的有效成分的特异性。为了排除这些心理因素造成的干扰，研究者在 20 世纪 30 年代末开始在美国和英国使用双盲安慰剂研究。由于安慰剂这个说法带有消极的含义，该方法在当时并没有生根发芽（Gehan & Lemak, 1994; Shapiro & Shapiro, 1997a, b）。但是随机双盲安慰剂设计逐渐被接受并推广。药理学家哈里·戈尔德（Harry Gold）——推动安慰剂对照组设计在美国发展的代表人物，在 20 世纪 40 年代末和 50 年代初参加了在康奈尔大学举行的几次关于这个主题的会议；他成为临床药理学（clinical pharmacology）这一新学科的第一位教授。正如夏皮罗（Shapiro, 1997b）所述：

> 戈尔德主张将"一种据称有效的药剂和一种不具备药效的空白药剂进行比较，通过可能存在的某些药理学效力，将两者区分开来……（推荐的）双盲程序，要求在研究成果揭晓并进行分析之前，患者和医生都不知道两种药剂的区别。这对避免潜意识偏见的影响至关重要……"（Gold, 1954, p. 724）20 年来，使用这种能够可信且有效地评估新药有效性的方法的研究，在戈尔德的观点的推动下达到了顶峰。

到 1980 年，FDA 要求从随机双盲安慰剂试验中获得药物有效性的证据。从历史发展上看，这是一个相对新近的发展（见图 1-1）。

随机双盲安慰剂对照组设计在方法学和概念上的重要性都不容小觑。想想看，笛

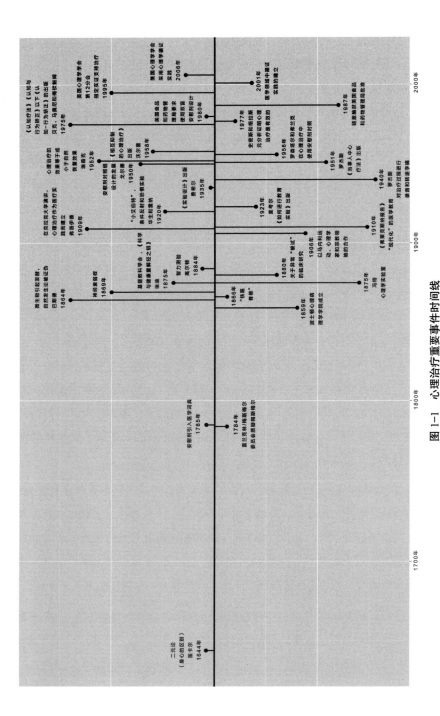

图 1-1 心理治疗重要事件时间线

卡尔提出身心二元论已经过去了 300 多年，梅斯梅尔在特异性方面名誉扫地也过去了将近 200 年，一个能够排除心理因素的干扰以明确物质对身体的特殊效应（specific effects）的研究设计才得以制度化。

在离开实验设计这段短暂的历史之前，值得重申的是随机双盲安慰剂对照实验设计有以下两个关键特征。

第一，安慰剂是对心理因素的控制，应该与治疗（处理）在所有方面都无法区分。在药物实验中，制药行业生产的安慰剂与相应的有效药物在味道、形状、颜色和外形上都是一致的。在后面的章节中会讨论一个问题：被试将会猜测他们处在什么样的实验条件下，并且尽可能地利用任何可用的线索（如是否存在副作用）。

随机双盲安慰剂对照组的第二个关键特征与盲法有关。实际上，"双盲"一词指的是三盲：在整个研究过程中，干预的实施者、患者和评估者都不知道患者接受的是哪种治疗（药物或安慰剂）。任何一方盲法的偏差都可能会导致偏倚，这种偏倚可能是直接的（如评估者可能会无意识地在评分中支持药物），也可能是通过给患者提供线索（如给药物时的热情高于给安慰剂时）。盲法的相关问题将在后面的章节中讨论。①

心理治疗是在现代医学发展的背景下出现的，并在一定程度上利用了随机设计来确立它的合法地位。下面，我们来谈谈第三段历史。

心理治疗作为一种治疗实践出现

美国谈话治疗的起源

在现代医学的短暂历史中，很少提及心理障碍。19 世纪末，医学试图成为基于科

---

① 这里有一个有趣的英文 "Gold" 的巧合值得注意。"Gold" 在本章中出现在三个地方。哈里·戈尔德（Harry Gold）（第一次出现）帮助开发了随机双盲安慰剂对照组设计，该设计已经成为确立心理治疗和药物有效性的"黄金标准（gold standard）"（第二次出现）。"盲法"这一术语又从何而来？"盲法"是戈尔德创造的一个术语，基于使用"戴着眼罩的测试"来证明某品牌香烟优于竞争对手的电视广告。被试被蒙上眼睛，抽完两根香烟后宣布他更喜爱 Old Golds 牌香烟（第三次出现）。

学原理的合法行业。如前所述，医学强调生理化学（即躯体）过程。医学对心理健康问题的态度是一种身心平行论：心理状态与生理状态相对应，并假设心理障碍是由一些（未知的）生理化学过程引起的（Caplan, 1998）。当时，多数心理和生理障碍病因不明；病因未知的障碍被划为功能性疾病，病因已知的障碍则被划为结构性疾病。人们尝试发现心理障碍的生理化学原因，却常常千方百计地避免去发现心理障碍的心理原因和任何类型的心理治疗（如谈话疗法）。

据卡普兰（Caplan, 1998）的看法，美国的几个事件不谋而合地对生理化学解释提出了挑战。首先，火车作为交通工具出现了。当然，火车在许多方面都与以前的交通方式不同，但是对于心理治疗的发展而言，其重要之处在于火车有时会出错，造成了灾难性碰撞，产生了各种各样的伤害。伤者的常见抱怨包括背痛在内的弥漫性症状，被诊断为"铁路脊椎"。但令医生困惑的是，车祸附近站台上的目击者，即使没有受到生理创伤，他们也报告了许多相同的症状。这种现象对症状的生理化学原因提出质疑，并引入了这一理念——心理影响症状。

心理治疗第二个明显的先导事件与神经衰弱有关，其特征为疲劳、焦虑、头痛、阳痿、神经痛和抑郁，并且在美国成为一种普遍的疾病。虽然病因未知，但据推测，它是由神经系统能量损耗引起的。毫不意外，治疗神经衰弱的方法千差万别。这引起了一些有先见之明的医生的兴趣：

> 从电击、水疗到饮食、休养、营养、药物治疗，如此之多的躯体治疗都可以达到相同的效果，一些医生不禁要问：这是怎么回事？难道它们没有共同点吗？波士顿神经病学家莫顿·普林斯（Morton Prince）亲身体验了这五花八门的躯体治疗，推断出："我认为如果仔细分析这些治疗，就会发现它们都有一个共同的因素——心理因素。"

引自 Caplan, 1998, p.45

很明显，心理学说在医学界并不受欢迎。

心理治疗的第三个先导事件是在各种情境下发展的"心灵疗愈"（mind cures）。19世纪中叶到19世纪末，尽管医学专注于生理化学，越来越多的美国人却转向通过心灵进行治疗的实践活动，其中最流行的是基督教科学会（Christian Science）和新思想运动。虽然这些运动像是过去的遗风或边缘化的宗教习俗，但它们非常受欢迎（Caplan, 1998; Taylor, 1999）。基督教科学会在 1890 年只有大约 9000 名成员，但到 1906 年已经拥有超过 50 000 人，这个数字似乎不大，但基督教科学会只是诸多声称通过心理、信仰或灵性（spirituality）治愈身体的机构之一。库什曼（Cushman, 1992）认为这些运动之所以流行，是因为美国精神内核的缺失，以及对打破维多利亚社会僵化的渴望（Taylor, 1999）。

起初，医学界故意对这些运动不屑一顾，将其看作治疗疾病的非科学尝试。合法性总是滞后于流行性。但是，美国心理学家参与谈话治疗，使之逐渐具备了信誉，与宗教运动区分开来。波士顿心理病理学院创立于 1859 年，是一个非正式的研究者团体，成员包括心理学家威廉·詹姆斯（William James）、斯坦利·霍尔（Stanley Hall）以及神经学家和精神病学家。该团体成了新谈话疗法的中心。1906 年，认识到心理重要性的医生与认识到行为的道德方面的基督教牧师展开合作，发起了以马内利运动（Emmanuel Movement），在讲座和服务之后，对患者进行"治疗"（Caplan, 1998; Taylor, 1999）。以马内利运动对医学最具威胁性的地方在于，患者常常由非医务人员用心理方法进行治疗。

有明显的生理症状却找不到生理病因；对同一种常见疾病的治疗方法各异，却各有效果；谈话疗法治疗生理和心理障碍越来越流行，也越来越具备合法性。这些对新兴的现代医学来说，都是有问题的。因此，医学面临着一个困境：因新兴的心理治疗使用非医疗手段（即谈话）治疗心理障碍而拒绝它，还是吸收利润丰厚的心理治疗专业实践。有趣的是，这个时期美国的谈话疗法与那些对梅斯梅尔的治疗感兴趣的人有关联，这引起了医生的怀疑（Caplan, 1998; Cushman, 1992）。考虑到这个背景，医学界拒绝在心理障碍的病因学、病理学和治疗中承认心理因素，并且致力于让心理治疗失去信誉，也就不足为奇了。另一方面，一些心理学家对心理治疗及其机制感兴趣。例如，早在 1894 年，威廉·詹姆斯就公开抨击禁止心理治疗实践的提议，他宣称："医学真正要做的不是消灭心理治疗，而应该通过研究确定其规律。"（Caplan, 1998, p. 63）

最终，医学行业不允许患者在医疗机构之外接受治疗，并发挥自己的专业特权垄断心理治疗。著名医生约翰·米切尔（John K. Mitchell）表示："为了公众的安全，我们应该坚持，无论是手术治疗、药物治疗还是心理治疗，都应该由医生来负责。"（Caplan, 1998, p. 142）此时，仍旧缺少一个强有力的心理障碍的理论，幸运的是，这个理论很快就被提出了。

理论取向

弗洛伊德和心理动力疗法的起源

1909 年，西格蒙德·弗洛伊德（Sigmund Freud）在克拉克大学发表演讲，尽管当时谈话疗法在美国已经被确立为一种合法的医疗实践，但是，他提出了之前美国谈话疗法所缺失的内在连贯的理论，而且他是医学背景下的医生。这使得精神分析（psychoanalysis）在短短六年的时间里成为美国心理治疗的主要形式："精神分析似乎比心灵疗愈更恰当、更文明，比基督教科学会和积极思维更科学，更具医学性而不像是做广告。"（Cushman, 1992, p. 38）

西格蒙德·弗洛伊德在做医生的过程中，参与了癔症的治疗。他提出：

1. 癔症的症状是某些创伤性事件（真实的或想象的）压抑到潜意识中造成的；

2. 症状的本质与事件有关；

3. 通过领悟事件和症状之间的关系可以缓解症状。

此外，从一开始（如在他对安娜·O.[①] 的讨论中）性就成为癔症病因的核心，许多症状与早期性创伤有关。弗洛伊德尝试了各种技术来恢复被压抑的记忆，包括水疗、催眠和直接询问，最终提出了自由联想和梦境分析的方法。在精神分析的早期，医学模型的成分就显而易见，它包括：一种障碍（癔症）、对障碍的科学解释（被压抑的创伤事件）、改变机制（领悟潜意识内容）和特定的治疗行动（自由联想）。

纵观弗洛伊德的一生，他在理论和治疗方式上与他的同事有诸多分歧，由此造成

---

① 安娜·O. 是奥地利名医约瑟夫·布罗伊尔 19 世纪 80 年代的一名患者的化名，对她的治疗被视为是精神分析起源的标志，她也因此成为精神分析乃至心理治疗的历史中最为出名的患者之一。布罗伊尔与弗洛伊德合著的《癔症研究》正是对该案例的介绍。——译者注

了与约瑟夫·布罗伊尔（Joseph Breuer）、阿尔弗雷德·阿德勒（Alfred Adler）和卡尔·荣格（Carl Jung）这些杰出人物之间不可调和的决裂，后两人甚至被逐出弗洛伊德的维也纳精神分析学会。医学模型的特征正是坚持对障碍的正确解释，并采用相应的可使患者获益的治疗行动（therapeutic actions）。弗洛伊德坚持认为他的理论是正确的，他的治疗是特异的，而且有科学证据的支持。虽然从当前的视角来看，弗洛伊德的精神分析及其竞争疗法（如阿德勒的个体心理学或荣格的分析心理学）的实证基础都比较薄弱，最多是有人声称神经科学已经证实了心理动力学的诸多构念和理论（Westen, 1998）。抛开关于心理动力学概念的科学价值的辩论，我们应该注意到弗洛伊德复杂的理论是在《弗莱克斯纳报告》发表及其带来的医学改革之前引入美国的。也就是说，弗洛伊德理论的实质和基础与其所处的时代相匹配。

心理治疗史上的一个关键点与 20 世纪上半叶心理治疗属于医学领域的程度有关。正如我们所看到的，心理治疗在世纪之交已经被引入医学领域，而有着医生身份的弗洛伊德提出了一个医学专业可以接受的解释。此外，进入精神分析机构和实践精神分析的人主要限于医生，也就进一步使得心理治疗被界定为医疗实践。有趣的是，弗洛伊德自己训练了一些外行（即非医生）分析师，其中最著名的是曾被指控无证行医的狄奥多·芮克（Theodore Reik）。尽管芮克最终被无罪释放，但在弗洛伊德去世后，精神分析机构进一步限制了非医生（包括心理学家）的加入（VandenBos, Cummings, & DeLeon, 1992）。正如杰罗姆·弗兰克（1992）指出的，直到 20 世纪中叶，特别是在研究的背景下，"学科的劳动分工是公认的心理学家进行智力测试和人格评估（常常使用罗夏墨迹测验）、社会工作者做访谈及精神科医生进行治疗"。

心理动力疗法之外的其他选择：行为主义的兴起

行为主义心理学是一种基于对客观观察到的行为的简明解释。伊万·彼得罗维奇（Ivan Petrovich Pavlov）致力于经典条件作用理论的研究，他没有使用复杂的心理构念，而是直接关注动物如何获得条件反应、条件反应如何消除（即消退）以及如何诱发实验性神经症。约翰·B. 华生（John B.Watson）和罗莎莉·雷纳（Rosalie Rayner）的"小艾伯特研究"（Little Alber Study）发现，将引发恐惧反应的刺激物（巨响）和无条件刺激（起初不会引起艾伯特的恐惧反应的小白鼠）配对，使得无条件刺激（小白鼠）与引起的恐惧反应相联结，从而将恐惧反应条件化，即无条件刺激（小白鼠）也可以引发恐惧反应，变成条件刺激（Watson & Rayner, 1920）。虽然华生和雷纳并没有尝试缓解艾伯特的恐惧，但经华生指导下的玛丽·科弗·琼斯（Mary Cover Jones）的研究表明，经典条件作用范式可用来消除一个小男孩对兔子的恐惧，具体做法是使处于愉快状态中的小男孩逐步接近刺激源（兔子）。也可以用类似的方式消除小艾伯特对小白鼠的恐惧，比如使小艾伯特将他所喜欢的事物与小白鼠建立联结。

约瑟夫·沃尔普（Joseph Wolpe）发展出的系统脱敏（systematic desensitization）极大地推动了行为疗法（behavioral therapy）。沃尔普和弗洛伊德一样也是一名医生，他对精神分析治疗患者的方法感到失望。在巴甫洛夫、华生、雷纳和琼斯工作的基础上，沃尔普研究如何利用进食这种与恐惧不兼容的反应消退猫被条件化了的恐惧反应。在学习了生理学家埃德蒙·雅各布森（Edmund Jacobson）的渐进式放松（progressive relaxation）后，沃尔普认识到，可将放松和焦虑二者不可兼容这一特点用于治疗焦虑的患者，他的技术被称为系统脱敏。系统脱敏包括建立激发焦虑的刺激的层级结构，然后患者在轻松的状态下从最低程度的焦虑开始想象，逐级想象到最高程度的焦虑。沃尔普在 1958 年出版的开创性著作《交互抑制心理治疗》（*Psychotherapy by Reciprocal Inhibition*）中，阐述了经典条件作用如何用于心理治疗。几乎在同一时期，心理治疗的医学门槛开始降低，心理学家开始更加普遍地从事心理治疗。

虽然精神分析和经典条件作用范式对焦虑的解释截然不同，但系统脱敏与精神分析在结构上有许多相似之处。系统脱敏用于治疗一种障碍（恐惧性焦虑），它以对该障碍的解释（经典条件作用）为基础，在解释中嵌入改变机制（脱敏），并规定了引发改变所需的治疗行动（系统脱敏）。尽管精神分析范式充斥着心理构念，而行为主义范式通常会避免干预心理解释，但它们都解释了适应性不良的行为，都提供治疗方案以减少患者的痛苦，并促进更具适应性的功能。两个体系的支持者都声称他们各自的理论和治疗方案比另一方更优越。事实上，华生和雷纳（1920）公开蔑视对艾伯特的恐惧的弗洛伊德式解释：

> 在今后的 20 年，除非精神分析学派的假设发生变化，否则，当他们分析艾伯特对海豹皮外套的恐惧时（假设他在那个年龄接受分析的话），将会引诱他讲述一

个梦，并据此分析艾伯特在三岁的时候试图玩弄母亲的阴毛，并因此遭到粗暴的训斥。

行为主义者声称他们反对医学模型。然而，他们这么做是因为医学模型下心理疾病的生理学基础与行为主义的理论立场背道而驰。这个时期的行为主义者认为孩子是一块白板，由经验塑造，因此成人的问题（包括心理疾病）都是个人经验学习的结果。无论如何，"特异性地使用一个特定的疗法（沃尔普的系统脱敏）治疗一个特定的问题（一种单纯恐惧症）"这一理念对行为主义范式是至关重要的。

随着认知在实验心理学中占据的地位越来越突出，一些心理治疗理论家和研究人员发展出了认知疗法（cognitive therapy, CT）的模型。有趣的是，他们中的一些人受训为精神分析师或是深谙心理动力学的理论和实践，一些人来自行为主义或社会学习的视角。这些杰出人物，如艾伯特·埃利斯（Albert Ellis）、亚伦·贝克（Aaron Beck）、迈克尔·马奥尼（Michael Mahoney）和唐纳德·梅钦鲍姆（Donald Meichenbaum）的贡献是否代表着行为疗法的子系统还是有争议的，因为他们的理论和实践变得越发实用主义，而不那么依赖于实验范式了（Fishman & Franks, 1992），或许认知疗法应该被归为一个独特的范式（Arnkoff & Glass, 1992）。正如我们将看到的，疗法独特性和疗法范式演变的问题将在本书中的几个突出例子中反复出现。为了行文方便，本书在多数情况下用认知行为疗法（cognitive-behavioral therapy, CBT）这一术语指代行为疗法和认知疗法，有时，认知行为疗法将用于特指一个非常具体的疗法。事实上，正如一些地方所讨论的，认知行为疗法的定义是模糊的，而对于某种特定的疗法是否属于认知行为疗法也常常存在争议。

第三势力：人本主义

在二战后现代主义（post-World War Ⅱ modernism）和人们在战争和大屠杀的破坏之后试图寻求生命意义的背景下，心理治疗在精神分析和行为疗法之后发展出了来自人本主义哲学家，如克尔恺郭尔（Kierkegaard）、胡塞尔（Husserl）和海德格尔（Heidegger）的第三势力。人本主义疗法（humanistic therapies）有以下几个共同点：

1. 现象学视角，即治疗必须发生于理解来访者世界的基础上；

2. 假设人类具有追求成长和自我实现的倾向；

3. 相信人类是自我决定的；

4. 不管当事人是什么角色，有什么样的行为，无条件地尊重每个人。

最著名的开创性人本主义疗法包括以人为中心疗法 ①、格式塔疗法（gestalt therapy）以及以罗洛·梅（Rollo May）和维克多·弗兰克（Victor Frankl）为代表的存在主义疗法。人本主义疗法起源于明显非医学和非实验的传统，它们的根源更偏向于哲学而非科学与医学。

各种心理治疗的地位

将心理治疗领域分为心理动力疗法、认知行为疗法和人本主义疗法这三种势力有些武断，但"这三种势力的相对地位是怎样的"这一问题能够揭露出不少真相。尽管"地位"是一个模糊的词，但是依然有三方面的信息源有助于回答这个问题，它们分别是文本及其他人造物、心理治疗实践和研究焦点。

2004 年 6 月 2 日，在美国国家公共电台的"百事通"栏目一份关于治疗女性社交恐惧症的报告中，阿利克斯·施皮格尔（Alix Spiegel）说："认知行为疗法是发展最快、研究最为严谨的心理治疗方法。目前，当美国人说他们在接受心理治疗时，往往说的就是认知行为疗法。"不仅仅是媒体在赋予某些疗法更高的地位，在涵盖丰富的心理治疗主题的大部头《牛津心理治疗教科书》（*Oxford Textbook of Psychotherapy*）中（Gabbard, Beck, & Holmes, 2005），虽然编者指出"确保多样化的心理治疗方法以均衡的方式在每一章中呈现"，但是在它长达 534 页的文本内容中，主要讨论的还是认知行为疗法和心理动力疗法，人本主义疗法及其代表人物几乎被一笔带过（Wampold & Imel, 2006）。正如赖斯和格林伯格（Rice & Greenberg, 1992）所指出的，在过去的 20 年里……人本主义疗法已经越来越脱离主流的理论心理学，这种情况在北美更是明显。

心理治疗师所使用的疗法类型是各疗法地位的另一个指标。每 10 年，约翰·诺克罗斯（John Norcross）及其同事都会对多种从业类型的心理学家展开调查，其调查就

---

① 详见卡尔·罗杰斯在《当事人中心疗法》（*Client-Centered Therapy*）一书中的介绍。

包括所使用的疗法类型[①]。调查结果显示,报告其取向为认知的临床心理学家的比例显著上升:从20世纪60年代到70年代,几乎没有临床心理学家报告他们是认知取向的,而到2010年,约有三分之一的临床心理学家报告他们是认知取向的。如果将认知取向和行为取向加在一起,这个比例则从1960年的8%稳步上升到2010年的15%。而在美国的临床心理学家中,报告其主要取向是认知或行为的人数比例更是达到了45%(Norcross et al., 2012)。另一方面,报告心理动力学取向的比例从1960年的35%下降到2010年的18%,报告折中或整合取向的比例则从1960年的36%下降到2010年的22%。同样在2010年对临床心理学家的调查中,报告其他取向的比例,包括以人为中心、人本主义、系统和人际关系等取向在内,总共只有14%。尽管心理治疗不是临床心理学家的唯一工作内容,但是,无论如何这都表明,不仅人本主义疗法像赖斯和格林伯格(1992)说的那样被主流理论心理学所抛弃(或许是它们抛弃了主流理论心理学),这些疗法也都被心理治疗师(至少是临床心理学家)所抛弃。

第三个信息源来自研究焦点,这将在心理治疗研究的发展史的介绍中予以讨论。这里先给出结论:一方面,认知行为疗法明显享有优势地位;另一方面,许多执业治疗师表明他们正在提供折中或整合的心理治疗。

研究方法、心理治疗疗效和针对障碍的疗法的优势地位

证明心理治疗效果的需要塑造了心理治疗的发展,而这种证明需要更先进的研究方法,因此,研究方法就在心理治疗的发展中起到重要的作用。

被证明疗效的需要所驱动的研究方法

在研究方法上,心理治疗与医学经常是并驾齐驱的。弗洛伊德就是一个明显的例子。他认为自己是一名科学家,但比起数据的统计分析结果,他更喜欢自己治疗的临床发现。考虑到这些方法在20世纪初的状态,弗洛伊德的偏好并不令人意外。在弗

---

① 最近对临床心理学家的调查参见 Norcross & Karpiak, 2012; Norcross, Karpiak & Santoro, 2005。

洛伊德使用的个案法中，只有训练有素的精神分析师才能做一个"客观、中立的观察者"，从而能够评估治疗效果。弗洛伊德及其同事使用的个案法取得了非凡的成功，但也引起了精神分析团体之外的人们的质疑（Strupp & Howard, 1992）。事实上，一直以来对精神分析疗法的批评之一就是缺乏对效果的客观验证。

第一次对心理治疗的直接观察源自人本主义疗法。鉴于这一学派的现象学取向，这多少有些令人惊讶。当时，其他疗法的倡导者，尤其是精神分析师，把咨询室看作神圣不可侵犯的地方，排斥对心理治疗过程的任何干扰。而卡尔·罗杰斯团队有不同的看法，在 20 世纪 40 年代，他们对治疗会谈进行录音，并转录了逐字稿，这在当时可是先进技术了（Rice & Greenberg, 1992）。根据这些源材料，罗杰斯和他的研究小组提出了一些假设，并使用这个先进的方法来检验这些假设。这个方法后来在教育学和心理学领域又得到了进一步发展（Rogers, 1951b）。用这个方法，罗杰斯以及门宁格基金会（the Menninger Foundation）和宾夕法尼亚大学的研究人员考察了心理治疗是否导致了人格的改变。但这些研究普遍都存在一些缺点，即样本量小、治疗方法界定不明、没有对障碍进行评估和整理，也没有明确描述或操作化效果（Goldfried & Wolfe, 1996; Strupp & Howard, 1992）。

在罗杰斯开始他的研究项目后不久，汉斯·艾森克（Hans Eysenck）发表了一系列文章和著作（Eysenck, 1952, 1961, 1966），声称接受心理治疗的患者的康复率和自然康复率相同，这是对心理治疗效果的毁灭性指控。心理治疗有效性的问题以及对相关历史的阐述将在第 4 章呈现。这里应当指出的是，艾森克使用的"心理治疗"一词指的是心理动力疗法、人本主义疗法和折中治疗；他认为行为疗法基于学习理论（即科学原理），因而不同于这些疗法。在艾森克看来，行为疗法应该是优于其他疗法的选择（Wampold, 2013）。

艾森克的说法引起了许多争议（见第 4 章），同时也刺激更严格的研究设计用于考察多种疗法的效果（Wampold, 2013）。在 20 世纪二三十年代发展出的随机设计，以及在 20 世纪 50 年代发展出的安慰剂对照组设计，都成为研究者回答心理治疗是否有效的问题时可用的设计。1956 年，罗森塔尔（Rosenthal）和弗兰克提议在心理治疗研究中使用安慰剂对照组，以确定心理治疗的特异性和疗效：

我们也许可以使用这样一种治疗作为匹配的对照组，"看起来有治疗活动，但是从所研究的疗法的理论视角来看，这种治疗不含有治疗性的成分"，从而可以研究任意一种疗法可能的特殊效应。也就是说，从研究预期来讲，这个对照组不会产生疗法的理论所预测的效果。这个对照组治疗可被称为"安慰剂心理治疗（placebo psychotherapy treatments）"，因为在某种意义上，它就类似于安慰剂，在特定环境下由专人实施，患者就会期待它能够帮到自己。

虽然在心理治疗研究中使用安慰剂对照组是有问题的（见第 8 章），但从历史的视角来看，罗森塔尔和弗兰克的这一提议标志着心理治疗与医学的紧密联系。心理治疗采用了医学用于证明药物效果的研究模型，从而将心理治疗概念化为医学治疗。这个趋势在这几十年越来越强。具体是从 20 世纪 80 年代起，心理治疗开始将其效果研究称为临床试验，因为它试图确定用特定方法治疗特定疾病的可行性。在心理治疗研究中使用安慰剂对照组，目的是试图表明心理治疗像药物一样具有特异性，而特异性正是现代医学的一个显著特征。据称，特定心理治疗相对于安慰剂的优越性不仅确立了疗法的特异性，也建立了心理治疗行业的合法地位。

心理治疗研究的另一个重要发展将扭转形势，因为这个发展来自心理治疗研究（以及教育学研究），并"出口"到医学领域。我们在第 4 章中将进行详尽描述，此处仅做简单介绍。艾森克的宣言提出了一个问题——如何聚合多项研究的结果，比如结论如何与方法建立紧密的关联，尤其是排除和纳入研究的方式，以及如何合并纳入的研究的结果。1977 年，玛丽·李·史密斯（Mary Lee Smith）和吉恩·格拉斯（Gene Glass）发表了一篇关于元分析的论文，纳入了所有将心理治疗方法与某种类型的对照组进行比较的研究，从而证明了元分析方法的有效性（第 3 章有更详细的介绍）。此后，元分析成为教育学、心理学和医学领域聚合研究结果的标准方法。对心理治疗而言，最重要的是史密斯和格拉斯（Smith & Glass, 1977; Smith, Glass, & Miller, 1980）确定无疑地证明心理治疗的确是有效的，这一结论我们将在第 4 章深入讨论。

史密斯和格拉斯处理了一个问题，但还有一个问题没有解决。这个问题是现代医学所固有的，但在心理治疗中还没有得到明确处理。没有人会问"医学有用吗"，而是会问"哪种疗法对这种特定的障碍最有效"。在史密斯和格拉斯之后，心理治疗开始像医学一样，转而确定治疗特定障碍有效的特定疗法（见第 5 章）。为了处理这一问题，首先要做的就是按照治疗手册（treatment manuals）对治疗（处理）进行标准化，之后就可以对标准化的治疗进行检验和比较了。

心理治疗手册

一本治疗手册包含"对该疗法的原理和技术的明确描述以及对治疗师应该执行的操作的清晰陈述（尽可能具体地描述每种技术，并提供范例）"（Kiesler, 1994, p. 145）。编写治疗手册的目的是建立治疗的标准，以减少临床试验中自变量的变异，从而确保治疗师正确地传达该理论疗法的特定成分（specific ingredients）。后一点的作用在于，手册使"研究人员能够在对比效果研究（comparative outcome studies）中展示不同疗法的理论所要求的治疗程序差异"（Wilson, 1996, p. 295）。贝克、拉什（Rush）、肖（Shaw）和埃默里（Emery）（1979）撰写的抑郁症的认知行为疗法手册，是通常所公认的第一部治疗手册。贝克等人的这本治疗手册出版之后，出现了治疗手册的激增，这可以说是一场"小革命"了（Luborsky & DeRubeis, 1984）。此后，治疗手册已经成为心理治疗效果研究资金申请和发表的必要条件："治疗手册的这一必要条件作为常规的设计要求，被永远地镌刻在心理治疗疗效研究的大厦上，成为标准化的基本准则。"（Kiesler, 1994, p. 145）

作为一种研究操作，治疗手册嵌在医学模型之中。治疗手册的典型成分与医学模型的成分完全相同，包括界定所要治疗的目标障碍、问题或主诉，为该障碍、问题或主诉提供一个理论基础，并提供一个改变机制，详述和理论一致的治疗行动，相信特定成分带来了效果。

实证支持治疗

在心理治疗研究领域，与治疗和障碍问题相关的第二个发展是"实证支持治疗（empirically supported treatments, ESTs）"的理念。20 世纪 90 年代，医学以及与健康相关的领域（包括心理健康在内）都强调管理式医疗[①]，因此需要标准化治疗并提供疗效证据。随着诊断相关群组[②]（diagnosis-related groups, DRGs），即承认按照诊断获得固定偿付被医学界接受，精神病学的回应就是对许多心理障碍进行心理药理学治疗（即药物治疗）。这是医学领域的医学模型在心理障碍治疗方面具有重大意义的"袭击"。美国心理学会第 12 分会（临床心理学会）的一个特别工作组回应道："如果临床心理学要在这个生物精神病学的鼎盛时期存活下来，美国心理学会就必须行动起来，强调我们所提供的许多心理治疗的实力——它们已被证明有效"［参见《训练与传播实证有效的心理治疗》（*Task Force on Promotion and Dissemination of Psychological Procedures*）］。因此，特别工作组制定了标准，以确定符合实证有效标准（最初使用的术语）的疗法。如果一个疗法符合该标准，它就会被纳入该特别工作组所列出的清单。虽然该标准有所演变，但它仍是源于美国食品与药品监督管理局批准药物所使用的标准。实质上，标准规定，应至少有两项研究表明一个疗法优于努力控制一般效应（参见第 7 章）的对照组，并且这些研究所治疗的对象是界定明晰的当事人群体（包括当事人的障碍、问题或主诉），且使用一个治疗手册，这样该疗法才能被证明为实证有效的治疗（empirically validated treatments）。

确定符合标准的疗法的首次尝试共确定了 18 种地位稳固的治疗方法（参见《训练与传播实证有效的心理治疗》）。钱布利斯（Chambless）等人（1996, 1998）随后对该清单进行了修订，包含了惊恐障碍的认知行为疗法、广场恐惧症的暴露疗法（exposure treatment）、抑郁症的行为疗法、抑郁症的认知疗法、抑郁症的人际关系疗法（interpersonal therapy, IPT）、风湿类疾病引起的疼痛的多成分认知行为疗法以及婚

---

① 美国的管理式医疗开始于美国政府不堪医疗费用重负的背景下，其目的是为了减少福利性医疗成本和保险成本而同时改善医疗质量，具体实施上是将医疗服务的提供者（一般是医院）与医疗服务所需资金的提供者（一般是保险公司）结合到一个组织中，共同控制医疗费用。——译者注

② 诊断相关群组是一个包含 467 个群组的医院病例分类体系。这个体系的目的是确认医院所提供的"产品"。从 1982 年开始，诊断相关群组用于确定医保为每个"产品"付医院多少钱。比如，某患者得了阑尾炎，属于某个诊断相关群组，其对应的产品就是"阑尾炎手术"，而医保则会支付给医院所对应的定额费用。——译者注

姻不和谐的行为取向的婚姻治疗（behavioral marital therapy, BMT）。《咨询与临床心理学杂志》（*Journal of Consulting and Clinical Psychology*）特别用了一期专刊讨论实证支持治疗，以及确定成人心理障碍、儿童和青少年心理障碍、健康相关的障碍（即吸烟、慢性疼痛、癌症和神经性贪食）的实证支持治疗（Baucom, Shoham, Mueser, Daiuto, & Stickle, 1998; Beutler, 1998; Borkovec & Castonguay, 1998; Calhoun, Moras, Pilkonis, & Rehm, 1998; Chambless & Hollon, 1998; Compas, Haaga, Keefe, Leitenberg, & Williams, 1998; Davison, 1998; DeRubeis & Crits-Christoph, 1998; Garfield, 1998; Kazdin & Weisz, 1998; Kendall, 1998）。

有了实证支持治疗，心理治疗朝着医学模型迈出了一大步。首先，这些标准明确地将心理治疗的治疗对象界定为障碍、问题或痛苦："我们不问某个疗法是否有效，而是问它是否对某个特定问题有效"（Chambless & Hollon, 1998, p. 9）。虽然没有强制要求要使用《精神障碍诊断和统计手册》（*Diagnostic and Statistical Manual*, DSM）对心理障碍进行分类，但是钱布利斯和霍朗（Hollon）指出 DSM 对于确定实证支持治疗具有"许多好处"。实际上，研究者通常会使用 DSM 来组织确定实证支持治疗的综述（DeRubeis & Crits-Christoph, 1998）。

只有按照治疗手册操作的治疗才会被认定为实证支持治疗，这进一步表明了实证支持治疗与医学模型的联系。因为正如上文所述，治疗手册与医学模型之间存在密切关系。实证支持治疗的治疗清单以行为疗法和认知行为疗法为主，也有几个心理动力疗法的例子，完全没有人本主义疗法。这可能反映了行为疗法和认知行为疗法比人本主义疗法和心理动力疗法更容易手册化，也更符合临床试验的范式。

实证支持治疗运动与医学模型关系密切的第三个明显特征是其标准，即以美国食品与药品监督管理局药物批准标准为样板。美国食品与药品监督管理局的药物批准标准就需要特异性与疗效两方面的相关证据。根据实证支持治疗标准，建立某疗法的特异性，需要证明该疗法优于一种药物或心理安慰剂，或者证明与已经确定的治疗效果相当。显然，特异性作为心理治疗的医学模型的关键组成部分，全面支持实证支持治

疗运动。[①]事实上,采用医学模型以巩固心理治疗地位的动机从一开始就很明显:

> 我们(特别工作组)认为,通过与等待对照组(waiting list control group)对比来建立疗效并不合适。依赖这样的证据会让心理学家在精神病学家面前处于非常不利的地位,因为精神病学家可以用大量的双盲安慰剂试验来支持他们的干预措施的合法性。

引自《训练与传播实证有效的心理治疗》

采用实证支持治疗体系的实质便是创建了心理治疗的医学模型。在医学中,医学模型涉及:

1. 疾病;

2. 生理学解释;

3. 改变机制;

4. 治疗行动;

5. 特异性。

心理治疗的医学模型唯一需要修订的是,把疾病的生理学解释替换为心理学解释。实证支持治疗要求:

1. 一种心理障碍;

2. 一份列出了障碍的心理学解释、改变机制和治疗行动的治疗手册。

虽然实证支持治疗标准中并没有正式要求特异性,但特定疗法的倡导者明确要求特异性。特定疗法的支持者认为,该疗法详述的特定行动通过该疗法的理论基础明确描述的路径治疗某心理障碍的。本书后面将会讨论到,由于理论和方法学的原因,心理治疗的特异性仍是一个有问题的概念。

---

① 有趣的是,一些实证支持治疗运动的参与者建议放弃特异性要求:"简单地说,如果治疗有效,不管什么原因……那么该疗法可能具有临床价值,好案例就能尽其用(Chambless & Hollon, 1998, p.8)。无论如何,能够证明特异性和功效的治疗是"受到高度重视的",这表明特异性的核心重要性仍是主流信念,这将在本章后面讨论。

实证支持治疗运动的最近趋势是将实证支持治疗与特定疾病的药物治疗进行比较。在多数情况下，心理治疗与美国食品与药品监督管理局批准的几种药物治疗心理障碍的效果相当。这不仅是采用了医学模型严格的方法学，还使用医学标准来确立疗法的有效性。戴维·巴洛（David Barlow, 2004）建议，那些已被确定为对特定障碍有效的疗法应被指定为心理疗法（psychological treatments）[①]，以区别于一般的心理治疗（psychotherapy）；前者是在医疗服务体系中建立的疗法（即可由第三方偿付者报销），而后者"常常在医疗服务体系范围之外使用"。

心理学循证实践

2006年，美国心理学会将心理学循证实践（evidence-based practice in psychology, EBPP）定义为"基于患者特征、文化和偏好（preferences）这一背景，整合现有的最佳研究和临床专业性"（Wampold, Goodheart, & Levant, 2007）。尽管在仔细阅读后发现，心理学比医学更加强调临床专业性和患者特征，但归根结底，它显然是模仿了前面讨论的医学的"三脚凳"结构。根据美国心理学会的定义，最佳研究证据指的是"与实验室情境和自然情境中干预策略、评估和临床问题相关的科学结果，以及与心理学及相关领域基础研究相关的临床结果"。人们经常读到关于"循证治疗"的文章，但美国心理学会官方没有用这个词，且有意避免使用这个词。美国心理学会这么做是想指出，治疗效果的证据仅仅是可用于提供有效的心理健康服务的诸多证据来源之一。结论的有效性是基于从临床观察到对随机临床试验的系统综述的不同水平的证据，同时也需要认识到现有文献的局限及其对当前具体个案的适用性[②]。此外，"循证实践要求心理学

[①] 本文中"疗法"与"治疗"两个词十分常见，中文很难将二者进行区分，二者并非与"treatment"和"therapy"或"psychotherapy"相对应。所以常常会读到前面说"疗法"，后面就变成了"治疗"。这里的区分乃是巴洛特别指定的用法，故在此特别说明。多数情况下，二者还是没有明显区别。——译者注

[②] 证据水平是描述研究结果的强度的分级体系。循证医学领域对证据水平做了最多的工作。不同国家和不同组织对证据水平的描述不尽一致。一般来说，临床观察得到的证据处于较低水平，随机对照试验得到的结果处于较高水平，对随机对照试验的系统综述或元分析的水平最高。但这种将随机对照试验置于较高水平甚至是标杆的做法也引来很多争议。本章对研究方法历史的回顾也是在探讨这一问题。——译者注

家认识到从不同类型研究获得的证据的优缺点"。显然，如果一种疗法被证明明显优于另一种疗法，这就成了在循证实践中应当考虑的重要证据。"指定某些治疗方法因为某些特定形式的证据而享有特权并非某个特别工作组的职责。心理学循证实践不同于诸如实证支持治疗和实践指南之类的概念。因此，'循证治疗'这一类术语正如美国心理学会定义的那样，并不是心理学循证实践固有的。"（Wampold et al., 2007）

根据美国心理学会的定义，临床专业性是"在患者特征和偏好这一背景下，用于整合最佳研究证据与临床资料（如在治疗过程中获得的患者信息），以提供较高可能达到治疗目标的服务"。因此，临床专业性的一个重要成分是将可得的最佳研究证据用于设计和提供服务。根据美国心理学会的说明，临床专家远不只使用证据，还包括：

1. 评估、诊断、形成系统的个案概念化和治疗计划；

2. 临床决策、实施治疗和监控患者进程；

3. 人际关系技能；

4. 持续的自我反思和技能学习；

5. 恰当地评估和使用基础心理学和应用心理学的研究证据；

6. 理解个体差异和文化差异对治疗的影响；

7. 根据需要寻求可利用的资源（如会商、辅助治疗或其他服务）；

8. 为临床策略提供有说服力的理由。

临床专业性与证据并非不相容，而是包括对研究证据的谨慎使用，以做出关于治疗各方面的决策。

"三脚凳"的第三条腿则考虑到心理健康服务的接受者的特征以及他们所处的社会和文化情境。根据美国心理学会的说明，循证实践认识到"根据患者的具体问题、力量、人格、社会文化情境和偏好来提供服务是最有效的"。因此，需要考虑的重要变量是患者的功能状态、对改变的准备程度、社会支持、发展史、社会文化情境、当前环境及其个人偏好和价值观。

尽管美国心理学会在心理学循证实践中努力避免仅仅关注疗法，但是心理健康领域的循证实践经常特指疗法。"循证"治疗这一术语的变体并不少见，如 2006 年魏斯（Weisz）、詹森-多斯（Jensen-Doss）和霍利（Hawley）提到的"循证青年人心理治疗"。美国心理学会第 12 分会（临床心理学会）强调心理学循证实践包括研究证据，但选择性地强调"心理疗法的研究证据"，并汇编了"研究支持的心理疗法"清单。"强研究支持"和"中等研究支持"的标准等同于最初的实证支持治疗标准。事实上，根据该网站的说法，疗法清单以分障碍的形式来组织，"是最初的实证支持治疗的在线更新版本"。

对 DSM 分类方案的不满，为每种障碍掌握不同疗法的困难，多种相关的心理障碍之间的相似性，引发了对心理障碍框架下的治疗的对抗性新力量。巴洛及其同事开发了跨诊断的治疗方案：

> 我们假设主要的情绪障碍的三个重要成分是有缺陷的认知评估、与情绪紊乱相联系的行为倾向及回避情绪。现在，我们发展了旨在干预这三种成分的治疗方案，包括重组有缺陷的认知评估、改变与情绪紊乱相关的行为倾向，以及防止情绪回避和促进情绪暴露。

引自 Moses & Barlow, 2006, p. 148

在讨论了心理治疗的理论、情境（即与医学的关系）和实证发展之后，现在，我们转向分析这些发展过程中的进展和疏漏。

进展和疏漏

目前，医学已经取得了许多非凡的成就：延长寿命，根除了多种疾病，为多种传染病进行预防接种，发展出管理慢性疾病的可行治疗。研究方法也取得了巨大发展，尤其是随机设计和安慰剂对照组，协助巩固了医学的唯物主义立场。这些研究方法是不可或缺的工具，对于确定特异性来说尤其如此。正是确定了特异性，才使得针对特定障碍的有效药物得以批准生产。

心理治疗的发展过程与医学的历史交织在一起。在美国，心理治疗起源于世俗（如谈话疗法）和灵性（如基督教科学会）两个领域，通过与医学建立联系才得以合法化。当心理治疗被批评为无效时，随机设计和元分析有力地证明了心理治疗的有效性，维护了它的名望。可以说，心理治疗在美国和其他许多国家之所以免于被健康服务体系边缘化，在很大程度上得益于收集的证据证明了心理治疗对特定障碍有效。心理治疗成为被广泛接受的治疗实践，已经使患者受益100多年，对美国和其他许多国家公民的心理健康做出了不可低估的贡献。

但进步总是伴随着代价。本章剩余部分将简要列举心理治疗发展过程中的疏漏，这些疏漏也是本书的焦点。

灵性和人文方面

在美国，心理治疗起源于灵性和宗教领域。20世纪初，心理治疗学会与医疗行业的联系削弱了灵性和宗教的影响。早在弗洛伊德访问克拉克大学之前，与以马内利运动有关的医生、神职人员和心理学家就已经在处理"生理健康、心理健康和灵性健康"了（Caplan, 1998, p. 123）。但灵性健康被抛弃了，重点转移到了对特定障碍的治疗和症状上（Taylor, 1999）。人本主义疗法处理了许多与灵性和存在有关的问题，在20世纪中期风靡一时，现在衰落到只在诸如动机访谈（Miller & Rollnick, 2012）和情绪聚焦治疗等疗法中仍留有余晖（Greenberg & Watson, 2005）。然而，如果说多数心理治疗师所实践的疗法是主流的，研究和其他学术来源认为值得尊重的疗法是主流的，那么，它们现在几乎已经在主流之外了。尽管大多数美国人依然从宗教角度或灵性层面思考自己，但心理治疗已经在很大程度上成为一种世俗的、不涉道德的治疗实践了。

与心理治疗的灵性方面相关的是摒弃个体对心理治疗的体验，而重点关注他们的病态。随机设计的发展也转变了主试和被试的关系，从最初的主试和体验一个刺激的被试（即冯特和他的学生）之间的亲密关系，到治疗师和患者之间的关系（即法国医生和他们的"被试"），再到被试为陌生人（即英国关于智力的实证研究）及双盲设计。英国社会统计学家引入了"使用一个特质的连续分布来标定异常"的观念，这就形成了此后多数心理治疗临床试验用连续量表测量症状作为效果测量的基础。这代表着从考察自我概念与理想自我的关系以及人格改变转向了其他。要知道，这本是人本主义疗法第一个实证研究的核心部分（Rogers, 1951b）。然而，在当前的心理治疗的实证研究中，"心理治疗作为成长机会或寻找意义的过程"这样的观念已经不予考虑了。

文化和情境

在 20 世纪初，有七所黑人医学院。1910 年后，由于没足够的支持以满足《费莱克斯纳报告》提出的标准，其中四所被迫关闭，幸存的三所是哈佛大学医学院、梅哈里（Meharry）医学院和莫尔豪斯（Morehouse）医学院。因此，非裔美国医生的培养受到限制，反过来限制了非裔美国人进入医疗行业。这些医学院校的消失，标志着医学本质上成为欧裔美国男性的地盘。文化和情境几乎被忽视了，而疗法和一般生理过程的科学发现越发被重视。在美国，不同群体之间的健康差异悬殊，这在一定程度上可以说是过分关注疾病而忽视个人的种族、民族以及社会阶层的后遗症。

再者，心理治疗与医学建立的密切关系，使之几乎像医学一样漠视文化和情境。梅斯（Mays）和阿尔比（Albee）（1992）在回顾美国心理治疗的百年历史时指出："让我们从人口统计学的事实开始，少数民族成员既不是传统心理治疗的主要求助者，也不是心理治疗的提供者，正如他们在总人口中的比例一样"。在《咨询与临床心理学杂志》关于实证支持治疗的专刊（Kendall, 1998）中，聚焦于疗法/障碍矩阵而排斥其他因素，表现得再明显不过了。这一期专刊中发表了大量关于儿童、青少年、成人、家庭和婚姻以及健康的方法学文章和实证支持治疗的综述，却仅有两篇文章提到应当重视文化、民族或种族等因素（Baucom et al., 1998; Kazdin & Weisz, 1998）[1]。在过去 10 年间，人们对多元文化咨询和向多样化的人群提供服务重新产生了兴趣。美国心理学会在讨论心理学循证实践时，强调了患者特征和情境因素，但这些都是最近的发展。即使考虑到了文化因素，干预仍是首要的（Lau, 2006; Huey, Tilley, Jones, & Smith, 2014）。在本书中，文化和情境与治疗专业性的各个方面密不可分。

---

[1]　必须谨慎使用"文化"一词。通常，心理治疗并没有被当作一种嵌于特定文化中的治疗实践而得到考察，其他文化也不关心心理治疗是如何在本文化中"起作用"的，甚至已经应用心理治疗的一些团体中也是如此。有一种假设称："心理治疗是在欧美大地的欧美情境中发展起来的。仔细分析就会发现更深入的区别。有人认为，弗洛伊德传统的心理治疗受到阿希肯纳兹（Ashekenic）犹太传统的影响，尤其是受犹太神秘主义卡巴拉（Kabbalah）的影响。格式塔疗法和一些人本主义疗法同样受到犹太经验（如大屠杀）和传统的影响。另一方面，行为疗法较少涉及反思，且更实用，更符合"白人"（即基督徒）的欧美文化（Langman, 1997）。

共同要素和心理治疗的过程

心理治疗从一开始就关注疗法的差异。正如诺克罗斯和纽曼（Newman）（1992）所说：

> 心理治疗各个理论取向之间的争论有着悠久而混乱的历史，可以一直追溯到弗洛伊德时代。在心理治疗这一领域还非常稚嫩的时候，各流派就在"不是你的信念死，就是我的教义亡"的恶劣环境下，为了争夺关注和偏爱而不断争斗，这种关系，就像不停打架的亲兄弟姐妹一样……不同心理治疗取向的信徒之间相互反感、相互攻击和相互侮辱成了家常便饭。

弗洛伊德坚持认为他的疗法是正确的，阿德勒、荣格以及他曾经的信徒的疗法都是错误的。行为主义者认为精神分析学派捏造了不科学的心理构念，根本不值一提。人本主义者认为精神分析学派和行为主义者对人类的发展持悲观或机械的观点，在人类的自我实现的本性中发现了希望。临床试验的出现和ESTs的建立更加剧了某些疗法的特权。

在心理治疗史的早期阶段，有一个不同的声音，虽然微弱但却不容忽视，它认为建立最佳疗法（或是一堆更好的疗法）的做法误入歧途了。1936 年，索尔·罗森茨威格（Saul Rosenzweig）注意到，尽管当时的各种疗法之间存在差异，但效果大致相似：

> 一些自豪的支持者在其提到的那些成功案例中，即使没有直接说出来，也在暗示着他所支持的治疗取向自此证实了，其他疗法也就被证明无效了……然而，他们很快就意识到，除了有意使用的方法和所持有的理论基础之外，有一些因素不可避免地存在于任何治疗情境中，虽未被识别，却可能比那些有意使用的因素更为重要。

《爱丽丝梦游仙境》（*Alice in Wonderland*）中有一场参赛者想什么时候开始就什么时候开始、想什么时候结束就什么时候结束的比赛，作为裁判的渡渡鸟最后宣布："每个人都赢了，每个人都有奖。"罗森茨威格用渡渡鸟的"每个人都赢了，每个人都有奖"这个说法来隐喻各种疗法之间的竞争。这种不同流派的心理治疗效果等值的现象被称为"渡渡鸟效应（Dodo bird effect）"。现在，罗森茨威格说的未被识别的因素被称为共同要素，它们是所有（至少是大多数）心理治疗都有的要素，包括希望、期望、与治疗师的关系、信念和矫正性体验等。

多年来，关于共同要素已经有了一些理论阐述。然而，各种共同要素模型（在第 2 章中会详述）仍然处于边缘地位，获得最大认可的时候是在人本主义心理治疗较受欢迎的时候，因为二者之间存在某种亲密的"盟友"关系。把心理治疗的效力归因于共同要素，就相当于是说药物是因为安慰剂效应才有效，这对现代医学的基本假设极为不利。因此，特定疗法的倡导者一直在千方百计地抵抗共同要素这一解释。毕竟，接受共同要素作为心理治疗起效的原因，将摧毁之前呈现给公众的现代心理治疗的理论框架。因此，心理治疗领域尝试确定疗法的首要地位，并试图通过使用安慰剂对照组和其他实验设计，以排除共同要素作为解释心理治疗效果的重要成分的可能（见第 8 章）。

与共同要素模型密切相关的是心理治疗过程研究。过程研究者试图描述和检验与心理治疗过程相关的假设，即探索在心理治疗过程中发生了什么，这些事件是如何导致患者发生改变的。过程研究的历史可以追溯到罗杰斯当事人中心疗法的治疗录音和逐字稿（Rogers, 1951b），但是这段研究历史已经变得相当分散。一些过程方面的研究得到了许多理论的支持，如人际理论（Benjamin, 1994; Kiesler, 1996; Leary, 1955）。这些过程研究要么关注特定类型治疗中的改变（Greenberg & Webster, 1982），要么是泛理论的研究（Hill, 1986）。另一些研究则描述了治疗过程，或者关注治疗的关键方面，例如改变阶段的任务分析（Greenberg, 2007）。然而，过程研究逐年式微，特别是在 ESTs 的时代（Goldfried & Wolfe, 1996）。

作为改变动力的治疗师与作为积极的参与者的患者

最后的疏漏与治疗师和患者有关。思考一下服务提供者在随机对照组设计发展中的作用。请注意，随机设计在教育学中是一种考察教育项目效果的手段。这个项目的客户是拥有金钱和权力的教育管理者，而项目的实施者是教师，而且通常是薪水和社会地位双低的女性（Danziger, 1990）。结果呢，没有人会关注教师对学生成绩的影响。

这就像费希尔把他的统计学专长应用于农业领域时，主要关注的是土壤、化肥和植物品种。农民基本能够统一应用农耕方法，因此，最佳的农耕方法能够使农业最优化。这其中有一个隐藏含义是，农民本身的特征是不重要的。

同样，在医学上，医生引起的治疗效果变异被认为不值一提。更准确地说，这样的变异令人厌恶。因为医学关注的是药物和治疗程序的特殊效应。梅斯梅尔声名扫地，不是因为他的治疗无效，而是因为动物磁力这一理论解释是错误的。事实上，委员会的确将治疗成功部分归因于梅斯梅尔的个人魅力。在安慰剂对照组设计中，使用盲法排除治疗实施者的效应。显然，对医学来说，把疗效变异归因于医生是无趣的、有问题的。在皇家委员会检验梅斯梅尔的治疗时，就发生了一件有趣的事。梅斯梅尔反对让以前的学生兼助手查理·德隆（Charles Deslon）进行动物磁力治疗，因为梅斯梅尔认为他不具备进行该治疗的胜任力（competence）。而皇家委员会和医学界的回应是，治疗本身所具备的成分应足以使患者受益，疗效应与医生的魅力、关怀和技能无关。

教育学、农学和医学聚焦于处理方法，而回避提供者效应。这一做法延伸到了心理治疗领域。在心理治疗领域，治疗师作为效果变异的重要来源，同样被忽视了（Wampold & Bhati, 2004）。第 6 章将更全面地讨论忽视治疗师效应的意义，并将评估心理治疗师导致的效果变异。

另一个类似的疏漏与患者的作用有关。在随机设计的每个环节，实施者都假定接受治疗的个体是被动的被试。在医学中，医生重视的是血药浓度是否足以治愈疾病，而患者在治疗过程中的参与程度（如患者的信念）在很大程度上是无关紧要的。事实上，临床试验中随机分配患者的方式是为了均衡组间患者变量，从而排除患者这一混淆（confounds）因素。尽管心理治疗已经在加强对患者变量的重视，但心理治疗的临床试验日益关注疗法的结果，造成了对患者变量的忽视，也使那些认为患者是治疗关键成分的研究者深感不安（Bohart & Tallman, 1999; Duncan, Miller, & Sparks, 2004）。

小结

    在本章中，我们回顾了心理治疗及其研究方法的历史。显然，心理治疗实践和研究的发展与医学紧密交织在一起。如今，心理治疗已经取得了重大发展，获得了全世界的健康服务体系的认可。但在发展的同时，心理治疗的一些重要方面被忽略了。本书的观点是，忽视这些重要方面，不利于理解心理治疗的工作原理，也会对心理治疗的政策制定和实践产生负面影响。

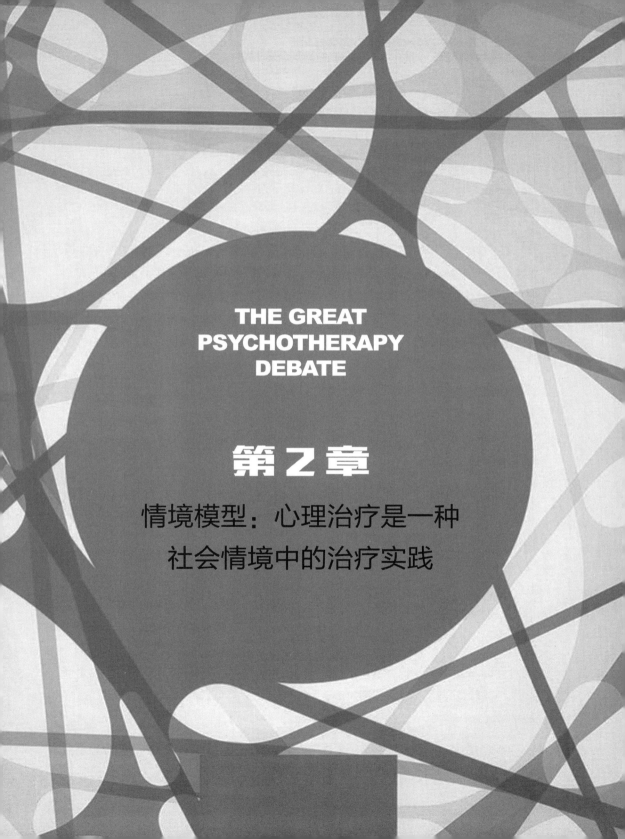

THE GREAT
PSYCHOTHERAPY
DEBATE

第2章

情境模型：心理治疗是一种
社会情境中的治疗实践

第 1 章提到，"共同要素"的提出者索尔·罗森茨威格认为正是心理治疗中的共同要素使治疗起效（Duncan, Miller, Wampold, & Hubble, 2010）。他描述了几个对心理治疗起到关键作用的因素。随后，一些学者接受了准确描述"什么是共同要素？它们如何起效？"的挑战。本章，我们不从特定理论取向出发，而从一个不一样的模型——情境模型——出发，换一个思路来理解心理治疗。然而，在转向这个医学模型的替代模型之前，有必要了解一些定义和哲学问题，以更好地理解和解释心理治疗的证据。

定义与术语

心理治疗的定义

本书用到的"心理治疗"为通用定义，主要是一种人际关系治疗，如阅读疗法、当事人跟着磁带练习而没有治疗师指导的系统脱敏，或者没有治疗师与当事人互动的网络治疗，适用于医学模型和情境模型：

1. 基于心理学原理；
2. 包括训练有素的治疗师和因遭受心理障碍、问题或痛苦而前来求助的当事人；
3. 治疗师的目标是治疗当事人的障碍、问题或痛苦；
4. 会针对特定当事人及其障碍、问题和痛苦进行调整。

因此，这就排除了没有治疗师和当事人互动的疗法。上面的定义中用主要这个词表示，心理治疗并不排除将阅读疗法、听放松磁带或者布置家庭作业作为辅助的治疗方法。

心理治疗是一项对技能有最低要求的专业活动，因此，定义中强调了治疗师是接受过专业训练的。但尚未有研究发现训练和治疗效果之间的关系，也没有标明多少训练是足够的。不过，这里我们默认这种训练能够保证治疗师在实践中可以熟练使用某一特定的治疗方法，而当事人也相信治疗师接受过充分的训练，并能为之提供帮助。

心理治疗一直以来都被视为减轻当事人痛苦的矫正性治疗，因此，定义包含有障碍、问题和痛苦的当事人，这就排除了预防项目或干预项目。心理治疗的定义强调了当事人有寻求帮助的需要，因此排除了那些对没有求助的人群的干预，比如某人有罹患某种障碍的风险，对该患者进行干预时（如对遭遇创伤者进行危机干预），并没有考虑患者是否已经产生痛苦或者是否有参与这种社会心理过程的愿望。

心理治疗排除没有心理学依据的治疗。如果当事人和从业者都相信非心理的治疗方法会有效果，那么它们也可能会产生疗效。所以，那些基于神秘力量、原住民对心理健康和行为的文化信念、新时代①思潮（如草药治疗），以及宗教习俗（例如祷告或者信仰疗愈）的治疗方法，可能会通过情境模型中的某些机制而起效，但是它们不是心理治疗，因此不在本书的讨论范围内。不过这并不是说社会学家和心理学家对这些活动不感兴趣，而是说心理治疗在这里仅限于基于心理学原理的治疗。从另一方面来讲，或许，心理治疗之所以有效是因为西方文化重视这项活动，而不是因为心理治疗中的特定成分有效，但是这也并不能改变此处关于心理治疗的定义。

重要的是，治疗师想要治疗有效。在情境模型中，治疗师对疗效的信念是必要的。我们在第 5 章中也会讨论治疗信念与治疗效果之间的关系。

在上面的定义中，用了当事人（client）这个词，有时候文中会习惯用患者（patient）一词。尽管患者一般用于医学模型，但本书中，这两个词可以交替使用。

术语

接下来，我们会细致区分各种心理治疗的成分和与其相关的概念。数年来，为了

---

① 新时代是指 20 世纪 70 年代西方国家发展起来的对诸多灵性或宗教的信念与实践。新时代的一个重要成分是对替代医学的强调。新时代的一般观点是健康是人类的自然状态，疾病是自然平衡遭到破坏。于是，新时代治疗将疾病视为包含生理、心理和灵性的概念，而非西方医学只看重生理疾病，所以它们就非常喜爱传统医学，包括草药治疗。——译者注

理解这些概念体系，布罗迪（Brody, 1980）、克里泰利和诺依曼（Critelli & Neumann, 1984）、格林鲍姆（Grünbaum, 1981）、夏皮罗和莫里斯（Shapiro & Morris, 1978）、谢波德（Shepherd, 1993）和威尔金斯（Wilkins, 1984）等人提出了许多解释体系。但有时，这些术语的使用往往不太精确，从而增加了对证据的混淆。因此，本章尽可能精确地定义术语，并且不允许这些术语随着一些证据的呈现而"摇摆不定"。格林鲍姆（1981）的逻辑和术语具有很高的一致性和严谨性，因此可以用于阐述竞争模型。以下是对符号和术语的解释，部分术语用更常用的术语取代了原来稍显纷乱的术语。

格林鲍姆（1981）进行了如下的阐述：

> 主张使用某种特定的治疗方法 t 治疗障碍 D 的治疗理论 ψ，要求在任何治疗过程中都必须含有特征成分（characteristic constituents）F，由此才能认定所进行的治疗为治疗方法 t。其实，任何这样的治疗过程不仅包含 ψ 所精挑细选的 F，通常还会有成分 C。当 ψ 宣称是因素 F 治疗了 D 时，ψ 也可能会意识到一个或多个非特征成分 C。我将 C 称之为"附带（incidental）"成分。

例如，以心理动力学理论作为治疗理论 ψ；某种治疗方法 t 是基于 ψ 的心理动力疗法。将治疗方法 t 用于治疗障碍 D（如抑郁症）。治疗方法 t 一定会包含与理论 ψ 一致的特征成分 F。让我们更具体一点，来看华尔兹（Waltz）、阿迪斯（Addis）、柯纳（Koerner）和雅各布森（1993）的例子。他们将治疗行动分为四种：

1. 独特且基本的；

2. 基本但并非独特的；

3. 可接受但非必要的；

4. 被禁止的。

华尔兹等人提供了这四种治疗行动在心理动力疗法和行为疗法上的分类举例（详见表 2-1）。格林鲍姆（1981）所说的特征成分与华尔兹等人提出的独特且基本的治疗行动类似。例如，根据当事人的具体情况制定契约是行为疗法独特且基本的治疗行动，它是操作性条件作用理论的特征。特定成分通常指治疗理论衍生出来的行动。因此，特征成分、独特且基本的行动（unique and essential actions）、特定成分指的是同一概念。本书大部分地方会使用特定成分这个词。

表 2-1　　　　　　　　　　　四种治疗行动举例

心理动力疗法	行为疗法
独特且基本的	
关注无意识因素	布置家庭作业
关注内在客体关系并认为其是目前问题的历史原因	在会谈中练习自我肯定
关注用来回避早期心理创伤的防御机制	根据当事人的具体情况制定契约
解释阻抗	
基本但并非独特的	
建立治疗同盟	建立治疗同盟
设置治疗目标	设置治疗目标
共情性倾听	共情性倾听
结束计划	结束计划
探索童年经历	
可接受但非必要的	
释义	释义
自我表露	自我表露
释梦	探索童年经历
提供治疗原理	
被禁止的	
开精神镇静类药物	开精神镇静类药物
布置家庭作业	关注行为的无意识因素
在会谈中练习自我肯定	关注内在客体关系并认为其是目前问题的历史原因
根据当事人的具体情况制定契约	关注用来回避早期心理创伤的防御机制
根据症状开药	解释阻抗

注：引自 Waltz, J., Addis, M. E., Koerner, K., & Jacobson, N. S.（1993）. Testing the integrity of a psychotherapy protocol: assessment of adherence and competence. *Journal of consulting and clinical psychology*, *61*（4）, p. 625. 经美国心理学会许可使用。

格林鲍姆（1981）也提到并非疗法的理论核心的附带方面（incidental aspects）。本章将会讨论共同要素模型，识别出了这些附带的成分，也就是所有（或大多数）疗法所共有的成分，如治疗关系。这些附带成分常被称为"共同要素"。通常，共同要素被视为附带成分。然而，有一些例子表明某些共同要素在一些疗法中是附带的，但在其他疗法中就是特征成分。比如共情（empathy）在强迫症的暴露反应阻断中被视为附带成分，但在动机访谈（Motivational Interviewing, MI）中却是一个特征成分（Miller & Rose, 2009）。当然，有时某个疗法的附带成分（也就是说，不是理论的特征）也并非所有（或多数）疗法所共有的，但这样的例子在文献中十分少见。因此，共同要素可与附带方面互换使用。在华尔兹等人（1993）的分类中，"基本而非独特的"治疗行动与一些"可接受但非必要"的治疗行动（见表 2-1）从理论上来说既是附带方面，也是共同要素。例如，行为疗法和心理动力疗法以及大多数其他治疗都包括建立治疗同盟、设置治疗目标、共情性倾听、结束计划。因此，附带方面和共同要素是基本但非独特的治疗行动或者可接受但非必要的治疗行动。由于文献中通常使用共同要素这个词，所以本书会主要使用这个词。尽管附带方面意味着这些成分不是理论核心，但本书有时也会使用它。接下来，我们会看到，人们常常误解共同要素这个术语，甚至是以贬损的方式使用它。

一个术语如果没有被澄清，就会引发持续性的误解。比如，"疗法 t 能治疗障碍 D"（格林鲍姆的术语），简而言之，"这个疗法是有益的"。然而，这些说法并没有表明特定成分是治疗起效的原因。这就不够准确，而心理治疗的语言必须区分原因构念和结果构念（Cook & Campbell, 1979）。下面我们就以此为基本思路来澄清术语。心理治疗的特定成分和附带方面是可能（或可能没有）带来治疗获益的因素，这就是假定的原因构念。心理治疗中包含了特定成分和附带方面两个部分，可能的情况是二者都有效、其中的一个有效，或者两个都没效。特殊效应指的是特定成分所带来的治疗获益，一般效应指的是由附带方面（即共同要素）带来的治疗获益。如果特定成分和附带方面都有治疗作用，那么会同时存在特殊效应（由特定成分引起的）和一般效应（由附带方面引起的）。如果治疗无效，就说明，尽管提供了特定成分和附带方面，也没有出现特殊效应和一般效应。为了帮助理解，请看以下说明，箭头表示因果关系：

- 特定的治疗成分→特殊效应；
- 共同要素（附带方面）→一般效应。

一般情况下，我们使用治疗要素（therapeutic elements）来说明治疗中起作用的成分，不管它们是特定成分还是共同要素。

特殊效应和一般效应难以区分，难以区分的原因不是简单的观察不精确的问题，而是它们仅有原因不同，却并无其他不同。当然，特定成分导致的效应（如症状减少）与共同要素引起的效应（如幸福感增加）可能不同，这是一个有趣且值得我们澄清的现象。回到上面的问题。如上所述，一些治疗中被认为是共同要素的治疗要素，可能在某些治疗中被视为特定成分（如动机访谈中的共情），因此它们的效应就可能被标定为特殊效应或共同（一般）效应。不过，一般二者的区别会有所说明。从本质上讲，本书的目的是通过检验研究证据来确定心理治疗的治疗要素。简而言之，回答"是什么让心理治疗起效？"的问题。

至此，我们采纳一些特定的术语，同时，我们也将避免使用一些描述指代特定成分、附带因素（incidental factors）及其效应的术语，比如有效成分（active ingredients）、基本成分（essential ingredients）、非特定成分（nonspecific ingredients）、非特殊效应（nonspecific effects）、安慰剂效应（除了第 7 章中药物安慰剂的例子中会用到）等。通常情况下，有效成分和基本成分指的是特定成分，有暗示特定成分具有治疗性（如具有特殊效应）的"嫌疑"；而特定成分是否有效应该是一个实证问题。避免使用非特定成分和非特殊效应，是因为这两个术语暗含了附带因素或共同要素不如特定成分。安慰剂效应（详见第 7 章）通常指的是与治疗的核心要素无关的因素所产生的治疗效应。例如，治疗同盟是一个已被证实具有强有力的有益效果的共同要素（见第 7 章），有时，研究者却用非特殊效应或安慰剂效应来指代治疗同盟所带来的治疗收益。这里使用"一般效应"，是因为无论是从语言上还是逻辑上，它都能够与"特殊效应"遥相呼应。

我们现在将从不同的概括水平上来看本书主要探讨的两个模型——医学模型和情境模型。

概括水平

从某种程度上来说，心理治疗是一种极其复杂的现象，其概括水平（levels of abstraction）无法辨别。尽管如此，我们还是要简短地讨论一下不同的概括水平，以方便理解本书的核心论点。四种概括水平分别为治疗技术、治疗策略、理论方法、元理论模型（meta-theoretical models）。四个水平的区分并不明显（也就是说它们之间的界限很模糊），所以很难把每一个研究问题和理论解释仅归为其中一个水平。我们会发现，有些研究检验的问题并不完全符合其中的任一水平，也会出现有些研究检验的问题似乎跨越两个及以上的水平。尽管如此，仍然有必要在元理论水平上理解本书的主题——对比医学模型和情境模型。在元理论这个概括水平上，大量的心理治疗的研究结果得到了趋同一致的结论。表2-2列出了哥德弗里德（Goldfried, 1980）提出的三个概括水平，以及第四个更高的概括水平。

表 2-2　　　　　　　　心理治疗的概括水平与相关的研究问题

概括水平	调查单元举例	研究问题	研究设计
技术（即特定成分）	解释	某个技术或某套技术是取得治疗效果所必需的吗	成分设计（分解设计与加法设计）
	与不合理信念辩论	能够娴熟使用技术的特征是什么	参数设计
	现场暴露		含安慰剂对照组的临床试验
			使用被动式设计[①]检验技术和效果之间的关系（一个疗法内）

---

① 心理治疗的被动式设计不同于实验设计，在研究开始前做好实验安排与条件控制（比如控制被试的心理障碍类型与严重程度、治疗师的特征、治疗时长等），而是在无法加以控制的自然情境中，获取关于患者、治疗师、治疗过程与效果等变量，以考察变量间的关系。——译者注

续前表

概括水平	调查单元举例	研究问题	研究设计
策略	矫正性体验	所使用的策略是所有心理治疗都有的吗	使用被动式设计检验技术和效果之间的关系（跨不同疗法）
	对抑郁患者的激活	这种策略是改变的充分必要条件吗	
理论取向	认知行为取向 人际关系取向 心理动力学取向	这种特定的疗法有效吗 这种特定的疗法是否比其他疗法更有效	无对照组的临床试验 临床对照试验（疗法 A VS 疗法 B）
元理论	医学模型 情境模型	哪个元理论能更好地解释所有研究结果	研究汇总

　　注：每个直条代表的是治疗组效果和自然发展组的基准效应量，只有达到这一标准，才能得出结论说 HMO 设置中的治疗效果超过或相当于临床试验的效果。小点和标准误差条提供了来自 HMO 的数据分别为每个样本计算的观察到的效应量。灰度点的大小表示样本量。

　　哥德弗里德（1980）提出的最高概括水平，是理论框架和相应的心理治疗取向及其所隐含的哲学人性观。在格林鲍姆（1981）的术语中，这是治疗理论以及具体疗法 t 的水平。虽然表 2-2 仅给出心理治疗理论取向的三个例子——认知行为取向、人际取向、心理动力取向，但如果将文献中提到的疗法都考虑到，据估计，有超过 500 种心理治疗方法（Kazdin, 2000; Goldfried & Wolfe, 1996）。可见，在理论取向这一概括水平上，研究者们与实践者们都很难达成一致。各种方法的拥护者都会捍卫其理论立场，并通过引述各种研究证据来支持他们所坚持的疗法的疗效。例如，最近的研究综述总结了支持行为疗法（Emmelkamp, 2013）、认知和认知行为疗法（Hollon & Beck, 2013; Tolin, 2010）、心理动力疗法（Barber, Muran, McCarthy, & Keefe, 2013; Shedler, 2010）、体验疗法（experiential therapy）（Elliott, Greenberg, Watson, Timulak, & Freire, 2013）的研究证据。另一方面，从临床试验得出的大量研究结果也证明了理论取向这一概括水平的重要性（见第 4 章和第 5 章），因为临床试验通常需要通过比较某一疗法与无治疗对照组或另一种疗法来确定该疗法的疗效。不幸的是，正如数十年前有人指出的那样，特定取向的运用似乎与其研究是相分离的，而且，这个现象看起来比之前更甚。

> 治疗流派的受欢迎程度通常与疗效没有太大关系，反倒是与其他的因素有关，如创始人的个人魅力、活力水平和寿命、训练学生的数量和去向、所处的时代精神。
>
> 引自 Goldfried, 1980, p. 996

最低的概括水平指的是治疗过程中治疗师的技术和行动。清晰的治疗方法规定了应使用的特定成分，也就是说所采用的技术与其取向是一致的，所以在讨论某项治疗的疗效时，也就是在讨论相应的技术。例如，心理动力取向的治疗师会解释移情，而认知行为取向的治疗师会和不合理信念辩论。而提倡认知行为疗法的理论，也必然会提倡该疗法所规定的治疗行动。正如表 2-2 所示，各种各样的研究设计用来检验这个水平上所采用的技术是否会产生相应的积极治疗效果。

哥德弗里德（1980）认为，在治疗取向和技术之间存在一个概括水平，他称之为临床策略。临床策略"作为临床启发，可在治疗的过程中引导治疗师努力的方向"（Goldfried, 1980, p. 994）。哥德弗里德确定临床策略这个中间概括水平是因为他认为临床策略可能会存在跨取向的共性，由此可能会找到不同理论取向的共识。哥德弗里德提出了所有疗法所共有的两种临床策略，分别是提供矫正性体验和给予直接反馈（direct feedback）。最近的研究发现，在临床策略这个水平上所发现的共同要素被证明对特定障碍有治疗效果（Beutler & Castonguay, 2006）。这些因素可能包括一般认为的特定成分（比如对回避焦虑障碍者的暴露疗法）或者共同要素（如目标设定和同盟）。这个概括水平的研究问题关注的是确定共同的策略，并确定这些策略对治疗改变是否是充分必要的。尽管临床策略这一概括水平具有创新性和潜在的解释力，但与致力于确定某种特定疗法的疗效的研究相比，并没有太多的研究成果。

本书的主题处于超越当前支持主要心理治疗取向的理论观点的概括水平。心理治疗是有效的（以防有人对此有疑问，我们将会在第 4 章回顾相关证据），但是，困难在于理解到底是什么因素使心理治疗有效（Kazdin, 2009），或者说，是什么让心理治疗如此有用？这在较低的三个概括水平上都有解释，但在梳理这些证据的过程中，我们发现：

1. 三个概括水平中的每个水平都存在理解因果机制的逻辑障碍；

2. 当站在这三个概括水平上看问题时，研究证据无法聚合到一起回答因果关系的问题。

鉴于此，这就需要第四个概括水平——关于心理治疗理论的理论（即元理论）。所以本书将对比医学模型和情境模型这两个元理论。

在第 1 章中，我们讨论了医学模型在医学和心理治疗中的运用。本章的其余部分，我们将介绍一种替代医学模型的元理论。首先，我们先介绍几个可能的替代理论。

心理治疗特定理论的替代理论

阿科维茨（Arkowitz, 1992）认为，对心理治疗理论取向的不满催生了三大运动：

1. 理论整合；

2. 技术折中主义（technical eclecticism）；

3. 共同要素。

虽然我们的重点情境模型是共同要素的产物，但也有必要熟悉其他替代方法。

理论整合

理论整合是将两种或更多理论整合成一个概念模型，或者将不同方法同化融合到一个已有的疗法中（Norcross & Goldfried, 1992, 2005）。最初的理论整合始于托马斯·弗伦奇（Thomas French）。他主张美国精神病学会将精神分析与巴甫洛夫的经典条件作用整合起来，但是并没有得到一致的支持（French, 1933; Norcross & Goldfried, 2005）。多拉德（Dollard）和米勒（Miller）（1950）的研讨会论文集《人格与心理治疗：学习、思维和文化的分析》（*Personality and Psychotherapy: An Analysis in Terms of Learning, Thinking, and Culture*）可能是第一本将两种理论整合在一起解释行为的著作（以神经症为例）（Arkowitz, 1992）。当时行为疗法并未得到很好的发展，两人的著作被视为理论上的假设，所以并未对整合治疗提供太多的借鉴。随着行为技术（如系统脱敏）的引入，行为治疗师通常对两种理论的差异而非相似之处更感兴趣。不过，在 20 世纪 60 年代至 70 年代，心理动力疗法的治疗师没有再固守精神分析的正统观念，变得更加结构化，更注重此时此地的应对策略，也更倾向于分配责任给当事人（Arkowitz, 1992）。与此同时，行为治疗师将中间构念（如认知）整合到行为模型中，认识到与行为理论相关的附带因素的重要性，如治疗关系（对整合性行为疗法来说，治疗关系是一个特定的治疗成分）

正统的心理动力疗法和行为疗法的松动，为瓦赫特尔（Wachtel, 1977）对二者进行整合提供了一个舞台。他出版了《迈向整合的精神分析与行为疗法》（*Psychoanalysis and Behavior Therapy: Toward and Integration*）一书。瓦赫特尔在该著作及其他著述中，指出心理动力疗法的解释和行为疗法的解释能够联合起来解释行为与心理障碍，以及以两种理论为基础的干预如何促进治疗性的改变。阿科维茨（1992）很好地总结了这个整合的本质：

> 从心理动力学视角来看，瓦赫特尔强调无意识的过程和冲突，以及影响我们与世界互动的意义和幻想的重要性。从行为疗法的角度来看，纳入这个整合的元素包括，使用积极的干预技术、关注行为发生的情境、关注治疗目标以及尊重实证证据……积极的行为干预也许能够促进新的领悟，而领悟又能够促进行为的改变。
>
> 引自 Wachtel, 1982, pp. 268–269

自瓦赫特尔的开创性工作以来，心理治疗的整合越来越流行，其他人的新的治疗整合和提炼也成为被普遍接受的治疗方法（Norcross & Goldfried, 2005）。但是要注意的是，心理治疗整合的核心问题是，避免整合的理论又成为单一理论（就像整合前的那些理论取向一样），产生与原始理论不同的假设（Arkowitz, 1992）。除了个别例外，如对简单恐惧症的纯粹的暴露治疗（Powers, Smits, Whitley, Bystritsky, & Telch, 2008），一个人可以让所有的心理治疗都包含来自不同角度的要素，从而就是整合的了。通过这种方式，整合取向可以跻身于原心理治疗的列表，并且与"纯粹"的原治疗没有多大的区别。结果，当要理解心理治疗如何起作用时，一个整合的理论并不能在现有的疗法之外提供新解释。

技术折中主义

保罗（Paul）的问题启发了技术折中主义："对于特定问题的个体来说，由谁在什么环境下实施什么治疗会使效果更好？疗效是如何产生的？"（Paul, 1969）为了回答保罗的问题，技术折中主义专注于在由当事人、治疗师和问题等维度组成的矩阵中，找到尽可能多的组合。通常而言，对于由实证驱动的研究，理论相对显得不太重要。最常见的两种技术折中体系是阿诺德·拉扎勒斯（Arnold Lazarus）的多态治疗（Lazarus, 1981）和拉里·博伊特勒（Larry Beutler）的系统折中治疗（Beutler & Clarkin, 1990; Beutler & Harwood, 2000; Beutler, Harwood, Kimpara, Verdirame, & Blau, 2011; Beutler, Harwood, Michelson, Song, & Holman, 2011）。技术折中主义关注的是最低的概括水平，即技术（见表2-2）。就技术折中主义本身而言，它仅涉及医学模型的一个方面——特定疗法治疗特定障碍，回避了医学模型的另一方面——解释。因此，从治疗效果方面的假设来看，技术折中主义与医学模型不太可能有什么不同的假设。尽管如此，本文也会在治疗策略这一概括水平使用技术折中主义产生的一些实证证据（Beutler & Baker, 1998; Beutler, Harwood, Kimpara, et al., 2011; Beutler, Harwood, Michelson, et al., 2011）。现在我们把注意力转向共同要素，它是情境模型的基础。

共同要素

自从罗森茨威格提出心理治疗中一些共同元素对治疗获益的作用以来，许多研究者尝试对治疗中的共同要素进行识别和整理。20世纪60年代，杰尔姆·弗兰克第一次提出共同要素的综合模型，并在他的多个版本的著作《说服与治疗》（*Persuasion and Healing*）做了详细的阐述（Frank, 1961, 1973; Frank & Frank, 1991）。很大程度上，情境模型是在弗兰克的模型的基础上，加上对过去20年心理学、进化论、临床和人类学的理论与研究的提炼而来的。

弗兰克的模型

根据弗兰克及其女儿的定义："心理治疗的目的是，通过促进人们对他们的假想世界①做适当调整，帮助人们感受更好并能够更好地发挥功能，从而将体验的意义转化

---

① 根据弗兰克父女的定义，假想世界是个人对自我、他人和世界的假设的总合。个体的假想世界类似于认知图式，影响他/她自身与外界的知觉、认识、解释和评价。它既包含意识水平，也包含潜意识水平。——译者注

为对自己更有利的意义。"寻求心理治疗的人通常是心力委顿的、抑郁的、焦虑的，带着各种问题。因此，人们寻求帮助的目的是想从症状导致的心力委顿（demoralization）中解脱，而不是缓解症状。弗兰克认为，心理治疗之所以有效，主要是因为直接处理心力委顿，其次才是缓解了隐秘的心理病态的外显症状（Parloff, 1986, p. 522）。

弗兰克及其女儿（1991）相信，有四种要素是所有心理治疗共有的。

1. 心理治疗包括与一位鼎力相助的人（即治疗师）保持一种密切、信任、注入了情感的信赖关系。

2. 一种治疗背景或设置。在此背景或设置中，当事人向治疗师袒露自己，相信治疗师能够帮到自己，而治疗师努力为当事人的利益而工作。

3. 一套治疗原理、概念构想或迷思（myth）[①]，为患者的症状提供一个合理的解释。弗兰克及其女儿认为，这个特定的原理只需要当事人和治疗师接受，而不需要是"真的"。从某种程度上，这个原理可以是迷思，而不必被"科学地"证明。关键是，这个解释要与当事人的世界观、假想世界、态度和价值观一致，或者治疗师帮助当事人认同这一原理。简而言之，当事人必须相信治疗，或者通过治疗师的引导而相信治疗。

4. 治疗仪式或程序。这个仪式或程序需要当事人和治疗师都积极参与，并且符合当事人之前接受的治疗原理（即当事人相信这种仪式或程序是有帮助的）。

弗兰克及其女儿（1991）认为，所有心理治疗使用的仪式或程序一般都包括以下六大要素。

1. 发展一段稳固的关系，在当事人表露其心力委顿的感受之后仍然可以维持，从而战胜当事人的疏离感。

2. 治疗师通过在治疗过程中注入改善的希望，来激起和维持当事人的获助期望。

3. 治疗师提供新的学习经验。

---

① "迷思"一词起源于希腊语单词 μθο（mythos），是英语单词 Myth 的音译，又意译为神话、幻想、故事、虚构的人或事，指通过口口相传流传于世的十分古老的传说和故事，泛指人类无法以科学方法验证的领域或现象，强调其非科学、属幻想的，无法结合现实的主观价值。——译者注

4. 治疗唤起当事人的情绪。

5. 治疗师增强当事人的主宰感或自我效能感。

6. 治疗师提供给当事人练习的机会。

其他共同要素模型

还有很多共同要素模型发展出来用以解释心理治疗的效果。这里简要介绍几个比较突出的。前面提到的哥德弗里德（1980）致力于寻找比技术更普遍的概括水平，提出了可能所有治疗通用的两条原理——提供给当事人新的矫正性体验和直接的反馈。临床心理学学会（美国心理学会第 12 分会）和北美心理治疗研究学会成立了一个联合的特别工作组，推动了共同策略的研究。他们回顾并抽取了一些特定障碍（如心境障碍、焦虑障碍、人格障碍和物质滥用）的有效治疗的共同要素（Castonguay & Beutler, 2006）。1986 年，奥尔林斯基（Orlinsky）和霍华德（Howard）发展了一个心理治疗的通用模型，包括治疗协议、治疗干预、治疗关系、患者的自我相关性、治疗实施和治疗效果，并且假定这些元素在社会情境和治疗情境之中是互相联系的（见图 8-1）。卡斯顿圭（Castonguay, 1993）注意到，对治疗行动的过度关注会造成对其他共同要素的忽视。他认为存在三类共同要素。第一类有些类似哥德弗里德的策略概括水平，指的是治疗的共有方面，比如领悟、矫正性体验、表达情绪的机会、掌控感的获得。第二类是独立于治疗的方面，包括人际与社会因素，其中包括治疗情境和治疗关系（如治疗同盟）。第三类是影响治疗效果的其他方面，包括当事人的期望以及对治疗过程的投入。此外，索尔·加菲尔德（Sol Garfield）在其《心理治疗：一种折中整合的方法》（*Psychotherapy: An Eclectic-Integrative Approach*）一书（1995）中尝试基于研究证据建立一个共同要素模型。

之后，研究者意识到可以以一种相对简单并包含频率的方式列出共同要素的清单，因此他们尝试建立共同要素的概念框架。格林柯威治（Grencavage）和诺克罗斯（1990）查阅了大量讨论治疗共性的出版物之后，将这些共性划分为当事人特征、治疗师品质、改变过程、治疗结构和关系要素五个领域。兰伯特（Lambert, 1992）将影响心理治疗效果的要素分为以下四类，并根据它们对治疗效果的重要性排序如下：

1. 当事人 / 咨询外的因素；

2. 关系因素；

3. 安慰剂、希望和期望因素；

4. 技术因素。

兰伯特认为，最重要的因素是当事人 / 治疗因素，它包括当事人特征和治疗之外发生的事件。很明显，治疗中的改变很大程度上取决于当事人的动机、资源（如社会支持）和人格结构、因治疗间接改变的事件（如抑郁的丈夫将他的抑郁告诉妻子）以及其他偶发事件（如当事人的父母意外去世）。第二重要的是关系因素，它包含与真诚、共情、饱含关怀同时促进问题解决的治疗师的关系的方方面面。第三种因素是当事人在治疗情境中向专业人员寻求帮助的过程中产生的安慰剂、希望和期望因素，这个因素使当事人相信治疗是有帮助的。最后一种因素是技术因素。技术因素也解释了治疗效果的部分变异。也就是说，特定的治疗成分也带来了一些心理治疗的益处。《改变的核心与灵魂》（*Heart and Soul of Change*）这本畅销书（Hubble, Duncan, & Miller, 1999）正是围绕兰伯特的模型框架展开，促进了共同要素的影响力。

情境模型

当前的情境模型阐述了三条解释心理治疗效果的路径。该模型扎根于如何理解和治愈人。从广义上来说，情境模型是基于社会科学的，其基本前提是心理治疗是通过社会过程起效的，广义上的关系是心理治疗有效性的基石。

人类是少数的极端社会性物种之一，威尔逊（E. O. Wilson）称为群居物种（eusocial species），群居物种还包括一些昆虫类（如蚂蚁和白蚁）。群居物种比"单干"的动物更具优势，正如威尔逊在论述人类时所说的：

> 当与其他群体竞争时，成员能够心领神会地互相合作的群体，相较没有这方面天赋的群体，具有巨大的优势。毫无疑问，群体内部成员之间也会有竞争，导致自然选择，优胜劣汰。但是，对于一个物种而言，最重要的是在进入新环境与强有力的对手竞争时，群体内要能齐心协力……与其他物种（包括与我们临近的黑猩猩）相比，人类认知最重要的特点在于我们能够为了共同的目标而合作。人

类的专长就是目的性，并具有极大的工作记忆容量。我们是读心的专家，是创造文化的世界冠军。

进化的力量在群居动物的群体和个体层面都起了作用，通常称为多层选择（Wilson, 2012），也就是说，适应对群体和个体都很重要。举个例子，想想西班牙卢阿尔卡（Luarca）的渔夫，面对恶劣天气，他们是如何权衡是否乘小船出海打鱼的。在个体层面，渔夫会权衡当其他人都不敢去的情况下，自己所能获得的经济利益与出海的风险。最能干的渔夫（从进化角度来讲是最适应的）通常会比其他人更愿意冒险，因而会获得更大的经济利益。然而，这种行为会给其他渔夫带来压力，为了竞争，其他渔夫也会冒险出海；这种不断升级的冒险行为也许会将整个渔村的利益置于风险之中。因此考虑到渔村（渔业作为首要的经济来源）的利益，渔夫们会进行下面的决策（如图 2-1 所示）。

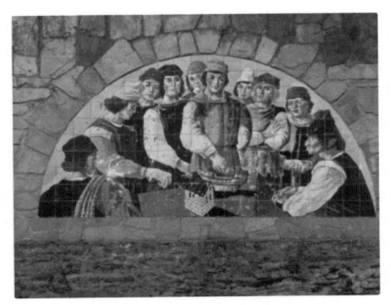

图 2-1　西班牙卢阿尔卡的渔夫群体决议是否要在恶劣天气中捕鱼

在暴风骤雨的清晨，渔夫们围在桌子周围，桌子上放着一个房子模型和船的模型，每个人都有一个代币，渔夫会选择将代币投到房子里或者船上。如果大多数代币投给船，那么渔夫可以去捕鱼。当然他们也可以选择不去，留在家里。如果大多数投给房子，代表他们一致同意不去捕鱼。这种策略强调了社群的价值，让会使用合作策略的渔村有更多的收益。

虽然从群体层面的进化过程来看，某种特质（如利他主义）是否会促进群体合作仍然存在争议，但是毫无疑问的是，群居物种会为了群体的利益而进行合作。社会性是人类的一个重要特征。利伯曼（Lieberman）及其合作者研究了社会性的神经学基础："越来越多的证据表明，作为一个物种，我们人类的优势在于能够进行社会性思考。"（Lieberman, 2013, p. 7）

群居物种之间在治疗方面的合作，是通过"社会性免疫力"实现的（Cremer & Sixt, 2009）。当然，个体也有避免病原体和缓解疾病的生物和行为策略。群居物种在社会层面上有类似的疾病防御，这涉及个体间的合作。例如，蜜蜂会通过用工蜂包围病原体的方式来隔离病原体（"社会性包囊作用"，类似于免疫细胞在个体水平上的工作方式[①]）。如果有蜜蜂被感染，工蜂会用扇动翅膀的方式提高蜂巢的温度帮助它们抵御感染（Cremer & Sixt, 2009）。蚂蚁会主动寻找并摩擦受感染的同伴，这样小剂量的病原体会转移到未感染的蚂蚁身上，未感染的蚂蚁便会对病原体产生免疫，这就是"社会性免疫法"（Konrad et al., 2012）。

人类也能够通过社会性手段进行类似的治疗。如第1章所述，自有记录开始，所有的人类文明都实践过某种形式的治疗，这些治疗都包括特定的治疗者、对疾病的详细解释和治疗仪式（Wilson, 1978; Shapiro & Shapiro, 1997b）。确凿的证据表明痛苦的面部表情是在表达向他人求助的信息（Williams, 2002）。身心疾病和幸福都会通过社会网络传播——心脏健康、肥胖、抑郁、孤独和幸福具有社会传染性，就像流感具有生理传染性一样（Cacioppo, Fowler, & Christakis, 2009; Christakis & Fowler, 2007; Fowler & Christakis, 2009, 2010; Rosenquist, Fowler, & Chris-takis, 2011）。因此，健康和幸福感都不仅仅是个人的事情。

这里想要陈述的观点是心理治疗是一种社会性治疗实践。或者，我们可以这样

---

① 免疫细胞的这种工作就是包囊作用。——译者注

说，心理治疗的作用在于利用进化了的人类倾向帮助当事人改变（Wampold & Budge, 2012）。利伯曼在其对人类社会性的"硬联结"的评论中指出："社会性思维和非社会性思维之间的对立是非常重要的。因为一个人越是专注于一个问题，这个人越可能疏远他身边能够帮助他解决问题的人……我们的大脑本来就被设计成会受他人的影响。"然而，如此显而易见的事情却常在解释心理治疗的效果时被忽略。情境模型在考虑心理治疗的社会性治疗的方面时，将治疗师和当事人的关系放在最重要的位置。当然，心理治疗到底如何通过社会性途径起作用，并不是一件简单的事。毕竟，事实要比"人类有社会性，所以治疗通过社会性途径进行"要复杂得多。下面将简要介绍情境模型的三条路径，以及心理治疗如何通过这三条路径起作用。

基于关系的心理治疗模型：情境模型

图 2-2 呈现了一个三路径模型来说明心理治疗如何起作用。这个模型的目的是解释所有"真正的"心理治疗（"bona fide" psychotherapy）的疗效。所谓真正的心理治疗要达到的标准，我们将在后面进行讨论。有人可能会说特定的疗法还有额外的疗效，我们会在第 8 章详细考察这个论点。

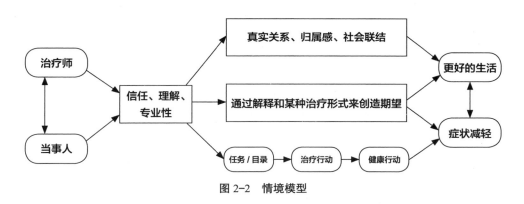

图 2-2　情境模型

在应用这三条路径之前，治疗师和当事人之间必须先建立初始联结（bond）。初始联结形成后，治疗师和当事人形成一种"真实"关系（"real" relationship），这是当事人改变的第一条路径。经过解释和治疗行动，当事人产生了对治疗的期望。期望本身就是促进当事人改变的第二个过程。第三条路径是治疗行动带来的改变。各种成分将在下文详述（Wampold & Budge, 2012）。

初始治疗联结

在治疗工作开始之前，治疗师和当事人需要建立初始联结。一直致力于理解同盟构念的爱德华·鲍丁（Edward Bordin, 1979）认为，在进行心理治疗工作之前需要建立初始联结："所有的治疗关系都有一些基本水平的信任。但是当注意力转向更受保护的内在体验时，就需要建立和发展更深的信任和依恋关系。"

初始联结的形成是自下而上和自上而下加工的结合。自下而上加工的本质是由两个陌生人的会面驱动的。当看到另外一个人的脸时，人们通常都会在非常短的时间内（100 毫秒之内）判断这个人是否值得信任（Willis & Todorov, 2006; Ambady, LaPlante, Nguen, Rosenthal, & Levenson, 2002; Ambady & Rosenthal, 1993; Albright, Kenny, & Malloy, 1988）。这提示当事人会迅速判断他是否可以信任治疗师。更可能的情况是，当事人会通过治疗师的衣着、房间的装修和摆设（如挂在墙上的文凭）以及其他治疗性的设置快速判断治疗师是否值得信任（Heppner & Claiborn, 1989）。

然而，当事人来治疗前并不是一无所知的，他们根据自己对治疗的信念和经验而对治疗及治疗师抱有不同程度的期望。影响期望的因素有来自重要他人的经验、想要改变的动机以及对某个治疗师的特别了解，等等。然而，如前所述，一般来说，人类倾向于对治疗有积极态度，但仅限与其文化传统相一致的治疗。例如，在大多数情况下，欧洲人和欧裔美国人对从事西医的医生和他们所采纳的治疗方法会更积极一些；尽管程度有所不同，但对心理治疗也基本是这样的情况。重申一下，这本书中定义的心理治疗中的当事人是自愿寻求心理治疗以减轻痛苦的，因此我们只考虑那些对心理治疗至少有一些相信的当事人。

可以确定的是，当事人和治疗师的初步互动需要建立足够的投入和一定程度的信任，治疗师才能够帮助当事人进入治疗。在初次会谈脱落的当事人的人数远远比在后续的会谈中脱落的人数多（Connell, Grant, & Mullin, 2006; Simon & Ludman, 2010）。

路径 1：真实关系

治疗师和当事人间的真实关系指的是在治疗室中真实的、亲密的情感关系。真实关系源于心理动力学理论，杰尔索（Gelso, 2014）认为，真实关系是"治疗师和患者之间的个人关系，并以双方对对方的真诚，如其所是地知觉和体验对方的程度作为标识"。真实关系建立在真诚和现实知觉的基础上。真诚指的是"在关系中如其所是地表现自己的能力和意愿，真实、开放和诚实"（Gelso & Carter, 1994, p. 297），现实知觉指的是"未受移情及其他防御方式扭曲的知觉"。此外，有证据表明，一般社交互动中存在的心理过程，如音调同步（Imel et al., 2014）和非言语动作同步（Ramseyer & Tschacher, 2011），也在心理治疗中起作用，并且与治疗过程和效果相关。

虽然治疗关系受到一般社交过程的影响，但它并非一般的社交关系。不同之处主要有以下三点。

1. 治疗中有协议。虽然治疗次数受到第三方支付的限制，但是治疗协议会约定治疗会一直持续到目标达成。

2. 治疗师与当事人的互动是保密的，但也会受到一些法律限制（如报告儿童受虐待的情况）。

3. 最重要的是，心理治疗与其他自然发生的社会关系的根本不同在于，其他社会关系往往会因为当事人表露难言之隐而破裂（如向配偶披露不忠）。而在治疗关系中，当事人往往可以袒露难言之隐，而不用担心治疗师会因此中断关系。

真实关系具有治疗性吗？还是它只是治疗的一个多余部分——有存在的必要但不具有治疗性？情境模型认为，真实关系本身就具有某种程度的治疗性。许多领域的研究强烈支持人与人之间的联结是维持健康必不可少的因素，这种联结会以不同的名字出现在各个研究领域，比如依恋（Bowlby, 1969, 1973, 1980）、归属感（Baumeister, 2005）、社会支持（Cohen & Syme, 1985）和低孤独感（Cacioppo & Cacioppo, 2012; Lieberman, 2013）。利伯曼（2013）甚至认为，社会联结就像食物和住所一样，是人类的基本需求。更有研究表明，孤独感是死亡的一个显著风险因素，其风险等同于甚至超过吸烟、肥胖、缺乏锻炼（对于那些患有慢性心脏病的人与健康的人）、环境污染或酗酒等因素（Luo, Hawkley, Waite, & Cacioppo, 2012）。心理治疗给当事人提供了与一位饱含共情和关怀的个体的联结。这种联结能够增进健康，对于社会关系缺乏或混乱的人尤其如此。

真实关系的关键在于共情。共情是一个复杂的过程，在这个过程中，一个人可以被另一个人的情绪状态所影响，也能分享另一个人的情绪状态，评估其状态的原因，通过采用他的视角而认同他（de Waal, 2008; Niedenthal & Brauer, 2012; Preston & de Waal, 2002）。这种能力对于养育儿童至关重要，因为儿童无法照顾自己，只能向照顾者发出他们需要照顾的信息。这一收发信号的过程后来被用于管理成人个体之间的社会关系（de Waal, 2008; Lieberman, 2013）：

> 共情能力的核心机制是，它使得观察者（主体）用自己的神经和身体表征进入到另一个人（客体）的主观世界中。当主体关注客体的状态，存在于主体身上的相似状态的神经表征会被自动化地、无意识地激活。两个个体越是相似和亲密，主体就越容易认同客体，从而增强主体相应的动力和自动化的反应。这样，主体好像处于客体的"皮肤下"，切身体会到客体的情绪和需要，而这反过来又会促进主体对客体的支持和帮助。

> 引自 de Waal, 2008, p. 286

目前的研究表明，治疗师的共情水平是治疗效果最稳定的预测因子之一（Elliott, Bohart, Watson, & Greenberg, 2011; Moyers & Miller, 2013）。

尽管"真实"关系这个概念得到了关注（Gelso, 2014），但是关于它"是否重要"这一点还存在一些争议。人本主义疗法和一些心理动力疗法（关系视角的疗法）强调真实关系。实际上，真实关系是以人为中心疗法的核心（Rogers, 1951a），但也有不重视真实关系的疗法，比如行为疗法或者认知行为疗法。无论如何，情境模型认为，不管在何种理论取向的疗法中，真实关系都与效果相关，即真实关系越强，治疗效果越好。我们预测，真实关系能够增强幸福感，而不能缓解症状。

路径 2：期望

人们在特定情境中的期望会对自身体验产生强烈影响。人们在一家满载赞誉、很受欢迎的餐厅里进餐时，会预期有一顿美餐。所以，即使是同样的食物，在这家餐厅的满意度也远比在另一家不那么吸引人的餐厅高。许多实验已经验证了期望效应。例如，研究人员让被试相信一种非常苦的味道并没有它事实上的那么苦，结果，当被试真的闻到味道后，他们也认为这个味道没有那么苦。而且，从味觉皮层的激活看，对味觉的期望不仅产生了客观影响，也产生了主观影响，而不是像人们普遍认为的"味觉皮层仅对感官刺激有反应"（Nitschke et al., 2006）。

期望的作用一般在安慰剂的背景下研究，第 7 章将会对相关文献进行回顾。研究足以说明在实验和医学情境中，尽管仍存在不同的声音（Hróbjartsson & Gøtzsche, 2001），但安慰剂的效应已被证明是相当强大的（Benedetti, 2009, 2011; Price, Finniss, & Benedetti, 2008; Wampold, Minami, Tierney, Baskin, & Bhati, 2005）。许多医疗手段的效果很大程度上来自安慰剂效应（Wampold et al., 2005），特别是精神科药物，其中最突出的是抗抑郁药（Kirsch, 2002, 2009; Kirschet et al., 2008; Kirsch, Moore, Scoboria, & Nicholls, 2002）。虽然安慰剂效应存在几个不同的解释，但期望似乎是其中的一个重要解释（Benedetti, 2009; Price et al., 2008）。

期望以几种可能的方式在心理治疗中起作用。弗兰克（1973, 1991）认为，寻求心理治疗的当事人之所以心力委顿，不仅是因为他们很痛苦，更重要的是他们尝试了很多次，也尝试了很多种方法，但是都没有成功——什么都不起作用（Frank, 1973; Frank & Frank, 1991）。寻求心理治疗师的帮助也是一种解决问题的方法，当事人相信这会对他们有用。安排心理治疗这个行为似乎都有改善作用，在预约和第一次会谈之间的这段时间里，当事人就有很多获益（Frank & Frank, 1991; Baldwin, Berkeljon, & Atkins, 2009; Simon, Imel, & Steinfield, 2012）。格林伯格、康斯坦丁诺（Constantino）和布鲁斯（Bruce）（2006）强调在初始会谈中注入希望的重要性。当事人对心理治疗的相信能够带给他们对更好生活的希望，这种积极的反应被弗兰克称为"重新振作"（remoralization），是经常被认为是最突出的共同要素之一。

然而，治疗期望比参与心理治疗所产生的一般希望感更具体。情境模型认为，当事人带着对自身痛苦的解释来寻求心理治疗。当事人的这种解释来自他们自己的心理信念，这通常被称为"民间心理学"，与"世俗心理学理论"[①]的概念相关（Boyer & Barrett, 2005; Molden & Dweck, 2006; Thomas, 2001）。这些信念会受到文化对心理障碍

[①] 世俗心理学理论（theory of the mind）与心理理论（theory of mind）的英文十分接近，需要注意区分。世俗心理学理论指的是普通人（非心理学专业人员）对心理现象的解释。——译者注

的概念化的影响（Lillard, 1998），同一种文化下的这一类信念具有一定的共性，但仍然存在较大的个体差异。但它们通常不具适应性，因为它们没有提供解决方案。例如，一位有社交恐惧症的人可能会认为他的社交困难是因为自己没有魅力，或者自己不善于隐藏焦虑。对于前一种情况来说，当事人不能改变他们的外表；对后一种情况，隐藏焦虑反倒可能会增加焦虑，导致更大的回避。而心理治疗不同，心理治疗具有适应性。心理治疗不仅能够解释当事人的困难，也会提供克服困难的方法（Wampold, 2007; Wampold & Budge, 2012; Wampoldet et al., 2006）。所以当事人相信，只要参与并成功地完成治疗任务，无论这些任务是什么，都将有助于解决他 / 她的问题，这种信念会进一步加深当事人对他有能力达成自己的目标的期望。研究者们已经以不同方式讨论过人们对自己可以做任何必要的事情解决他的问题的信念，包括掌控感（Frank & Frank, 1991; Liberman, 1978）、自我效能感（Bandura, 1999）以及反应预期[①] 的讨论（Kirsch, 1999）。

当然，不同疗法对心理障碍有不同的解释体系，比如洛什卡（Laska）、杰曼（Gurman）和瓦姆波尔德对创伤后应激障碍（post-traumatic stress disorder, PTSD）的各种解释的描述：

> 每一种疗法都有基于特定科学理论的特定改变机制。例如，PTSD 的延时暴露（prolonged exposure, PE）治疗（Foa, Hembree, & Rothbaum, 2007）在概念上源于情绪加工理论（Foa & Kozak, 1986），PE 的特定成分（即想象暴露和现场暴露）激活"恐惧网络"，使当事人对恐惧习惯化，从而消除恐惧反应。另一方面，PTSD 的人际关系疗法（Markowitz, Milrod, Bleiberg, & Marshall, 2009）源自人际关系理论和依恋理论，"关注当前的社会和人际功能，而非暴露"（Bleiberg & Markowitz, 2005, p. 181）。

唤起期望的关键不在于理论的科学有效性，而在于当事人能否接受对障碍的解释，以及这个解释是否与治疗行动一致（Wampold, 2007; Wampold & Budge, 2012; Wampold et al., 2006）。众所周知，心理障碍的原因难以确定（Roth, Wilhelm, & Petit, 2005），但

---

① 参见第 7 章的详细解释。——译者注

这与唤起期望无关。因为，如果当事人相信对障碍的解释和投入治疗行动可以提高他们的生活质量，或帮助他们克服、解决他们的问题，期望就能够被唤起，并产生效果。治疗同盟（包括目标一致和任务一致）能够预测几乎所有理论取向的疗法的治疗效果（Horvath, Del Re, Flückiger, & Symonds, 2011），进一步说明了当事人接受解释模型对所有理论取向的治疗效果的重要性，详情会在第 7 章讨论。鲍丁（1979）最初提出同盟时，假定同盟是引发期望的必要条件，而引发期望对心理治疗效果非常重要。

此处有一个与治疗相关的重要问题需要澄清。这个与期望相关的路径和接下来将要讨论的第三条路径，都涉及对障碍的有力解释和与之对应的治疗行动（Laska et al., 2014; Wampold & Budge, 2012）。需要注意的是，如果没有特定的治疗方法，则无法就治疗目标和任务达成一致，也就失去了一个唤起期望的至关重要的成分。而有一种常见的情况是，一个人仅仅与一个能够共情倾听者讨论自己的问题，也能激活共同要素；虽然这种"治疗"（有时被称为"共同要素"治疗）有可能通过真实关系的路径产生效果，但这不足以充分激活潜在的治疗效果。弗兰克早在 1961 年就说明有效的治愈包含了"迷思"和"仪式"。换句话说，共同要素之一就是，以令人信服的方式系统地使用一套特定成分，并为当事人所接受。

路径 3：特定成分

治疗目标和任务达成一致后，当事人参与到治疗行动中。也就是说，当事人"接受"了治疗的特定成分。对许多人来说，这才是心理治疗起作用的部分。事实上，心理疗法与一般的心理治疗①之间存在区别，前者包含科学的特定成分，而后者没有。巴洛（2004）认为，心理疗法包含所有治疗都共有的成分，比如"治疗同盟、激发对改变的积极预期和重新振作"，但也包括重要且"特殊的心理治疗程序"，这些程序"特定性地针对当前人们所面临的心理病理"。也就是说，使心理治疗起效的是修复当事人缺陷的特定成分。

情境模型确实认识到投入到特定的治疗行动的重要性，但其原因与医学模型不同。情境模型假设所有治疗中的特定成分都能够使当事人获益，而非假定只有某种特定成

---

① 二者含义的区别参见第 1 章。——译者注

分可以修复缺陷。也就是说，当事人投入到一些（而非某个特定的）促进健康的行动中，这些活动会让自己变得更健康或者减少不健康的东西。我们常常会低估甚至忽视生活方式对心理健康的影响，比如一些形式的锻炼、增加社会互动、减少压力或者参与宗教活动（Walsh, 2011）。

当考虑不同类型的疗法如何促进心理健康时，有必要将当事人的问题做一个更宽泛的分类。许多不同障碍的患者以一种功能紊乱的方式思考世界。认知疗法致力于改变功能紊乱的想法和功能紊乱的核心认知图式，并且认为拥有更具适应性的认知是"健康的"。而其他疗法也经常处理这样的问题，只是会使用不同的术语（例如，广义而言，早期生活发展起来的依恋风格类似于图式）。心理动力学取向的治疗师使用的治疗程序不同于认知行为疗法，但很可能同样能够改变认知。第 8 章中会讨论到，很多疗法的当事人都会因干预而改变功能紊乱的想法。很多当事人会回避物体（一些单纯恐惧症）或者情境（如社交恐惧症），许多疗法通过减少回避来解决此类问题，相应的常用方式是暴露这种明显有助益的方法。第 8 章将会讨论到，很难为回避型患者制定不含暴露元素的治疗方法，这非常符合我们的文化中普遍接受的"重新上马"的理念（Anderson, Lunnen, & Ogles, 2010）。正如我们之前讨论的（Wampold et al., 2010），即使是明确避免讨论创伤事件的疗法也可能含有一些暴露成分。许多当事人会回避讨论困难的心理议题或害怕某些情绪，幸运的是，一些疗法会直接处理这些问题，如情绪聚焦疗法（Greenberg, 2010）与恐惧情绪疗法（McCullough & Magill, 2009）。许多不同障碍的患者常常存在人际关系方面的问题，大多数疗法都会处理这些问题，只是没有达到聚焦于人际问题的疗法，如人际心理治疗（Klerman, Weissman, Rounsaville, & Chevron, 1984）。一些疗法通过增强自我感来提升幸福感（如慈悲聚焦疗法）。一些患者渴望能减少某些行为，如酗酒、吸毒、强迫性行为或者不必要的担心。患者通常具有一系列的特征，不管主诊断是什么，不同的疗法会根据其自身性质使用不同的方式进行干预，每种疗法都会以令人信服的方式提升心理健康并减轻症状。心理治疗研究的困难（但对当事人是幸运的）在于，帮助当事人获得某一方面的改变会泛化到其他方面（见第 8 章）。例如，如果不能用不那么功能紊乱的方式来思考世界，那么，不管采用何种疗法，问题都很难改善；如果对自我不能拥有更积极的感受，那么在一些类型的行为疗法中也难以取得更好的效果；如果人际关系没有改善，那么酒精和药物滥用也难以减轻，等等。本书的基本论点是，尽管许多疗法都符合情境模型对心理治疗列出的条条路线的要求（见图 2-2），但是这些路线不一定是治疗起效的唯一解释。

小结

本章中，我们定义了一些术语，以使关键概念更加清晰。因为在心理治疗研究中，概念术语的模糊不清常常导致研究的模糊不清。我们用"特殊效应"表示由特定成分产生的治疗效果，用"一般效应"表示由共同要素产生的治疗效果，并且列举了多种医学模型的替代模型，其中着重强调情境模型。情境模型认为，心理治疗通过三种路径促进改变：真实关系、期望和特定成分。

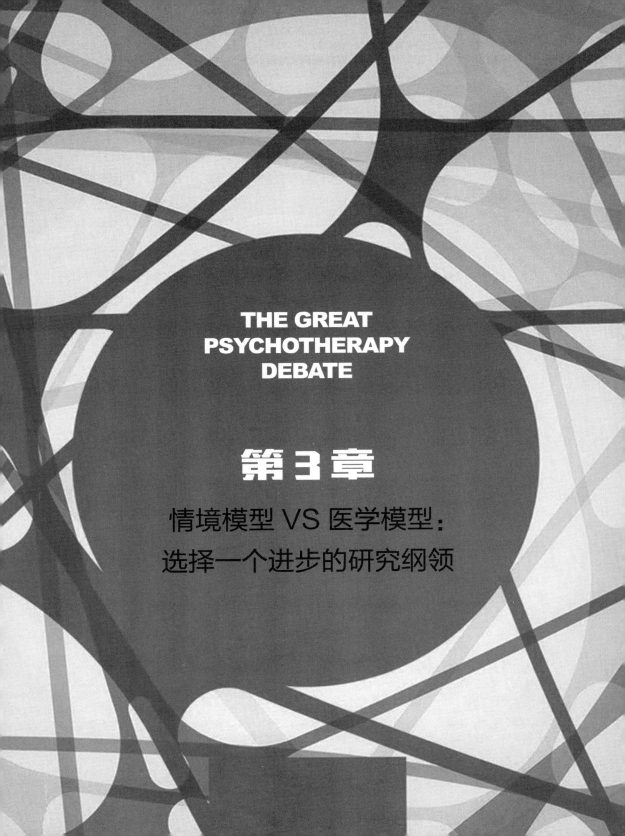

THE GREAT
PSYCHOTHERAPY
DEBATE

第 3 章

情境模型 VS 医学模型：
选择一个进步的研究纲领

贝克、麦克福尔（McFall）和肖汉姆（Shoham）（2008）曾说过："临床心理学的基本目标是生产基于科学有效证据的知识，并运用这些知识来改善心理健康。"这个陈述非常清晰，应该能够带来普遍的共识。而且，这个陈述提出了一些基本问题，事关心理健康服务的科学和证据的本质。任何一个理智的人都不会否认：证据是科学的重中之重。当有人挑战艾萨克·阿西莫夫（Isaac Asimov）①，问他相信什么时，他答道：

> 我相信证据。我相信由若干独立观察者证实的观测数据、测量和推论。只要有证据，我会相信任何事，不管它多么荒唐和荒诞。然而，越是荒唐和荒诞的结论，其证据就必须更加牢固和坚实。

卡尔·萨根（Carl Sagan）②在讨论科学和伪科学时指出："我坚信科学中的奇迹比伪科学中的奇迹多得多。而且，无论怎么定义'科学'这个术语，它都有一个不容忽视的优点，那就是忠于事实。"

简言之，科学用证据来发现真理。不幸的是，证据和真理的概念是模糊的。什么构成了证据？真理能被构建起来吗？在 20 世纪下半叶，包括卡尔·波普尔（Karl Popper）、托马斯·库恩（Thomas Kuhn）、伊姆雷·拉卡托斯（Imre Lakatos）和保罗·法伊尔阿本德（Paul Feyerabend）在内的著名科学哲学家，都被这些问题所吸引。

---

① 艾萨克·阿西莫夫（1920 年 1 月 2 日—1992 年 4 月 6 日），美国著名科幻小说家、科普作家、文学评论家，美国科幻小说黄金时代的代表人物之一。他被认为是一位"理性、科学和怀疑论的卫士"，也就是反对伪科学、超自然现象和宗教迷信的先锋斗士。——译者注

② 卡尔·萨根（1934 年 11 月 9 日—1996 年 12 月 20 日），美国天文学家、天体物理学家、宇宙学家、科幻作家，他还是非常成功的天文学、天体物理学等自然科学方面的科普作家。——译者注

这个讨论的核心是科学和伪科学的边界问题，他们希望借此表明弗洛伊德学派的精神分析是伪科学，同时阐明究竟是什么构成了科学的进步。搞清楚这些问题，对理解心理治疗的本质也同样至关重要。正如保罗·米尔（Paul Meehl，1967，1978）①30多年前指出的：

> 心理学"软"②领域的理论缺乏科学知识的累积性。它们倾向于既不驳斥，也不证实。如果人们对它们没了兴趣，它们也就烟消云散了。
>
> 引自 Meehl, 1978, p. 806

为了理解科学的本质，科学哲学家们提出了各种各样的框架来"重构"或解释科学是如何进步的。尽管证据、真理、科学VS伪科学等概念在哲学上遭遇了种种困难，但是在解释基于累积的科学知识所获得的证据时，必须使用一些阐释科学运作的模型来严格考察，不能用大众偏好或政治取向来蒙混过关。出于本书的目的，我们采纳了拉卡托斯的"重构"概念（Lakatos, 1970, 1976; Larvor, 1998; Serlin & Lapsley, 1985, 1993）。拉卡托斯的工作介于两个领域之间：一个是波普尔提出的猜想和驳斥（也称作"批判理性主义"）（Miller, 1994; Popper, 1963），一个是库恩描述的科学革命（Kuhn, 1962, 1970）。采用这个"重构"概念并不会改变本书的结论。使用除极端建构主义以外的任何一个框架，你都会得到同样的结论。简言之，拉卡托斯提出的"重构"概念能出色地解释心理治疗的证据。

---

① 保罗·米尔（1920年1月3日—2003年2月14日），美国临床心理学家，明尼苏达大学心理学教授。——译者注

② 此处的"软"没有标准定义，相当于常见的"软科学与硬科学"中的"软"。"硬科学"的特征有：产生可检验的预测；进行控制实验；依赖量化数据和数学模型；具备较高水平的精确性和客观性；有较高水平的共识；是所在领域的快速进展；解释力更强；有累积性；可重复；一般使用较为纯粹的科学方法。"软"的含义与之相反：不够严格；不够精确、客观；缺乏共识；解释力不强。作为交叉学科的心理学，其"软"领域比物理学、生物学等"硬科学"要多得多。——译者注

科学哲学：拉卡托斯和研究纲领 [①]

人们普遍认为，尽管重要的实验不能证实理论，却可以驳斥理论。然而，在实际情况中，几乎没有任何一个单个的实验可以证实或驳斥一个理论猜想。根据驳斥的批判理性思想，一个理论 T 必须规定一个先验假设：在什么条件下收集的什么证据才能够证明理论 T 不成立（Lakatos, 1970; Miller, 1994; Popper, 1963）。批判理性的重构基于"否定后件式定律"：如果 A 成立，那么 B 成立；如果 B 不成立，那么 A 不成立。具体到心理学领域，证伪一个假设的证据通常是以总体参数分布的形式呈现。相应地，塞林（Serlin）和拉普斯利（Lapsley）（1985）提出了心理学领域的证伪策略：

> 基于理论 T，我们得出了如下推论：一个参数在两个总体中将会有差异（令 δ 为两个总体参数的差值）。为了检验这个推论，我们可以提出一个零假设"H_0: $\delta = 0$"，通过检验这个零假设，就可以驳斥本来预测的结果"H_1: $\delta \neq 0$"，也就达到了驳斥理论的目的。

作为科学家，如果我们想当然地认为，通过基于否定后件式定律的驳斥就足以检验理论，那就大错特错了。米尔（1978, p.817）毫不留情地批评了这种想法："对驳斥零假设的过度依赖实在是个可怕的错误，这个科学策略根本就不牢靠，也很拙劣。这是心理学史上最糟糕的事情之一。"

我们来看几个心理治疗研究的例子，就能明白从单个研究得出结论有多难了。就以目前传播最广、检验最多的心理治疗——认知行为疗法治疗抑郁症的相关理论为例，这个例子是雅各布森等人（1996, p.295）的研究。亚伦·贝克、拉什、肖和埃默里（1979）曾提出一个改变理论，用来解释认知疗法治疗抑郁症的效果。他们想对这个改变理论进行实验检验。其中一个很重要的问题就是分组。在该研究中，抑郁症病人被随机分配到以下三种治疗条件中的一个：

1. 完整的认知疗法，包括行为激活（behavioral activation, BA）、自动化思维矫正（automatic

---

[①] 由于在英国出版的缘故，拉卡托斯将"纲领"一词拼写为"programme"，参考他的"重构"概念的文献也用"programmes"。因此，尽管美国也用这个拼写，但我们用这个拼写特指拉卡托斯式的纲领。

thought modification, AT）以及核心图式矫正；

2. 行为激活和自动化思维矫正；

3. 只有行为激活。

根据抑郁症的认知理论，他们预测："认知疗法的疗效显著优于自动化思维矫正的疗效，自动化思维矫正的疗效显著优于行为激活的疗效。"出乎意料的是，结果与预期相反：无论是在治疗结束时，还是在追踪时，行为激活的疗效都等于认知疗法的疗效：

> 根据贝克和他的同事提出的抑郁症的认知模型，直接矫正消极图式是最大化治疗效果和预防复发的必要条件。可这些研究结果与他们的假设恰恰相反。还有一点需要注意，本研究中的治疗师是忠于认知疗法的，所以本研究中极有可能出现忠诚效应（allegiance effect）[1]，而忠诚效应通常与治疗效果正相关。可研究结果恰恰与忠诚效应也相反。这样看来，这些结果就愈发惊人了。
>
> 引自 Jacobson et al., 1996, p. 302

面对这个出乎意料的结果，作者要重新考虑认知疗法的改变机制了，还要重新考虑什么疗法才是治疗抑郁症的合理方法："如果行为激活和自动化思维矫正治疗与认知疗法一样有效，都能改变那些个体改善所必要的因素，那么理论和治疗都需要修改。"然而，现实并非如此。认知疗法的理论和治疗都没有任何根本性的改变。这似乎证明了人们心中的想法："软"心理学就是存在这样的缺陷——实验也无法驳斥心理学中的理论，而物理学就没有这样的毛病。实际上，物理学也并不能做到"一锤定音"。很多科学哲学家都认为，"一个重要实验就能改变科学思维的过程"这种想法，实在是天真得可爱，浪漫得可笑。"著名的"迈克尔逊−莫雷实验（Michelson-Morely experiment）就是一个典型的例子。它明确地驳斥了试图解释力的远距离传播的以太理论（Lakatos, 1970）。然而，在迈克尔逊−莫雷实验后的多年，以太理论并没有从科学界消失。科学家们继续呈现新证据，重新解释原始实验数据，最终才得以彻底驳斥以太理论。由此可见，赋予单个研究过重的分量，把它作为检验一个理论命题的决定性证据，这种做法即便不能说是完全错误，也实在是含混不清。

---

[1] 详细解释参见本书第 5 章。

以米尔（1978）为代表的研究者们指出了另一个问题：如果有足够的统计功效（statistical power）且总体参数不是零（事实上，总体参数也不太可能是零），那么，一个零假设（如 H_0：$\delta = 0$）极有可能被拒绝。于是就会出现这样的情况，大样本量的研究几乎肯定会拒绝零假设。在多重结果测量的心理治疗临床试验或有多重变量的过程研究中，这个问题就更严重了。例如，莱锡森宁（Leichsenring）等人（2013）比较了认知行为疗法和心理动力疗法对社交焦虑的治疗效果，发现二者差异极小。尽管差异极小，可是由于样本量够大（每个条件下均大于 200；这个研究将在第 5 章进行更详细的介绍），所以这些差异就具有统计学意义了。同样，瓦姆波尔德和布朗（Brown, 2005）的研究发现，在 2000 余名患者的自然设置中，尽管诊断对结果变异的解释量不足 0.2%，可是这个解释量是拒绝了零假设的。也就是说，从统计学上来看，心理治疗的改变量取决于诊断。随着样本量的加大和其他操作越来越精确（如更可靠的工具），心理治疗的文献里将会充斥着显著的结果，但其中很多结果的真实效应可能接近于 0，还有一些可能只是假阳性[①]（也就是说，即使零假设是真的，仍有 5% 的研究将会错误地拒绝零假设）。

最后一个问题是任何研究都无法排除所有的效度威胁[②]。所以，也就没有任何单个的研究能够对已有理论提供有力的驳斥。心理治疗的研究往往涉及对两种不同疗法的比较，其研究过程和结果也就比较好懂，同时也就比较容易"挨批"了。塔里耶（Tarrier）等人在 1999 年的一项研究中，比较了想象暴露（imaginal exposure, IE）和认知疗法。结果发现，与接受认知疗法的患者相比，"接受想象暴露治疗的患者恶化数量更多"。然而，德维利（Devilly）和福阿（Foa）（2001）批评塔里耶等人没有恰当地进行想象暴露：

> 尽管塔里耶等人在文中有说明治疗师指导当事人以现在时态说话，但是治疗师是否有效地将这一点整合到会谈里了呢？治疗师是否在适当的地方注意到相应

---

① 统计学中的假阳性指的是在零假设为真的情况下，也有可能被拒绝。也称为 I 型错误或 α 错误。——译者注

② 此处的效度指的是研究准确考察了它所想考察的问题的程度。相应地，效度威胁指的是影响研究及其结果准确性的因素。——译者注

的"焦点内容"了呢？治疗师是否训练当事人习惯了这些"焦点内容"呢？

这是对遵循度（adherence）的批评（参阅第 8 章），即治疗师可能并没有遵循治疗方案进行治疗。也就是说，治疗师并没有恰当地提供必要的特定成分。然而，即使是对两种疗法的遵循度足够高，也会有争议。比如一项行为取向的婚姻治疗和领悟取向的婚姻治疗（insight-oriented marital therapy, IOMT）的对比研究发现，接受治疗后，领悟取向的婚姻治疗组离婚数量更少（Snyder & Wills, 1991）。行为取向的婚姻治疗的一个拥护者批评说，在这种条件下，行为取向的婚姻治疗的治疗师没有提供足够的共情和情感关怀，也没有充分地灌注希望，而这些行为并不是某种疗法的特定成分（Jacobson, 1991）。也就是说，这里存在共同要素的不对等。还有一个例子，是戴维·克拉克（David Clark）等人对惊恐障碍的治疗的研究，结果发现认知疗法优于放松治疗。在该研究中，为了排除与认知疗法的重叠（遵循度问题），研究者对放松手册做了重大改动，而且两组治疗师都忠于认知疗法（Wampold, Imel, & Miller, 2009）。如此一来，这个研究结果看起来就没那么可靠了（参阅第 5 章对忠诚效应的综述）。

这里的重点是，任何单个的研究都无法为理论提供确凿的证据。但是问题并非如此简单。其实，许多研究都面临着花式批评，这揭示了一些与理论有关的议题。科学哲学家们认为需要用辅助理论[①]来解释异常数据，而且辅助理论对于指导研究也十分必要。在上述例子中，遵循度和忠诚度（allegiance）就是帮助理解心理治疗研究结果的辅助理论。在拉卡托斯提出的科学的重构这个大框架之下，这些议题成为科学进步的重心。

传统观点认为，一座坚实不变的理论大厦，或在不断证伪下幸存，或在一个个驳斥下瓦解。拉卡托斯认为，执着于这样的理论大厦歪曲了科学运作的方式。其实，为了适应新发现或新异的研究结果，理论需要做出改变：

---

① 辅助理论由拉卡托斯提出，指的是在一个研究纲领或理论模型解释现实或研究证据遇到困难（也就是文中说的"遇到异常现象"）时，首选的做法不是抛弃来之不易的理论模型，而是找一个额外的理论（或者假说）来解释这种异常现象。这是在不抛弃原研究纲领或大的理论模型的情况下进行的小修补和完善。文中的辅助假设、辅助也是这个意思。——译者注

这（理论做出改变）是理论的继承，而非将一个理论认定为科学或伪科学。但是，这一系列理论之间通常具有明显的连续性，从而相互结合成为一个研究纲领（research programme）[1]。

引自 Lakatos, 1970, p. 132

一个研究纲领要有一个硬核[2]和若干辅助假设。硬核包含了理论的基本原则；辅助假设的用处是对硬核进行科学研究，解释研究结果。波普尔也注意到，辅助的存在使得理论检验变得困难：硬核的不足所带来的证伪，是什么原因造成的呢？是因为原有的一个辅助是错误的？还是因为习得了新知识，需要一个新的辅助？面对这个问题，拉卡托斯详细地探讨了辅助。他认为，只要硬核未受影响，可修正辅助假设以解释新的观测数据。这种做法就为理论提供了一个保护带，不至于轻易抛弃一个来之不易的理论。如果辅助假设的修正带来了更好的预测或解释力，那么，这个纲领就是"进步的"。反之，如果需要用临时的修正来解释异常现象（anomalies），但并没有带来新的预测，也没有提高解释力，那么这个纲领就是"退化的"。退化的纲领可能显得比较"善变"，在不同情况下使用不同的辅助，从而累积了大量辅助，以至于理论变得无比复杂。还有一种情况，就是它使用的辅助本身看起来就是错的。

根据拉卡托斯的观点，如果没有一个进步的备择纲领，就不应摒弃现有的研究纲领。只有在一种情况下才应该摒弃现有的研究纲领或理论，那就是存在一个竞争的纲领能够有力地解释现有纲领的所有事实，并且具备足够的生成能力，能够预测一部分已被证实的新事实（Serlin & Lapsley, 1993, p. 205）。正如拉沃尔（Larvor）所描述的，波普尔式的理论要不断面临反驳，而拉卡托斯式的理论和纲领则要面临被抛弃的可能……那些质疑主导理论的研究发现，或者主导理论所不能解释的研究发现，都会逐

---

① 研究纲领正是拉卡托斯提出的，指的是一组具有严密的内在结构的科学理论体系。他试图用这个概念取代库恩的"范式"概念。——译者注

② 硬核起着界定一个纲领特征的作用，表现为一些非常一般的、构成纲领发展基础的假说。例如，哥白尼天文学的硬核就是这样一些假定：地球和其他行星沿着轨道环绕静止的太阳运行，而地球则每天自转一周。牛顿物理学的硬核则由牛顿的三个运动定律加上他的万有引力定律组成。——译者注

渐破坏我们对任何一个主导理论作为证据载体（即正当性）的信心。

在第 1 章中已经提到，心理治疗的医学模型是目前被广泛认可的理论，也就是说，医学模型是现有的研究纲领。拉卡托斯的重构要求必须有一个竞争纲领。而情境模型正是这样一个竞争纲领。两个纲领都随着证据的不断累积而得以修正，都使用辅助来指导研究、解释证据，都被一些看起来"证实"了理论的个别研究所支持，都被一些看起来与预测相反的个别研究所削弱。尽管如此，本书呈现的证据表明，情境模型代表了一个进步的研究纲领，医学模型则表现出一些退化的迹象。得出这个结论，需要了解两个纲领的假设及证据对其假设的验证情况。首先需要了解的是，用什么样的证据来面对两个纲领的竞争。

证据的可接受性：什么才算得上证据

当前的情况是，似乎大家普遍抗拒思考情境模型的科学地位。例如贝克等人（2008）在讨论临床心理学科学地位时所提到的：

> 对非特殊效应，即对情境模型的因素的研究几乎没有对目前的心理学实践提供任何支持。非特殊效应涉及一些既合理又重要的问题，但是处理围绕非特殊效应的一些争论，对于巩固基于科学的临床心理学实践没什么作用……非特殊因素实际上处于科学的边缘，注意到这一点对研究和实践都十分重要。

另一个批评直指情境模型的科学有效性——所谓的治疗因素并不能证明其与心理治疗效果有因果关系（Baker et al., 2008; DeRubeis et al., 2005; Siev, Huppert, & Chambless, 2009），因为在实验中很难操控这些变量，而且这种操控也不符合伦理。这种观点背后有一个默认的前提，即随机临床试验[①]（randomized clinical trials, RCTs）是至高无上的。而随机临床试验主要处理的问题就是特定的治疗方法针对特定问题的效果。于是，研究也就集中在治疗方法方面了：

> 在影响心理治疗效果的所有因素中，可以训练治疗师学习掌握的只有治疗方

---

① 参见第 1 章。——译者注

法，临床试验中可进行操控以检验其价值的也只有治疗方法。如果能够证明治疗方法的价值，它就是唯一可推广给其他心理治疗师的因素。

引自 Chambless & Crits-Christoph, 2006, pp. 199–200

难道只有随机临床试验得到的证据才是心理治疗领域名正言顺的证据吗？其实，对"什么样的证据是可以被接受的"这一问题的反复思考和质疑，正是科学进步的重构的一个重要部分。因为所有的观测数据都伴随着由特定的实验设置带来的"噪音"（Lakatos, 1970; Latour, 1999; Larvor, 1998; Miller, 1994; Serlin & Lapsley, 1985, 1993），随机临床试验也无法幸免，所以并没有哪一种方法获得的证据就是完美的证据。其实，许多领域都不仅仅采用实验法，也在用自然观察法来检验理论，比如天文学（如行星运行、大爆炸理论）、经济学（如货币主义、公共池塘资源、新贸易理论）、生物学（如进化）、自然史（如恐龙的灭绝）和医学（如幽门螺杆菌与胃溃疡的关系、吸烟与健康的关系）。事实上，如果你去仔细了解诺贝尔奖获得者，你会发现，在基于随机临床试验产生的证据的生理学和医学领域，许多科学家是使用观察法而非实验法赢得了诺贝尔奖的。从检验因果关系的角度来看，如果一个变量理论上是可以被操控的，那就比较适合将它作为一个原因变量。可是在某些时候，操控这样的变量并不可行，或者有悖伦理（Holland, 1986, 1993; Rubin, 1986）。而且，随机临床试验也面临着自身的效度威胁，所以随机临床试验获得的结论也常常面临诸多争议。在此，我们看到随机临床试验也有种种局限，而其他方法（如观察法）也为科学进步做出了巨大的贡献。因此，就举证来说，没有哪一种研究设计获得的证据优于另外一种研究设计所获得的证据。

此外，还有一些问题需要处理。心理治疗领域有成千上万的研究，且还在不断扩张，尤其是临床试验（参阅第4章和第5章）和同盟等过程变量（第7章）的相关研究。而且，如前所述，每种研究都有一些效度威胁，很久以来，就常常有人选择支持某个理论的研究，却忽视或抨击其他研究，这就使得效度问题更加复杂。因此，在试图用研究证据回答一些问题时，就必须简化浩繁的研究，公平评估结果不同、立场不同的诸多研究。也就是说，须以科学的方式对处理一些研究问题的诸多研究进行聚合和总结。目前，科学已接受元分析作为聚合研究的量化手段。

元分析的效应量

由于元分析在心理学中十分普遍，其程序一般也会在方法学的课堂上讲授，所以这里只介绍元分析的基本知识，并着重介绍效应量（effect size）。效应量是衡量关联强度的标准化指数。在组间设计中，效应量是两组分布之间的标准化均数差。例如，比较治疗某一障碍的患者和没有接受治疗的患者时，患者被随机分配到治疗组（treatment, TX）或等待对照组（waitlist control, WLC）。样本效应量是（M_{TX}-M_{WLC}）/ SD_{pooled}，其中 M_{TX} 是治疗组患者治疗后效果测量的平均值，M_{WLC} 是无治疗组（即等待组）患者在与治疗组治疗结束后的同一时间点的效果测量的平均值，SD_{pooled} 是两个样本的联合标准差。效应量越大，疗效就越大。多大才算大呢？稍后将回答这个问题。元分析的关键步骤是对多个考察相同假设的研究的效应加以聚合。如果有 10 个研究考察了这个障碍的心理治疗效果，那么每个研究的效应都可以被"平均"，从而形成一个合并的效应。与任何一个单独研究提供的疗效估计相比，元分析提供了对疗效更准确的估计（即估计的标准误更小）。此过程背后有许多统计理论，包括小样本偏差的校正，根据每个研究的精确程度而予以加权（更精确的评估通常来自大样本，其权重比相对不精确的研究要大），在评估每个研究的效应和合并效应中估计误差，生成效应的置信区间（Cooper & Hedges, 1994; Cooper, Hedges, & Valentine, 2009; Hedges, 1981; Hedges & Olkin, 1985）。现在习惯使用随机效应（random effects）进行元分析，这些效应（即这些研究）被认为是从研究总体中抽样而来的（Raudenbush, 2009）。

心理治疗过程研究通常检验一些过程变量与效果的相关关系（correlation）。例如，治疗师和当事人之间的同盟与效果的相关关系（参见第 7 章），治疗师遵循度或胜任力与效果的相关关系（参见第 8 章）。可以用类似处理组间效应（between group effects）的方式聚合多个研究的相关关系，计算出总体相关系数的合并估计及其标准误（Shadish & Haddock, 2009）。

有关合并效应量 d[①] 或 r[②] 的假设通常在元分析中进行检验。一般来说，须检验的零

---

① 是一种常见的差异类效应量。——译者注

② 指相关系数。——译者注

假设是合并效应量为零（以治疗组和无治疗组的效果对比为例，合并效应量为零意味着治疗是无效的），备择假设是效应量不为零。同样，可以检验效应的异质性。如果效应是异质的，那么与预期相比，效应就有更大的变异。接下来就需要检验是什么引发了变异，这通常要通过检验效应的多个调节变量来确定。

效应量的优点之一是提供了与显著性检验不同的信息。如前文所述，在一个研究中，如果样本量足够大，效应可能很小，却具有统计学意义；当然也会出现这样的情况，效应可能很大，但没有统计学意义。这里，我们回到效应量"多大才算大"的问题上（见表 3-1）。

表 3-1　　　　　　　　　　　　　效应量

d	科恩的描述	对照组患者低于治疗组平均水平的比例	r	R^2	NNT
1.0		0.84	0.45	0.20	2
0.9		0.82	0.41	0.17	3
0.8	大	0.79	0.37	0.14	3
0.7		0.76	0.33	0.11	3
0.6		0.73	0.29	0.08	4
0.5	中	0.69	0.24	0.06	4
0.4		0.66	0.20	0.04	5
0.3		0.62	0.15	0.02	6
0.2	小	0.58	0.10	0.01	9
0.1		0.54	0.05	< 0.01	18
0.0		0.50	0.00	0.00	∞

　　注：第一行各项目的具体含义依次如下：d=组间效应量，根据科恩的规定，成功的比例是接受治疗组的患者的平均状况优于无治疗组患者的比例，r=相关系数，R^2=因子解释变异的比例，NNT=需治人数（number needed to treat, NNT）。

　　如前所述，第一列的 d 是效应量。在考察了社会科学领域的研究结果后，雅各布·科恩（Jacob Cohen）将 d 值 0.8 定为大、0.5 为中、0.2 为小（参见第二列），但有许多人批评这些描述太过武断。正如第 4 章即将提到的，心理治疗组 VS 无治疗组（如等待对照组）得出大约 0.8 的效应。根据科恩的规定，这是一个大效应。第三列提供了基于两组重叠的正态分布的常识性解释［根据格拉斯（1976）的解释］。假定一个研究发现某个治疗优于无治疗，效应量为 0.6（如图 3-1 所示），这可解释为接受治疗的个体的平均改善水平优于 73% 无治疗的个体。这个解释因其通俗易懂而颇受欢迎。例如，对一名患者这样讲就比较好懂：如果你完成了治疗，你会比 73% 未接受治疗的患者的效果更好。当然，如果治疗完全没有价值（即 $d = 0.00$），那么治疗组个体的平均状况会优于 50% 无治疗的个体。第四列是与效应量 d 相对应的相关系数（Rosenthal, 1994），这样就能将从临床试验获得的效应（d）与从过程变量和效果的相关关系获得的效应（r）加以对比。[①]

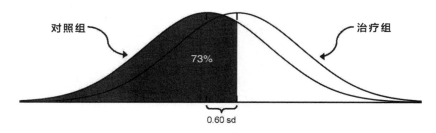

图 3-1　用重叠分布解释效应量

第五列给出了 R^2 的值，即所考察的因子解释效果变异的比例。[②] 再举 $d = 0.8$ 这个大效应的例子，$d = 0.8$ 表明结果变异的 14% 与该因子有关。设想一个对比治疗组和无治疗对照组（如等待对照组）的随机对照试验（randomized controlled trials, RCT）[③] 得

---

①　确切来说，d 和点二列相关是等同的。就我们的目的来说，d 和皮尔逊 r 就足够了。d 和 r 的转化公式为：$r^2 = d^2 / (d^2 + 4)$。

②　因为普遍使用来自回归的 R^2，所以这里也用 R^2 这个符号。在方差分析的情况下，这个比例就写作 η^2。需要注意的是，这是一个样本值，是解释变异比例的总体值的有偏估计。这个总体值要比样本值小。有时这个区别很重要，需要读者注意。

③　随机对照试验和随机临床试验的缩写都是 RCT。随机对照试验是基础的研究方法，当其应用到临床研究中时，往往会被简称为随机临床试验。——译者注

出了 0.80 的效应，这意味着试验中患者的 14% 的效果变异（比如抑郁分数）与其是否接受了治疗有关。为了理解这个解释，需要说明几个问题。

第一，必须谨慎说明该因子与结果的因果关系。因果关系是个令人棘手的概念。比如说随机临床试验，其实验设计是操控一个变量并且观测到该操控的效应，这样比较容易得出因果关系。然而，需要注意的是，随机临床试验有其效度威胁，这就使得探讨因果关系变得愈加困难了。而且，在哪个水平对因果关系进行归因，直接影响着能否做出合适的推断。设想一个在多个时间点开灯的实验。打开开关，出现了光。那打开开关是光子发射的原因吗？显然是，但很明显，这在理论上毫无用处。可以说，因果关系是理论的核心，却极难从研究中直接推断出来。通过本书的举证，这一点会更加清楚。

第二，就算是一个大效应，也只能解释一个看起来相对较小的效果变异。如果相对于不接受心理治疗，接受心理治疗只能解释效果 14% 的变异，那么患者 86% 的效果变异是由其他因子所解释。这样看起来，好像心理治疗也不怎么有效。要记住，有许多其他因素影响着患者的效果变异。无论治疗效果如何，治疗前相对更严重的患者治疗后也将相对更为严重；初始困扰程度解释了 50% 的效果变异。然后是患者因素。一些患者动机更强，准备好改变，有经济资源和社会支持等，也能解释一大部分效果变异（Bohart & Tallman, 1999; Prochaska & Norcross, 2002）。当然，也存在可归因于测量和研究设计以及其他实验设置因素的误差方差。尽管如此，与医学实践相比，14% 的变异已经相当可观了。来看一个有趣的例子。阿司匹林是预防心肌梗死的药物，它的有效性是通过随机对照试验建立的，但是这个随机对照试验后来被中断了，之所以被中断，是因为不给安慰剂组阿司匹林是不合伦理的。阿司匹林解释了大约 1% 的效果变异，这可比心理治疗的 14% 低了一个数量级。抗抑郁药是治疗抑郁症的药物，可是相对于安慰剂，它不过只解释了约 3% 的效果变异。在解释心理治疗的证据时，就应该像这样比较多种因素带来的效果变异的比例，才能识别出哪些因素才是事关心理治疗成败的要素。

表 3-1 最后一列将效应量转换为需治人数（Kraemer & Kupfer, 2006）。需治人数指的是，为了取得相对于对照组额外的优势需要接受治疗的患者数量。再回到治疗组与无治疗组对比效应量为 0.8 的例子，其需治人数为 3，意味着需要三名患者接受治疗，

才能得到治疗组患者优于无治疗组的结果。换句话说，在三名患者中，有两名患者与无治疗组相比，并没有得到更好的效果。你可能以为心理治疗的疗效不过如此，可是比较一下心理治疗的需治人数与众多医学实践的需治人数，你就会发现，事情并非如此。请注意，需治人数越小，表明疗效越大。与许多被普遍接受的医学实践相比，心理治疗的需治人数结果更好。而且，有些医学实践非常昂贵，还有严重的副作用。这些医学实践包括多数心脏病的干预（相对于安慰剂，β-受体阻滞剂的 $NNT = 40$）、肠胃病的干预（相对于安慰剂，质子泵抑制剂治疗消化性溃疡出血的 $NNT = 6$）、骨科（相对于常规治疗，挥鞭症候群的有效治疗的 $NNT = 5$）、呼吸道疾病（相对于安慰剂，用尼古丁吸入器戒烟的 $NNT = 10$）、基础医疗（相对于安慰剂，流感疫苗预防流感发作的 $NNT = 12$），等等。

元分析的扩展和问题

元分析的诸多新进展深化了对心理治疗及一些议题的理解。我们在这里对此做简要介绍。如前所述，研究者惯常使用随机效应元分析模型，但是"随机效应"这个概念经常被误解。在随机模型中，纳入元分析的研究就好像是从考察某个效应的研究总体中抽样而来的，这样就引入了一个方差项，因为在抽样研究的同时也抽样了研究中的被试（Raudenbush, 2009）。假定有一个真实的总体效应，研究者们设计了许多研究以检测和估计这个效应。在各个研究中，被试被随机分配到各个条件下，而这些研究间也存在差异，因此，各种研究的估计将会千差万别。如果诸多研究的效应的变异符合统计学的理论预期，那么这些效应就被称为"同质的"。如果变异比所预期的要大，即同质性（homogeneity）检验的结果为拒绝，那么这些效应就被称为"异质的"。如果这些效应是同质的，对真实效应的元分析估计的置信度就增强了。如果这些效应是异质的，那么就存在一些调节变量可解释的研究间变异，而这些调节变量一般是研究的一些特征。通常也会相应地得到一个异质性指数。例如，可能在一系列研究中观测到的效应的变异中，有 30% 是研究间变异造成的。一般情况下，我们能用调节变量来解释研究间变异；但有的时候，异质性是无法解释的。比如，好的研究设计比差的研究设计产生了更大的心理治疗效应，就不好解释。同质性检验也可用于检验疗法的相对疗效，如第 5 章所述（Wampold & Serlin, 2014）。

对元分析的批评之一是它合并了极为不同的研究。只要你愿意，"苹果"和"橘子"都可以合并到一起。这个问题将在第4章谈绝对疗效的时候进行讨论。在这里，只需要注意，通过确定研究间的差异对异质性的解释方式，可以检验研究间的差异。比如，就研究水平这一变量（如研究设计的质量）来说，确定了它对异质性的解释程度，也就检验了不同水平的研究的差异。

心理治疗效果研究的另一个重要问题是，临床试验通常涉及多因变量测量（multiple dependent measures）。虽然每个效果变量都可以计算出一个效应量，但这些效果变量并不是独立的。研究者们在最初将元分析应用到心理治疗效果研究中时，这个问题就很明显，但他们却基本忽视了这个问题。如果一个研究有八个因变量测量，就将八个效应量汇入到元分析中，这样的做法是很成问题的，尤其是当另一个研究仅有两三个效应量时。多年来，面对这一问题，已发展出多种处理策略。首先，可以忽略这个问题，将所有效应量都纳入元分析中。由于这个方法本身并没有解决这一问题，已经很少使用了。其次，可以在研究内对效应量加以平均，但这个方法经常被误用。尽管在元分析中没有说，但事实上，这些平均的算法只不过是在忽略效果变量之间相关关系情况下的效应量的平均数（Gleser & Olkin, 2009），这极大地影响了标准误。瓦姆波尔德等人（1997b）有所改进，考虑了因变量之间的相关关系，采用格莱塞（Gleser）和奥尔金（Olkin）提出的方法，对多效果测量的效应进行了较为恰当的估计（Hoyt & Del Re）。第三个方法是从每个研究中只选用一个变量。这是个常用策略，但也是有问题的，原因如下：

1. 它忽视了其他变量的信息，其估计不如使用所有变量的估计准确；

2. 它聚焦于效果的一个方面，而忽略了其他方面。

关于后者，选择的变量通常反映了治疗所针对的症状（有时称为"关注障碍的特定症状的测量""基本测量"或"靶测量"），而忽视了其他重要的变量，如其他症状、效果的整体测量、生活质量等，这些都是重要的效果，不加考虑势必影响对疗效的解释（Bell, Marcus, & Goodlad, 2013; Laska, Gurman, & Wampold, 2014; Minami, Wampold, Serlin, Kircher, & Brown, 2007）。

医学模型和情境模型的猜想

科学的标志之一是理论 T 生成可供检验的猜想。猜想本质上是预测，预测在一定条件下将会观察到什么。在科学中，研究创造了这些条件，然后会观测到相应的结果，从而确定观测数据是否和预测一致，也就是检验了猜想是否成立。在前文论述的多种重构中，虽然猜想带来进步的方式各有不同，但所有重构的核心是这样一个理论规范，即 "在什么样的条件下将会观察到什么"。接下来，我们将基于拉卡托斯带有理论硬核和多个辅助的研究纲领的视角，讨论医学模型和情境模型的预测。可能有些辅助在这里并不容易理解。只有在随后章节中检验多种研究证据时，围绕着具体的主题和研究，其中的许多辅助才会变得更好理解。

医学模型

医学模型的硬核是，使得心理治疗起效的是修复特定缺陷的特定成分。戴维·巴洛（2004）简洁地总结了这个硬核：尽管有效的心理治疗都包含所有治疗都有的共同要素，包括 "治疗同盟、激发对改变的积极预期和重新振作"，然而，有效的心理治疗也都包括重要且 "特殊的心理治疗程序"，这些程序 "特定性地针对当前所面临的心理病理"。巴洛的这个理论命题催生了一些猜想（见表 3-2）。

表 3-2   **医学模型和情境模型的猜想**

医学模型	情境模型
绝对疗效（第 4 章）	
1. 心理治疗比不治疗更有效	1. 心理治疗比不治疗更有效
2. 没有特定成分的心理治疗不如有特定成分的心理治疗有效	2. 没有特定成分的心理治疗不如有特定成分的心理治疗有效
3. 没有特定成分的心理治疗比不治疗更有效	3. 没有特定成分的心理治疗比不治疗更有效
相对疗效（第 5 章）	
1. 不同疗法效果不同（即一些疗法比其他疗法更有效）	1. 不同疗法效果等值：所有以治愈为目的的治疗都同等有效
2. 针对特定障碍，治疗 A 比治疗 B 更有效	

续前表

医学模型	情境模型	
治疗师效应（第 6 章）		
1. 治疗师效应很小，尤其是在提供一个循证治疗并遵循该治疗模型时	1. 相对来说，治疗师效应很大，尤其是与特定成分的效应对比	
	2. 治疗师的差异可归因为关系因素	
一般效应（第 7 章）		
1. 关系因素不是心理治疗效果中的重要因素	1. 治疗同盟与效果相关	
	2. 其他关系因素（如共情、目标一致与合作、真实关系）与效果相关	
	3. 期望对效果很重要	
	4. 研究者忠诚度和治疗师忠诚度与治疗效果相关	
	5. 文化适应 ① 会提高疗效	
特殊效应（第 8 章）		
1. 从一个基于科学建立起来的疗法中移除特定成分会削弱疗效；添加一个成分会增强疗效	1. 从一个基于科学建立起来的疗法中移除特定成分不会削弱疗效；添加一个成分不会增强疗效	
2. 针对症状 S1，疗法 T1 比 T2 更有效，但针对症状 S2 并非如此	2. 遵循度和特定疗法的胜任力与效果无关	
3. 遵循度和特定疗法的胜任力与效果相关		

　　第一个猜想是，心理治疗是有效的，因为特定成分有效。也就是说，心理治疗应该比无治疗更有效，即存在绝对疗效（第 4 章）。多数医学模型的拥护者认为，对于心理治疗的实施来说，共同要素是必要的，它们本身也有少量的治疗作用。因此，有特定成分的治疗会比无特定成分的治疗更有效，而无特定成分的治疗可能比无治疗更有效。用第 2 章情境模型的话来说就是，医学模型强调了第三条路径——特定成分。

　　医学模型最强有力的猜想在于相对疗效。相对疗效致力于处理"一个疗法是否比

----

　　① 心理治疗中的文化适应指的是治疗师根据当事人的文化信念和价值观调整治疗，使治疗与当事人相匹配，最好在当事人觉得"安全"的设置下，以当事人熟悉的语言进行。——译者注

另一个疗法更有效"的问题。根据医学模型，能够矫正一个心理缺陷的治疗成分才是有效的。如果一个疗法只包含科学上无效或者说是不能矫正缺陷的成分，那该疗法就是无效的。"科学的"成分与其他成分的区别可追溯到行为疗法的起源，艾森克（1961）区分了基于科学的学习理论的行为疗法与其他类别的治疗：

> 与接受精神分析疗法、折中疗法治疗和无治疗的神经症患者相比，接受了基于学习理论的心理治疗程序（行为疗法）治疗的患者，改善得显著更快……精神分析疗法在理论上和实践上都不能有效地检验相关的预测，看起来丢掉精神分析疗法才是明智之举。我们应该暂时采纳学习理论，至少到目前为止，它看起来更有理论和应用前景。

艾森克批评精神分析疗法和折中疗法的理论太贫瘠，从某种意义来说是批评它们不科学。此处的重要逻辑是医学模型的基础，即治疗成分的科学地位在于治疗成分与疗效存在相关关系。贝克等人（2008）试图在科学的治疗与其他治疗之间做出同样的区分：

> 科学的可信性指的是干预在多大程度上有实质性依据支撑其合理性，以及干预的机制是否有符合规范的证据……如果一个心理干预没有明确合理的特殊机制，就存在着这样的可能——这个干预可能仅仅是有效利用了非特殊的、可信的仪式或者安慰剂效应而已。

比如治疗创伤后应激障碍（post-traumatic stress disorder, PTSD）的延时暴露（Foa, Hembree, & Rothbaum, 2007），是基于情绪加工理论的，其特殊机制就非常可信。PE的成分（即暴露）激活了一个恐惧网络，产生了习惯化，从而导致了恐惧反应的消退。如果一个疗法具备对一个心理障碍的科学解释以及科学认可的治疗成分，如延时暴露，那么，它会更有效。从某种意义上来说，更强有力的治疗成分意味着更有效的治疗。

回到相对疗效的相关猜想上面，医学模型在两个水平对相对疗效做了预测。在最一般的水平上，医学模型预测各个疗法效果各异，具备科学有效基础的疗法比缺乏科学有效基础或无科学依据的疗法更有效。在更具体的水平上，医学模型做了一个关于两个具体疗法（如疗法 A 和疗法 B）治疗一个具体障碍的具体假设。例如，假设延时暴露治疗创伤后应激障碍比眼动脱敏再加工疗法（eye-movement desensitization and reprocessing, EMDR）更有效，因为延时暴露包含科学的成分，而许多研究者认为眼动脱敏再加工疗法没有科学的成分（Herbert et al., 2000; McNally, 1999）。医学模型的拥护者更进一步从特定成分针对特定症状的角度提出了特异性的预测："针对症状 S1，疗法 T1 比 T2 更有效，但针对症状 S2 却并非如此。"（Hofmann & Lohr, 2010, p. 14）

另一个和特定成分有关的猜想来自分解设计（dismantling designs）（Borkovec, 1990）。分解设计的操作是从一个已被证明有效的疗法中移除一个重要的特定成分。根据医学模型，将理论上对治疗成功至关重要的成分移除，应该会削弱疗效。同样地，将一个有科学依据的成分加入一个现有的疗法，应该会增强疗效。

为了便于理解医学模型的猜想，还需要了解一些方法学的问题。因为医学模型的猜想涉及临床试验产生的证据，而临床试验涉及将病人随机分配到多种治疗条件（也可能是不治疗的条件，比如等待对照组）下。除此之外，设计随机临床试验也会涉及其他诸多方法学问题。这里将讨论其中一些与医学模型的猜想有关的问题。正如前文所提到的，要正确进行随机临床试验，必须进行恰当的治疗以保证恰当地传达理论上对起效来说必要的那些治疗成分。也就是说，为了保证研究的效度，治疗师务必要遵循治疗方案。遵循度，也被称为治疗真实性（integrity），其定义为"治疗师使用干预手册所规定的干预和方法以及避免使用手册所禁止的干预方法的程度"（Waltz, Addis, Koerner, & Jacobson, 1993, p. 620）。用拉卡托斯式术语来看，遵循度就是一个辅助。对于做研究以及合理地解释研究结果来说，它都十分必要（Bhar & Beck, 2009; Perepletchikova, 2009）。正如佩列普瘳奇科娃（Perepletchikova）所说：

> 治疗真实性是治疗效果研究的方法学中不可或缺的一部分，尤其是做随机对照试验，精确性和清晰性都是至关重要的。为了对一个干预和所得结果间的关系进行合理的推论，实际实施的治疗务必要与计划实施的治疗保持一致，并且要做好记录。

显然，遵循度是医学模型视角下的合理辅助。然而，正如我们所指出的，遵循度可以用来抨击那些与自己观点矛盾的研究结果。也就是说，某个疗法的拥护者只要自己所拥护的疗法在研究中被证明效果不好，就批评说该研究中的治疗师对自己所拥护的疗法的遵循度低，没有真正地、恰当地实施该疗法。它似乎可以成为任何人维护自己、攻讦他人的武器。因此，必须仔细检验遵循度这个辅助及其应用（见第8章）。

1. 为了使遵循度成为一个解释性辅助，在临床试验中，遵循（即在治疗中使用特定成分，不使用被禁止的成分）的程度应该与效果相关。

2. 应在临床试验中评估遵循度，并一致地以遵循度为基础尝试评估所有研究，而不是仅仅在结果与自己的猜想矛盾时才用。

3. 遵循度与治疗师效应之间存在一定的张力。

治疗师效应是情境模型的一个辅助。从根本上说，治疗师效应涉及治疗师之间的差异。如果出现了治疗师效应，则意味着无论患者特征如何，一些治疗师总是比其他治疗师治疗的疗效更好。医学模型认为，如果出现了治疗师差异，那是因为治疗师遵循度太低。当治疗师遵循治疗方案来提供循证治疗时，治疗师效应就会比较小，或者根本不存在治疗师效应（Crits-Christoph et al., 1991; Shafran et al., 2009）。

还有一个与遵循度有关的概念是特定疗法的胜任力。遵循度指的是治疗师是否传达了特定成分；特定疗法的胜任力指的是治疗师传达这些成分的水平高低。胜任力曾被定义为"进行治疗的技能水平，其中技能是治疗师综合考量治疗情境并恰如其分地回应这些情境变量的程度"（Waltz et al., 1993, p. 620）。根据医学模型，胜任力水平应与效果相关。

情境模型

情境模型的猜想来自第2章所论述的三条改变路径。根据情境模型，如果某个疗法包含了这三条路径，它就会是有效的。第三条路径，也就是特定成分，对于区分情境模型与医学模型十分重要。情境模型认为一个有效的治疗必须有特定成分。这个思想至少可以追溯到1961年的杰尔姆·弗兰克。然而，情境模型认为特定成分的力量在于患者投入到疗愈活动中，这不仅是产生期望的必要前提，而且是产生有益的改变的要点（参见第2章）。与医学模型相反，情境模型中不存在这样的假设：

1. 某个治疗成分能够矫正一个特定的心理缺陷；

2. 某个治疗成分能为其作用机制提供一个科学上"合理"的解释。

事实上，本书中的一些疗法看似包含虚假的治疗成分，可结果却证明它们是有效的。用拉卡托斯式的话说，情境模型的硬核是心理治疗的效果与各治疗方法列出的特定成分的科学依据无关，心理治疗是通过第 2 章描述的三条路径起作用的。请注意，尽管在情境模型中，特定成分的科学依据与治疗效果无关，但这无损于情境模型的科学性，因为它关于第三条路径的解释有社会科学知识做依据，更重要的是，它产生了可通过观察来检验的猜想，这是任何科学重构的标志。

在绝对疗效方面，情境模型与医学模型有相同的预测，但是原因不同。根据情境模型，如果某疗法具有令人信服的原理且为当事人所接受，实施该疗法的治疗师相信该疗法、理解当事人且有助人专长，当事人信任该治疗师，该疗法具有促进当事人朝向健康改变的治疗行动，那么，这样的疗法就会是有效的。不含特定成分的疗法常在临床试验中作为对照组，也有一些治疗师在实践中采用这样的方法。而这样不含特定成分的疗法不如含特定成分的疗法有效，是因为它们排除了情境模型的第三条路径。然而，这样的疗法可能包含了前两条路径（真实关系和期望）的成分，因此会比无治疗更有效。

在相对疗效方面，医学模型和情境模型的猜想有一个重要差异。医学模型预测一些疗法会比其他疗法更有效，而情境模型预测所有疗法会同样有效。也就是说，只要包含了三条路径的元素，所有疗法将同等有效。在我们举证时，你会看到，临床试验中常常考察一些不以治愈为目的的"疗法"，不含任何令人信服的原理和第三条路径所呈现的治疗活动。我们在这里强调，这样的疗法已经失去了心理治疗的必要成分，不会像含有必要成分的疗法那样有效。

情境模型预测，没有证据能够表明任何一个特定成分的重要性。因此，一个已确立的治疗，只要有强大的说服力，并且有足够的特定成分来为当事人提供发生改变的机会，那么，就算从该治疗中移除一个重要的特定成分，也不会削弱治疗效果。同样，将一个治疗成分加入现有疗法中，也并不会增强疗效。

情境模型的一个核心成分是治疗师和当事人的关系。因为一些治疗师更善于与当事人建立关系，能够更巧妙地传达治疗成分，所以，这些治疗师的治疗会比其他治疗师的治疗更有效。而且，治疗师的差异并不源于对一个治疗方案的遵循度或是特定疗法的胜任力，而是来自关系因素。

情境模型预测关系因素会解释大部分的效果变异。在第一条路径中，真实关系、真实关系的指标和共情与治疗效果存在相关关系。在第二条路径中，期望、工作同盟、目标一致（goal consensus）以及合作（collaboration）与治疗效果存在相关关系。在第8章中，我们将更具体地介绍，工作同盟对心理治疗的诸多起效因素都很重要。而且，治疗唤起的期望与对治疗做的相关归因都对治疗效果有重要意义。

在医学模型中，要进行合理的研究，解释观测数据，遵循度就是一个必要的辅助。在情境模型中，忠诚度是一个与遵循度功能相似的辅助。医学中典型的随机临床试验是双盲的——开药者与服药者都不知道治疗是否含有所谓的活性物质。这样的盲法在心理治疗研究中是不可能的，因为治疗师肯定知道治疗包含什么。而且，研究者常常也忠诚于所考察的其中一个疗法。研究者忠诚度一再被证明增强了疗效（Luborsky et al., 1999; Munder, Brütsch, Leonhart, Gerger, & Barth, 2013; Wampold, 2001b）。研究者忠诚度的来源可能多种多样，可对情境模型来说，其中一个尤为重要的来源是治疗师忠诚度。情境模型特别强调治疗师这个人的作用，并预测当治疗师采用其相信的疗法进行治疗时，疗效会更好。

正如第2章所论述的，只有患者接受了治疗师的解释，期望才会产生（Wampold & Budge, 2012; Wampold, Imel, Bhati, & Johnson Jennings, 2006）。用维戈茨基（Vygotsky）的话说就是，情境模型猜想，解释一定要处于患者的最近发展区。也就是说，解释和治疗一定要与患者的文化信念（cultural beliefs）相互兼容。根据这个观点，如果循证治疗适应了患者的文化信念，那循证治疗就会更有效。医学模型的观点则与此相反。医学模型认为障碍背后潜在的心理缺陷在不同文化中都是一样的，只要处理了心理缺陷，治疗就会有效。

两个模型的预测见表3-2。我们将在随后章节举证的过程中，更深入地探索这些预测。

小结

　　本章采纳了拉卡托斯科学视角的重构来检验医学模型和情境模型的证据。任何一个科学重构都规定，理论必须预测"在特定条件下将会观察到什么"。根据拉卡托斯的观点，如果观测数据与预测一致，辅助能够指导研究、解释结果、解释能预见新证据的异常现象，那么该研究纲领就是进步的。反之，如果需要许多临时的辅助来解释观测数据，且辅助自身的效度可疑，那么该研究纲领就是退化的。如果存在一个备择研究纲领可以解释证据、预见新事实，那么就应该摒弃原有的研究纲领。

　　本书用元分析来综合诸多研究的结果。元分析避免了叙述性综述的问题，能够检验医学模型和情境模型形成的诸多假设。本章论述了医学模型和情境模型的诸多猜想，这些猜想对多种心理治疗研究都有相当不同的预测结果。

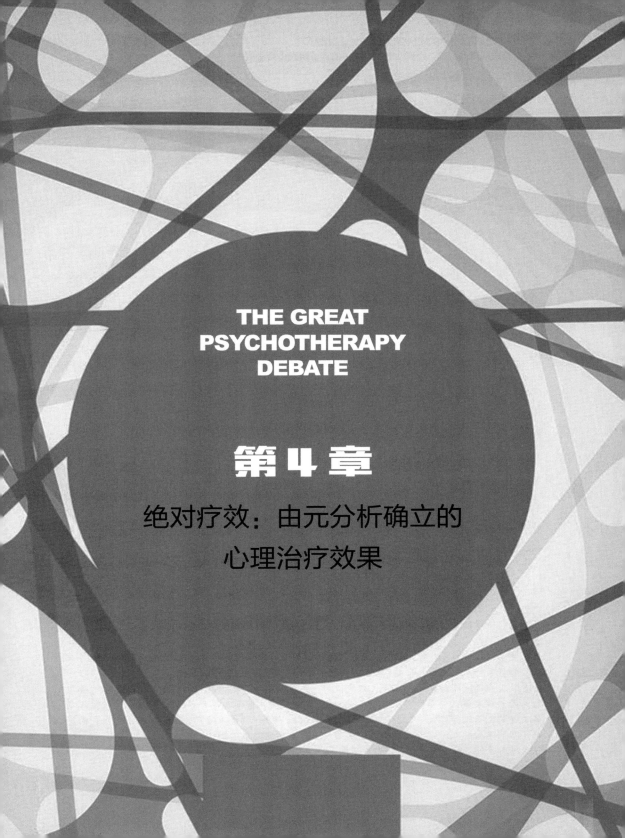

THE GREAT
PSYCHOTHERAPY
DEBATE

第4章

绝对疗效：由元分析确立的
心理治疗效果

时至今日，"心理治疗是有效的"这一论断已经被普遍接受。人们逐渐遗忘了从 20 世纪 50 年代早期到 80 年代中期的那场充满了"偏见与敌意"（Smith, Glass, & Miller, 1980, p.7）的争论，这场长达三十余年的争论将整个心理治疗界置于巨大阴影之下。争论的一方主张"心理治疗可能是有害的"，即心理治疗的治愈率低于或者等于患者的自行缓解率。持这一观点的主要代表人物是艾森克（1952, 1961, 1966）和拉赫曼（Rachman, 1971, 1977），他们都推崇行为疗法（不同于传统的心理治疗），①并认为它才是科学活动的典范。争论的另一方是传统心理治疗的捍卫者，如罗森茨威格（1954）、伯金（Bergin, 1971；Bergin & Lambert, 1978）和卢伯斯基（Luborsky, 1954; Luborsky, Singer, & Luborsky, 1975）。他们主张，艾森克和拉赫曼声称心理治疗无效的说法是有缺陷的，而且有证据表明心理治疗是有效的。1977 年，玛丽·李·史密斯和吉恩·V. 格拉斯（Smith & Glass, 1977）率先使用元分析对心理治疗效果进行研究，这篇论文戏剧性地改变了此次争论的性质。史密斯和格拉斯的结果表明心理治疗极为有效，且众批评者的主张在实证证据面前是站不住脚的。不管艾森克等人（Eysenck, 1978; Eysenck, 1984; Wilson & Rachman, 1983）如何批评这篇元分析文章（Smith & Glass,

---

① 值得注意的是，对心理治疗效果的最初挑战来自另一种形式的"谈话治疗"的倡导者。本质上，早期关于"心理治疗无效"的说法是行为疗法对心理动力学理论的批评。因此，当时任何关于心理治疗绝对疗效的问题，也根源于不同治疗方法的相对疗效。心理动力疗法／非行为疗法和行为疗法之间的紧张关系引发了整个心理治疗研究的历史，并持续到今天。然而，"心理治疗"现在是一个综合性的术语，广泛适用于基于与患者和治疗师之间的互动的一类治疗（即行为疗法现在被认为是许多心理治疗的一种）。事实上，医学与生命科学（PubMed）数据库中的关键词"心理治疗"包含各种心理治疗，如认知治疗师、行为治疗师等。在本章中，我们忽略了不同治疗的相对疗效问题，并重点关注艾森克研究结果的影响。不管他们的原意如何，这一文献都导致了关于心理治疗一般效果的关注。

1977），随后的元分析（Smith et al., 1980）甚至元分析方法本身均确认了心理治疗是有效的，"心理治疗的有效性"也不再是争论的焦点了。有趣的是，我们接下来将会看到，早期通过元分析确立的心理治疗的效应量，在后续研究中被证明是相当稳固的。

接下来，我们将分两部分呈现这段关于"心理治疗效果大辩论"的历史。本章的第一部分，我们将讨论用以确认心理治疗"绝对"疗效的研究设计，即接受心理治疗的效果是否好于不接受心理治疗，并对元分析之前的这一段针对心理治疗有效性进行激烈争论的历史进行小结。除了提供历史背景，我们还将阐述对文献的启发性评述（heuristic reviews）存在的缺陷。本章的第二部分将介绍直接证明心理治疗有效性的早期元分析研究，此外，还包括：

1. 回顾了证实各疗法对某种（DSM 诊断的）障碍有绝对疗效的新近元分析研究；
2. 在实务设置中确认心理治疗有效性的研究；
3. 介绍了证明某些心理治疗会导致潜在医源性影响[①]的证据。

启发性评述和非对照组研究：混乱的推理

绝对疗效是指心理治疗的效果优于不采取治疗。证明绝对疗效最好的方法，就是在研究中直接对比接受心理治疗的病人的治愈率和没有接受心理治疗的病人的自行缓解率。目前，确认心理治疗疗效的最典型研究设计就是：从符合研究标准的病人中随机选取个案（如符合抑郁症诊断标准的病人），并将其随机分入接受心理治疗的实验组和不接受心理治疗的对照组当中。未接受心理治疗组就是我们常说的"等待对照组"，研究者通常承诺在研究结束后，再给该组病人提供心理治疗（如果这个心理治疗方法被证明有效）。等待对照设计从整体上（即将整个治疗"打包"）检验心理治疗的疗效，所以这样的设计又被称为"治疗包设计"（treatment package designs）。"治疗包设计"（Kazdin, 1994）的逻辑是：两组之间（进一步，则可以推论到两类人群）的唯一差异是一组接受心理治疗，而另一组不接受心理治疗，所以两组最终呈现出的任何差异都

---

① 这里特指使当事人情况恶化。

是判断心理治疗是否有效的证据。如果实验结束后接受心理治疗组的得分显著优于等待对照组，那就说明心理治疗是有效的。研究结论一般通过统计显著性检验（如方差分析、协方差分析或更复杂的适用于纵向数据的多层线性模型）来确定。

但是，早期的心理治疗并没有好好利用这种对照组设计，而仅仅依靠支持者们自己的信念来确认许多心理动力疗法和折中心理治疗是有效的。支持者们都是基于所谓"科学的"案例研究和无对照组的实验对自己偏好的论点进行论证，他们根据一些在今天看来微不足道的证据随意地论证自己的观点，引发了一些"有趣"的争论（如第1章所述）：

> 心理治疗各个理论取向之间的争论有着悠久而混乱的历史，可以一直追溯到弗洛伊德时代。在心理治疗这一领域还非常稚嫩的时候，各流派就在"不是你的信念死，就是我的教义亡"的恶劣环境下，为了争夺关注和偏爱而不断争斗。这种关系就像是不停打架的亲兄弟姐妹一样……不同心理治疗取向的信徒之间相互反感、相互攻击和相互侮辱则是家常便饭。

引自 Norcross & Newman, 1992, p. 3

显然，我们需要通过研究来确定心理治疗的疗效，心理治疗是否有效应该基于实证研究证据而不是一个人花言巧语的水平。于是在1952年，艾森克尝试通过提供研究来验证心理治疗的疗效。

艾森克：第一次尝试回顾心理治疗有效性的文献

1952年，艾森克通过对24项心理动力疗法和折中心理治疗的研究进行回顾，试图"检查这些与心理治疗实际效果相关的证据，以在事实的基础上进行澄清"。纳入该综述中的研究均为非对照组研究，即当时没有公开发表的心理治疗随机临床试验。因为意识到"为了评估任何形式心理治疗的有效性，需要用未接受心理治疗的对照组病人的数据来进行对比"，所以艾森克使用了另外两项研究中病人的自行缓解率来与心理治疗的治愈率进行对比。其中一项研究的被试为国家心理医院的严重神经症患者，他们主要接受"一般看护，极少接受心理治疗"；另一项研究的被试为因精神疾病申请伤残索赔的患者，他们接受的是全科医生的治疗。也就是说，作者比较了由24项研究得出的心理治疗的治愈率，和取自这两项独立研究的治愈率。通过比较，艾森克得出以下主要结论：

> 接受精神分析治疗的患者的治愈率为 44%；接受折中心理治疗的患者的治愈率为 64%，接受一般看护和全科治疗的患者的治愈率为 72%。因此，心理治疗与康复之间似乎是负相关，即心理治疗越多，治愈率越低……相关数据并没有证明心理治疗的疗效，弗洛伊德学派或其他心理治疗降低了神经症患者的恢复率。
>
> 引自 Eysenck, 1952, p. 322

艾森克的研究结论是毁灭性的。这种"全面且据称客观"的文献综述表明，心理治疗是无效甚至是有害的！这一结论被新闻界广泛引用和报道，其中《纽约时报》刊登了一篇名为《对精神分析进行分析》（*Analysis of Psychoanalysis*）的长文（Hunt & Corman, 1962.11.11）。但是，艾森克的结论很快受到了心理治疗支持者们的挑战（Bergin, 1971; Bergin & Lambert, 1978; Luborsky, 1954; Rosenzweig, 1954）。挑战者认为，艾森克使用的研究方法存在很多缺陷，其中最明显和最危险的是：对照组与心理治疗组的样本存在巨大差异。具体来说，患者并非被随机分配到治疗组和对照组，即 24 个接受治疗组和 2 个对照组，这导致治疗组和对照组之间除了是否接受治疗外，还存在着许多未知的差异。卢伯斯基于 1954 年评论了这种做法对效度的巨大威胁：

> 我不认为艾森克选用了足够的对照组，也不认为对组与组之间的比较可以在实验组之内完成……要得出他的那个结论，艾森克必须假定病人做了一些他们本没有做的事情，即病人会自己"随机选择"精神科医生、全科医生或者公立医院。

很明显，将一项研究的当事人（病人）与来自另一项研究的当事人（病人）进行比较会产生未知的混淆，从而导致结论的不可靠。正如接下来我们将要看到的对相对疗效的确定（参见第 5 章）也遭遇了类似的困境，即将不同的研究进行交叉比较。无论如何，艾森克被他证明了心理治疗无效的"成功"所鼓舞，他陆续发表了几篇后续的文献综述，来进一步佐证他的结论。

艾森克的续篇

艾森克陆续发表的另外两篇文献综述验证了他之前的研究结果，进一步证明心理动力疗法和折中心理治疗是无效的，但行为疗法是有效的（Eysenck, 1961; Eysenck, 1966），拉赫曼（1971）的研究也支持了这一结果。如前所述，他们认为心理治疗和行为干预是不同的，因此，对心理治疗相对疗效的争议可以追溯到早期对心理治疗绝对疗效的争论。根据现代观点，这种区分是不合适的。心理治疗是一个广泛的术语，应该包括所有类型的干预，这些干预依赖于治疗师和主动寻求心理治疗的病人之间的对话（参见第 2 章关于心理治疗的定义），行为疗法、认知疗法、心理动力疗法和基于正念的压力减轻训练都是心理治疗的不同形式。艾森克和他的同事把这些治疗分割为两类，即所谓的基于科学原则的心理治疗（即行为疗法）和不基于科学原则的心理治疗，其目的是展示前者的优越性和后者的缺陷。

传统心理治疗的支持者们并没有被吓倒，他们随即发表了自己的文献综述（Bergin, 1971; Luborsky et al., 1975; Meltzoff & Kornreich, 1970），毫不意外，他们得出了与艾森克等人截然不同的结论。艾森克和拉赫曼得出的结论是，心理动力学和折衷主义心理治疗是无效的；然而，伯金、梅尔策夫（Meltzoff）、科恩里奇（Kornreich）和卢伯斯基的研究结论则认为这两种治疗有效。为什么这两种采用基本相同的研究方式进行的文献综述，却得出如此不同的结论？这个问题的答案揭示出启发性/定性文献综述的不足之处：过于依赖主观的纳入标准和采用非元分析的方法进行归纳。史密斯等人（1980）讨论了双方在这次辩论中均存在的问题，并在图 4-1 中进行了说明，其中包含：每篇文献综述所回顾的研究数量；被取消纳入资格（因研究设计不足而未被纳入）的研究数量；包含混合结果（部分结果支持心理治疗有效，部分结果不支持）的研究数量；产生无效结果（没有结果支持心理治疗）的研究数量；支持心理治疗疗效的研究数量。

有几点与图 4-1 中所列的研究相关的结论需要注意。

第一点，该图仅总结了所回顾的对照研究（即心理治疗组与对照组）。与不等值对照组的对比仍然存在，其中 1961 年艾森克经研究认为自行缓解率约三分之二，而伯金（1971）认为自行缓解率只有约三分之一，所以来自心理治疗的效果更加明显。然而，这两种情况下的对比都是有缺陷的，因为治疗组和对照组被试本身存在不可比性。

第二点，正如第 2 章所讨论的那样，通过计算具有统计学意义的研究的数量来确定心理治疗的效果是有问题的。例如，伯金（1971）发现 37% 的对照研究显示心理治疗有积极疗效，并得出结论"显而易见，过去 40 年来心理治疗的平均疗效是适中的积极疗效"。什么是适中的疗效？另外，37% 的研究结果足以建立这一积极的效果吗？启发性评述导致了歧义，所以说，文献综述者在对结果进行描述时具有很大的自由度。

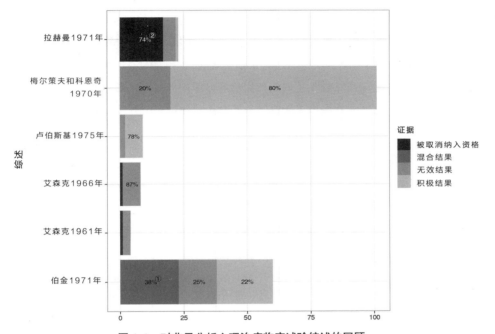

图 4-1　对非元分析心理治疗临床试验综述的回顾

补充说明："混合"组的研究包括治疗组与对照组无显著差异的研究、对照组优于治疗组的研究、治疗组的效果不优于基线的研究。在艾森克的两篇文献综述中，有一项研究因研究方法的原因被排除（其结果支持心理治疗）。拉赫曼的文献综述中不包括对象为儿童和精神病患者的治疗和行为疗法的治疗。卢伯斯基等人（1957）的研究中，由于报告方法以及一些设计质量低下的研究被排除，所以被取消纳入资格的研究数量并不清楚。同时，也排除了由于精神病患者的治疗和行为疗法的研究。

引自 *The benefits of psychotherapy,* by M. L. Smith, G. V. Glass, and T. I. Miller, 1980, Baltimore: The Johns Hopkins University Press

---

① 15 项研究是"存疑的"，8 项研究因不明原因未被列入。

② 17 项研究被取消纳入资格（15 项正向研究结果和 2 项无效结果）。

第三点，也是最重要的一点，不同的研究者使用不同的原始研究文献来得出自己的结论。大多数情况下，研究者并没有说明如何从众多的文献中剔除研究，此外，由于研究设计上的缺陷，研究者从他们的数据库中删除研究时采用的标准并不统一。1970 年，梅尔茨科夫和科恩里奇回顾了 101 项研究，他们将研究分类为"可信的"和"可疑的"设计（这两种设计都包含在图 4-1 中），且没有删除任何一项研究。然而，几乎在同时发表的一篇文章中，拉赫曼（1971）仅仅回顾了 23 项研究，其中有 17 项被剔除，有意思的是，这 17 项研究中有 15 项研究的结果是支持心理治疗有效的。因而，拉赫曼的结论似乎是有偏见的，至少是很主观的[①]。例如，有的研究是因为因变量没有表现出一致的效应而被剔除（如三种测量均显示积极效果，而另外一种没有；在心理治疗结束时具有即时效应但未能维持长期效应；使用未公开发表的测验；采用图片呈现研究结果等）。

图 4-1 中所展示的对对照组研究的回顾为科学理解心理治疗的效果带来了巨大的困扰。采用相同的研究资料，不同的研究者却得出了截然不同的结论。更重要的是，综述者所得出的结论与其先入为主的立场一致——他们选取的证据更多的是为自己的观点服务，而不是基于科学的态度（Wampold, 2013）。此处讨论的这些文献综述缺乏：

1. 从数据库中系统地选择研究；

2. 客观科学的纳入标准；

3. 使用客观的规则和一致的编码方式对文献进行编码；

4. 对研究结果进行计算的合理的统计方法。

鉴于这些不足，这些早期文献综述最好被称为启发性的。总体上看，针对心理治疗效果进行的"前元分析"时代的文献综述，展现出了这类启发性评述的矛盾特征。

1977 年，正如我们接下来将看到的，元分析来拯救心理治疗了！

---

① 此外，拉赫曼用于剔除研究的标准在心理治疗和行为疗法方面是不同的，这就造成了进一步的偏见（参见第 5 章）。

"治疗包设计"的元分析：从混乱到有序

在对心理治疗研究采用启发性评述之后的一段时期里，艾森克关于心理治疗疗效的观点在该领域投下了巨大的阴影：

> 大多数学者只阅读过艾森克具有倾向性的讽刺观点（1952，1966）：不管是否接受心理治疗，75%的神经症患者都会好转——该结论基于他对六项对照组研究的回顾而得出。研究证实心理治疗无效的观点似乎已经成为公众常识的一部分，甚至心理治疗行业内部也是这样认为的。

引自 Smith & Glass, 1977, p. 752

1977年，史密斯和格拉斯尝试采用元分析的方法确认心理治疗的疗效问题。

史密斯、格拉斯和米勒

史密斯和格拉斯（1977）进行元分析的目的是，汇总所有将心理咨询/心理治疗与对照组对比、与其他疗法进行对比的研究结果，从而确定心理治疗效应量的大小。他们使用多种搜索策略（这些策略在文章中被详细描述）检索文献，共检索到375个公开发表和未发表（学位论文和大会报告）的研究。没有因设计上的缺陷而剔除研究，但是，研究的设计特点以及研究的许多其他特征都被统一编码，这样就可以考察研究的这些特征与效应量大小之间的关系。

对每个研究中的每个因变量，分别计算样本效应量的大小（标准化的平均数差异，或治疗组与对照组差异的平均值之差除以对照组的标准差，用 d 表示，参见第3章）。由于当时元分析关于效应量计算的统计理论尚处于初级阶段，史密斯和格拉斯使用聚合的办法，通过计算所有研究的 d 值的算术平均数来计算总体效应量。

结果是非常清楚的。375项研究共产生了833个效应量的计算（每项研究超过两个），计算出来的平均效应量为0.68，通过查询表3-1，这一效应量可解释为：

1. 在社会科学中被归为中到大之间的效应量；

2. 平均来看，接受治疗的个体的平均改善水平优于 73% 无治疗的个体 [1]；

3. 表明心理治疗可解释结果 10% 左右的变异；

4. 相当于 *NNT*=3（三名患者接受心理治疗，其中就有一名能获得比未接受心理治疗的患者更好的结果）。

史密斯和格拉斯得出了一个简单但是非常重要的结论——研究结果证明了心理咨询和心理治疗是有效的。如果这个结果能经受住各种挑战，那么就可以有力地表明心理治疗无效的观点是错误的。

1980 年，史密斯等人发表了后续的研究，该研究在史密斯和格拉斯（1977）研究的基础上扩大了纳入分析的研究范围并进行了更加复杂的分析。他们同样进行了广泛的文献搜索，找到自 1977 以来发表和未发表的心理治疗相关的对照组研究，将总共 475 项研究纳入分析，通过与史密斯和格拉斯相同的计算方式一共得到了 1766 个效应量。总体平均效应量为 0.85，比之前的效应量更大。在社会科学中，0.85 是一个很大的效应量，意味着接受治疗的个体的平均改善水平优于 80% 无治疗的个体（见表 3-1）。

在史密斯和格拉斯（1977）以及史密斯、格拉斯和米勒（1980）的元分析研究中，还有许多其他的研究结论，不过因为它们与本书中检验的许多假设相关，所以接下来将会呈现对那些结论的讨论。

对早期元分析的挑战

毫不奇怪，那些试图证明心理治疗无效的人（如艾森克和拉赫曼）批评了这些元分析以及后续的元分析结果，甚至从根本上对元分析这一方法提出了批评（Eysenck, 1978; Eysenck, 1984; Rachman & Wilson, 1980; Wilson, 1982; Wilson & Rachman, 1983）。在这里，我们对这些批评进行简要的回顾。

第一个批评是，元分析纳入的研究的质量参差不齐，会导致错误的假设和结果。当然，如启发性评述所提议的，可以让研究者通过自己的判断排除一些有缺陷的研

---

[1] 此处的含义为，可以对当事人这样说："从平均数据来看，如果你完成了治疗，你的治疗效果会比 73% 未接受治疗的当事人的好。"

究，这样就导致系统地排除了那些不支持预先假设的研究。史密斯和他的同事们后来（Smith & Glass, 1977; Smith, Glass, & Miller, 1980）使用的策略则是，将所有的对照研究——无论质量如何——都纳入分析，客观地评价研究质量（即采用具体的标准和多个评估者进行评估），并分析研究质量是否与结果相关。在这里不讨论所有的研究结果，仅举一例：他们会考虑研究的内部效度。分别具有低、中、高内部效度的研究，其效应量分别为 0.78、0.78 和 0.88，尽管设计最好的研究（即内部效度很高）与设计较差的研究（即中、低内部效度）之间的差异很小（即 0.10），但是设计更好的研究确实产生了更大的效应量，如果排除较差的研究将会增加总体效应量的大小，这与批评者所满意的结果刚好相反。本质上，元分析将研究设计的质量视为可以通过数据分析来回答的实证问题。当然，如果所有的研究都很差，元分析的结果就是不可信的，但是，同样地，任何其他试图解释同一组研究的结果也会如此。被拉卡托斯描述为进步的研究纲领的研究流程可看作对此处所涉及的批评进行回应的一个例子。先进行猜想（即心理治疗是有效的），然后对观察到的内容进行检验（心理治疗的整体效应量是 0.80），进而发现结果和预期是一致的；对研究结论的批评产生（心理治疗有效是因为研究设计质量较差）；为了回应批评，理论再预测结果，然后由进一步的分析结果来检验这个预测（好的研究设计会产生更大的效应量）。

第二个对元分析的批评是认为元分析是非理论性的，它只能得出一个事实或是与理论假设无关的一堆事实。但是元分析是可用的，而且经常用于检验基于理论的猜想。当然，原始研究和元分析均可以并经常被用于检验理论猜想，例如，可以用来确定疗法 A 是否有效。另一方面，元分析可以用来解决和确定两个竞争性理论的有效性（如本书中的情况）。

第三个对元分析的批评是元分析将"苹果和橘子"混为一谈，例如，这里讨论的元分析将各种心理治疗方法都囊括进来，所以元分析得出的是一个总的结论。不幸的是，在使用元分析的早期，对效应的同质性检验尚未得到发展，因而无法检验结果是否可以"一视同仁"。不过，史密斯和格拉斯（1977; Smith, Glass, & Miller, 1980）确实将不同治疗方法的研究进行了分类，以确定不同心理治疗方法的效应量是否不同；该分析的结果将在相对疗效的背景下进行讨论（参见第 5 章）。由于许多关于"苹果与橘子"的争论都是反对元分析的，对这些批评的真实性可以通过实证检验来达成，即设计"苹果"和"橘子"的组间检验。也就是，"苹果"产生的效果与"橘子"产生的效果是否不同？类似地，描述性文献综述也受到同样的困扰，因为它们试图理解各种研究，但是，缺乏客观的标准去确定这种现象是否只在特定的领域内起作用。

对元分析最后的批评围绕各种评价的标准（如内部效度），以及纳入和剔除研究的标准而展开。艾森克（1984）、拉赫曼和威尔逊（1980）指出，史密斯、格拉斯和米勒（1980）进行的元分析的结果是有缺陷的，因为重要的行为干预的研究被忽略了。元分析的回应是，欢迎批评者来定义不同的纳入/剔除标准，看看元分析的结果是否会改变，这个问题将在下一部分进行讨论。

显然，元分析对大多数批评都采用实证的方法进行回应。人们不禁会想，大多数对元分析的批评是由于不喜欢元分析的结果而产生的。尽管大多数情况下，批评者都不愿意采用实证方法检验他们的假设，但还是有两项元分析重新分析了史密斯和格拉斯（1977）以及史密斯、格拉斯和米勒（1980）的数据，以对一些结论进行挑战（Andrews & Harvey, 1981; Landman & Dawes, 1982）。接下来我们将讨论这些挑战。

史密斯等人的结果经受住了考验

对史密斯和格拉斯（1977; Smith, Glass, & Miller, 1980）的元分析批评最多的是该元分析中的许多研究未涉及有临床困扰的当事人，而且这些被试并没有因为行为失调、心理问题和痛苦而主动寻求心理治疗。确实，在史密斯、格拉斯和米勒所分析的研究中只有46%涉及"心理疾病患者——神经症、真正的心理偏差、抑郁、情绪-躯体障碍等一般意义上会寻求心理治疗的患者"，而且只有22%的研究中"患者自愿或通过转介接受心理治疗"（Andrews & Harvey, 1981, p. 1204）。这是一个"苹果和橘子"的争论，也就是说心理治疗在临床样本中的疗效可能和在非临床样本中的疗效不一样。

安德鲁斯（Andrews）和哈维（Harvey）（1981）通过分析史密斯、格拉斯和米勒（1980）的元分析中81项涉及临床样本的研究来对这一批评进行回应，这些研究中的样本均为因心理障碍、心理问题、心理失调等问题寻求心理治疗的患者。81项研究产生的292个效应量的平均值是0.72，与史密斯、格拉斯和米勒最初的元分析结果类似，表明心理治疗对临床样本同样是有效的。

兰德曼（Landman）和道斯（Dawes）（1982）处理了史密斯和格拉斯（1977）研究中的另外几个问题。首先，如前所述，纳入元分析的研究的质量可能会对元分析的结果产生影响；第二个问题和观察数据的独立性有关（第3章提到的一个问题）。史密斯和格拉斯用多种方式创造出相依观察数据（dependent observation），不过主要是通过来自每个研究中多因变量测量的多元效应量测量。通常情况下，若对因变量的观察违反了统计检验的假设，则会产生无效结论。但是，其他违反假设的情况可能对结论几乎没有影响，而非独立性可能会对结果产生巨大的影响，正如第6章讨论治疗师的治疗效果时显示的那样。

兰德曼和道斯（1982）核查了从史密斯和格拉斯（1977）研究中随机选取的65项研究，以及另外93项研究，但是将主要分析限定在"一律使用高质量的方法学"的42项研究。此外，他们以研究为分析单元，而不是以单个测量结果，消除了相依观察数据。基于这42项研究的平均效应量是0.90，大于史密斯和格拉斯最初估计的0.68——这反映在兰德曼和道斯的文章的副标题中——《史密斯和格拉斯的结论经受住了考验》（*Smith and Glass' Conclusions Stand Up Under Scrutiny*）。

史密斯和格拉斯的元分析结果具有深远的影响。在1977年之前，关于心理治疗是否有效一直充满了争议，许多专业人士和公众人士都认为心理治疗是毫无价值的。尽管史密斯和格拉斯（1977）的研究结论导致了很多批评，但是，正如大众传媒的头条新闻标题所述："共识已经达成：心理治疗是有效的"（Adams, 1979）。史密斯和格拉斯的元分析的研究结果经受住了安德鲁斯和哈维（1981）、兰德曼和道斯（1982）以及其他元分析的挑战，心理治疗有效的观点逐渐被接受。此外，格拉斯（1976）最先提出并首先在心理治疗领域使用的元分析方法，之后在教育、心理、医学领域数以千计的研究中被使用（Hunt, 1997）。

在接下来的部分，我们对其他有关心理治疗疗效的元分析进行总结。

绝对疗效的现状：临床试验和元分析激增

在史密斯和格拉斯的开创性研究之后，心理治疗领域的临床试验研究和元分析的数量爆炸性地增长。在 PubMed 数据库以"心理治疗"（这是一个通用的医学术语，包括各种形式的心理治疗，如心理动力疗法、认知疗法、行为疗法等）和"临床试验"为关键词进行搜索，符合检索条件的结果高达 12 511 项，仅 2013 年就有 619 项（见图 4-2）。

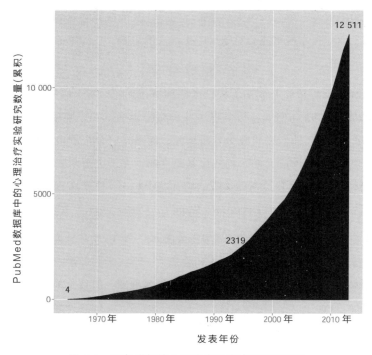

图 4-2　逐年增加的心理治疗临床试验研究数量

　　不出所料，元分析因为可以从不断增加的临床试验中得出结论，所以成了使用越来越广泛的工具。在 PubMed 数据库中以"心理治疗"和"元分析"为关键词进行检索，符合条件的研究一共有 703 项，仅 2011 年就有 51 项（见图 4-3）。现在关于心理治疗的元分析比史密斯和格拉斯（1977）当年进行元分析时的临床试验还要多，因此对心理治疗领域所有元分析研究的细节进行一一描述是不太可能的。所以，我们通过公开发表的元分析研究综述来总结元分析研究的发现，并强调几项最近的有影响力的元分析。

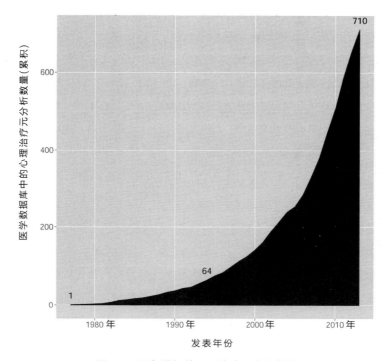

图 4-3　逐年增加的心理治疗元分析数量

　　根据利普西（Lipsey）和威尔逊的研究，截至 1993 年，一共有超过 40 项关于心理治疗的元分析，这些研究从整体上分析心理治疗的疗效，或者分析特定疗法对特定心理问题的疗效。总的来看，这些元分析显示，被研究的治疗方法都是有效的，并为心理治疗——以及一些被总称为认知和行为取向的干预——的有效性提供了证据。尽管利普西和威尔逊没有提供心理治疗的整体效应量，但是从他们的研究结果中可以获得将治疗组与对照组进行对比的元分析的效应量（Lipsey & Wilson, 1993, p. 1183）。13 项元分析的平均效应量是 0.81，与早期史密斯和格拉斯研究发现的效应量相当。

　　如兰伯特和奥格斯（Ogles）（2004）所指出的，近期关于心理治疗的元分析已经分裂——这也许反映出当前的焦点在于发展出针对特定障碍的、实证支持的特定治疗方法。这些元分析聚焦于有限的问题，关注特定的心理治疗方法对特定心理问题——尤其是 DSM-IV 所诊断的心理问题的治疗效果（如针对惊恐障碍的认知行为疗法）。兰伯特和奥格斯对治疗抑郁（$k=19$）、焦虑（$k=28$）以及一组混杂的疗法和障碍（$k=57$）的元分析进行了回顾。结果表明，在这种分类下，总的结论与之前的研究结果一致：干预组总是优于等待对照组和无治疗的对照组，而且与药物对抑郁和焦虑的治疗效果相似。类似地，巴特勒（Butler）等人（2006）回顾了16项针对多种问题和障碍进行认知行为疗法的元分析，结果表明针对不同的障碍，效应量相对一致。针对各种心理问题认知行为疗法均具有积极的效果。与认知行为疗法相比，心理动力疗法的临床试验文献相对较少，但在过去20年中大幅增长（尚无对元分析的回顾，但是已经有了几项元分析）。莱锡森宁人（2004）采用元分析的方法考察短期心理动力疗法（short-term psychodynamic psychotherapy, STPP）对特定精神障碍的疗效，结果表明，治疗前后治疗组与等待/无治疗组之间的差异与认知行为疗法元分析的结果类似。不同治疗方法的相对疗效将在第5章中进一步讨论。

从多年来进行的各种元分析来看，与绝对疗效有关的合并效应量非常一致，基本在0.75~0.85之间。包含多种疗法和患者的大量元分析的效应量很少变化。心理治疗合理的、经得住检验的效应量是0.80，这是本书使用的一个值。如表3-1所示，这在社会科学中是一个大的效应量，意味着平均来看，接受心理治疗的当事人比79%的未接受心理治疗的当事人要好，心理治疗能解释14%的结果变异；每三个接受心理治疗的当事人中就有一个当事人会获得比未接受治疗的当事人更好的结果。简单地说，心理治疗是显著有效的，至少临床试验证明心理治疗是有效的。

绝对疗效的其他证据

很明显，心理治疗是有效的，所以研究者开始将注意力集中在其他更具体的问题上。后续的研究侧重于特定的治疗方法是否有效，而不只是关注心理治疗整体上是否有效。当然，这里的一个关键问题涉及治疗能否被归为循证治疗（即实证支持治疗、循证治疗或有研究支持的心理治疗）。另外，由于心理治疗研究的目标广义上讲是提高服务质量，因而一个重要问题是心理治疗是否在实践中有效。现在我们来谈谈这些问题。

实证支持治疗、循证治疗和研究支持的心理治疗

如本文其他部分所述，"实证支持治疗"运动对特定心理疗法有效的证据是如何创造、解释和传播的产生了戏剧性的影响。这种运动和随后的变化（如循证治疗和研究支持的心理治疗）有效地改变了"心理治疗是否有效"这个一般性的问题[①]，推动后续研究关注更具体的问题，即有关证据是否足以将特定的治疗方法归为循证治疗。具体来说，它是这样一种治疗：获得"强有力的研究支持……由独立调查人员实施的精心设计的研究，这些研究必须一致支持治疗的疗效"（Chambless et al., 1998; SCP, 2007）。

将焦点放在对研究支持的治疗进行分类上，导致了针对特定疗法的研究的激增。基于由社会与临床心理学会指定的针对特定障碍的心理疗法的研究证据的分类，图4-4说明了针对每种特定障碍的心理疗法的数量：气泡的大小表示每种治疗方法数量的多少，阴影表示广泛的认知行为疗法方法所占治疗方法的比例。很明显，广泛使用的"认知行为疗法"压倒了绝大多数治疗方法，达到"研究强力支持"的地位。不过，其他各种治疗方法也开始广泛出现。鉴于心理治疗临床试验的增加，特定疗法的数量很可能会持续增加。然而，对于许多疾病，治疗方法还很少（如惊恐障碍、强迫症）。还有一些治疗方法似乎缺乏证据、有争议或对患者有潜在的危害——这是我们稍后将要讨论的一个问题。

心理治疗在临床设置中的有效性

心理治疗的效果研究通常可以区分为疗效或有效性研究，疗效是指在良好控制的临床试验的背景下，通过将治疗组和未治疗组进行对比，所得出的心理治疗的获益（Westen, Novotny, & Thompson-Brenner, 2004, 2005）。也就是说，如果在"治疗包"设计中发现治疗组优于等待对照组，心理治疗就被认为是有疗效的。另一方面，心理治疗的有效性是指心理治疗在社区环境中的效果，并回答这一问题——"在现实环境中，一种疗法效果有多好？"许多人认为临床试验创造了一个人工环境，并不能代表心理治疗如何在实际环境中实施；因此，在实验室中证明心理治疗有疗效，并不能简单推

---

① 指这个问题得到了很好的解决，不再是一个问题。——译者注

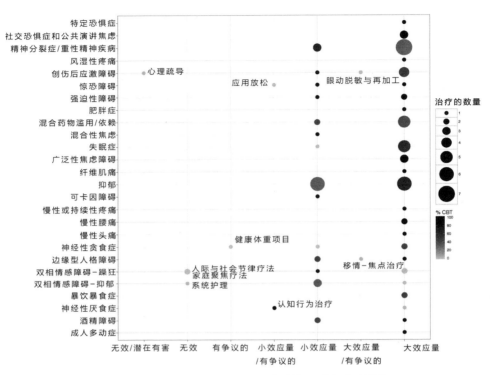

**图 4-4　气泡比例图显示了实证研究对第 12 分部治疗网站
列出的治疗数量和每种治疗方案的支持水平**

广到心理治疗对社区当事人也有效。不过应当意识到，临床试验环境和自然状态环境的区别并不总是特别清晰，例如，许多临床试验是在类似自然临床设置的背景下进行的（Shadish, Matt, Navarro, & Phillips, 2000）。因为这一原因，还因为"疗效"和"有效性"本就是同义词，所以我们没有对这两个术语进行严格区分。然而，我们应该意识到：心理治疗在现实环境中的有效性在理论、政策制定和实践中均是一个关键问题。

研究者运用多种方法检验心理治疗在社区环境中的有效性，主要包括：

1. 在更多临床设置中通过"治疗包"设计检验心理治疗的疗效；

2. 采用基准研究比较临床试验和自然设置中的心理治疗的疗效；

3. 通过临床试验比较已确立的疗法与常规治疗。

临床代表性

在临床试验和实践中提供的治疗在许多方面存在差异（Westen et al., 2004）。在典型的临床试验中，治疗由经过选择的治疗师来实施，治疗师接受训练和督导并按照手册进行治疗。患者通常按固定的纳入和排除标准所筛选，由此排除了有共病的患者（如研究对象为抑郁症，就会排除人格障碍、精神病性问题和物质滥用等共病）、高风险患者（如自杀），以及使用精神药物的患者。他们通常是在大学或相关的医疗机构通过招募参加的临床试验。

临床代表性策略是检验心理治疗在实践环境中是否有效的最古老的方法。元分析考察了已经发表的研究，以确定能区分真实世界和实验室环境的因素（如环境、当事人招募方法、将当事人随机分配到治疗、使用治疗手册）能在多大程度上调节治疗效果。有趣的是，第一个考察临床代表性的研究是史密斯和格拉斯所做的元分析（Smith & Glass, 1977; Smith et al., 1980）。史密斯和格拉斯发现心理治疗的环境会影响治疗的效应量，在大学环境（如心理学实验室、治疗训练中心以及学生心理健康诊所）中进行的心理治疗的效应量最大（$d=1.04$），在心理健康中心进行的心理治疗的效应量最小（$d=0.47$）——尽管在纳入分析的研究中，只有极少数是在心理健康中心进行的。被试是通过特殊广告或实验者公开招募的研究，效应量（d 分别为 1.00 和 0.92）比由患者自我推荐参加的研究效应量（$d=0.71$）更大。史密斯等得出结论："真实环境中获取被试和实验室获取被试的研究，其心理治疗效果存在显著的差异，这是反对基于实验室研究的心理治疗结果普遍化的有力证据，因而我们主张通过基于真实环境下的研究来支持在实验室环境下得到的研究结果"。

尽管有其他研究尝试进行临床代表性的元分析（Shapiro & Shapiro, 1982），但是这些研究在方法上都是存在问题的，这些问题直到沙迪什（Shadish）及其同事（Shadish et al, 1997; Shadish et al, 2000）系统地从多个维度对研究的临床代表性进行编码，同时考察这些维度，这个问题才得以解决，这些维度包括治疗设置、治疗师特征、转诊来源、手册使用、遵循度监控、额外培训、当事人异质性以及治疗长度的灵活性等（Minami & Wampold, 2008）。沙迪什等人（2000）基于对近 1000 项研究的元分析得出结论：理想的、具有临床代表性的心理治疗，将产生与临床试验中观察到的相似或略小的效应量。但是，大多数研究的临床代表性很低，降低了这个结论的可信度（即只有 56 个研究"有点类似"临床治疗的标准，仅有一项符合临床治疗的所有标准），因此务必注意沙迪什的结论是一个尝试性的推论。

基准

有确切的证据表明心理治疗在临床设置中是有效的。例如，在一个从英国国家健康服务体系（the National Health Service in the United Kingdom）获得的大样本（$N > 10\,700$ 名患者）中，萨克森（Saxon）和巴克姆（Barkham）（2012）发现，那些最初属于临床范围（基于常规临床效果量表这一总体的心理健康测量）的患者中，61% 以上的患者康复。然而，我们如何将这些效果与在研究环境中观察到的效果进行比较呢？基准研究包括评估心理治疗在临床试验中多大程度上是有效的，然后将在自然设置中产生的效应量和临床试验中发现的效应量进行对比。更具体地说，效应量是从产生基准的临床试验中计算得出——将自然设置中产生的效应量与基准进行对比。自然设置中的治疗可能是普通的常规治疗，也可能是一种在自然设置中转化和检验的循证治疗。

早期的基准研究评估了将认知行为疗法转移到社区心理健康中心的效果。在这项研究中，韦德（Wade）、特里特（Treat）和斯图尔特（Stuart）（1998）将认知行为疗法应用到 110 个因惊恐障碍寻求治疗的当事人的临床效果，与来自两个临床试验的基准进行比较，结果发现两者效果"相似"。虽然这项研究表明，循证治疗可以成功转化到自然设置中，但它并没有告诉我们在自然环境中进行治疗的效果，因为"特殊"安排的原因——研究对治疗师接受认知行为疗法手册培训的情况和对手册的遵循度进行了评估，这种做法在临床设置中很少见。2003 年，梅里尔（Merrill）、托尔伯特（Tolbert）和韦德（2003）在同样的临床设置中重复了这项研究，但是其结论对于澄清心理治疗在实际实践中是否有效同样帮助不大。

威尔森（Weersing）和魏斯（2002）的研究首次将常规治疗与临床试验基准进行比较。他们通过对已发表的治疗青少年抑郁症患者的研究进行元分析，建立起基准，从而推进了之前的研究。基准包括临床试验中对照组（无治疗组、等待组或"安慰剂"组）的效应量和接受治疗组的效应量。然后，他们将在洛杉矶地区的六个社区心理健康中心接受治疗的 67 名儿童的结果与这两个基准进行了比较。三个月治疗后，这些儿童的进展与对照组基准几乎相同，显著低于治疗组基准。他们由此得出结论：青少年抑郁症的常规治疗几乎没有效果。

基准研究中存在的一个问题与假设检验策略有关。通常情况下，该策略是拒绝零假设，但基准测试的目标是，证明在自然环境中产生的效果与临床试验中的基准相等（即接受零假设）；否则，效果实际上可能与基准非常接近，但是如果样本量很大——这在许多自然研究中是很需要和常见的（Saxon & Barkham, 2012; Wampold & Brown, 2005）——就很可能会出现与基准"在数据上"存在显著差异的情况。美波（Minami）和同事（Minami, Serlin, Wampold, Kircher, & Brown, 2008）根据塞林"足够好的方法"（Serlin & Lapsley, 1985, 1993）发展了一种"零范围"策略，可以据此确定所获得的效应量是否在基准的范围内。该范围可以是任何研究者认为在临床上不存在显著差异的范围。然后，美波使用这一策略，通过使用在管理式治疗中搜集的自然数据，为成人抑郁症的治疗设立标准（Minami, Wampold, Serlin, Kircher, & Brown, 2007）。首先，他们通过对抑郁症进行循证治疗的临床试验的元分析，创立了从治疗前到治疗后的基准。一共包含三个样本——意向治疗组（intent-to-treat）、完成治疗组（completer）和自然发展组（即无治疗对照组中的患者的效果）。他们发现，贝克抑郁量表（the Beck Depression Inventory, BDI）和汉密尔顿抑郁评定量表（the Hamilton Rating Scale for Depression, HRSD）等聚焦量表，会比对心理机能进行总体评价的量表产生更大的效应量。具体来说，当与治疗效果基准进行比较时，他们认为效应量比基准值最多低10%，基本与临床设置下的效果相当。当与自然发展状态下的基准（即无治疗的对照组）对比时，临床设置中的效应量至少要超过 $d=0.2$。选择这些标准是为了进行保守的比较。

在一项基准研究中（Minami, Wampold, et al., 2008），研究者使用了来自健康维持组织（Health Maintenance Organization, HMO）的大量数据（部分数据分析超过5700例）。患者在治疗期间定期完成"心理咨询效果问卷-30"（Outcome Questionnaire-30, OQ-30）（Ellsworth, Lambert, Johnson, 2006）。心理咨询效果问卷-30是对症状、社会角色功能和人际关系的总体测量。在该研究中使用了首次和末次数据。因为心理咨询效果问卷-30是一种总体性的测量，因此使用了与之相对应的基准。在该研究中，三个临床设置中的样本用于基准比较。从被试的临床特征看，临床设置与临床试验中的样本是不等的。第一个样本包括所有患者，无论他们是否有共病诊断（称为临床样本），这与临床试验中的痛苦水平相当；第二个样本排除了患有共病或自杀风险的患者，使其与临床试验中的抑郁症患者类似（称为无共病样本）；第三个样本是与抑郁症的循证治疗的样本具有相同治疗强度（12至20次）的患者。将前两个样本与意向治疗组的基准进行比较，第三个与完成治疗组的基准比较。同时区分被试是否同时接受药物治疗。患者自然发展的效果根据其初始心理咨询效果问卷-30评分和末次心理咨询效果问卷-30评分计算。

结果表明，在自然设置中观察到的治疗效果相当于，甚至有时超过了各自对应的临床试验组的基准（见图4-5）。在所有的三个比较中，结果表明，样本符合临床等价

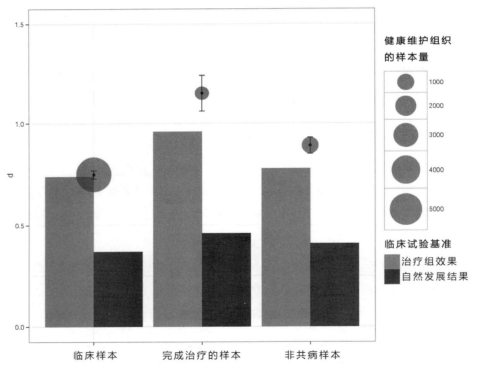

图4-5　自然设置的治疗效应量与来自临床试验的元分析估计的基准比较

注：每个直条代表的是治疗组效果和自然发展组的基准效应量，只有达到这一标准，才能得出结论说HMO设置中的治疗效果超过或相当于临床试验的效果。小点和标准误差条提供了来自HMO的数据分别为每个样本计算的观察到的效应量。灰度点的大小表示样本量。

的统计标准——即在管理式治疗环境中获得的结果与临床试验中获得的结果相当，并显著高于自然康复状态下的基准。更重要的是，在临床试验中，抑郁症的平均治疗次数为 16 次，而自然设置中的平均治疗次数少于 9 次，表明较少的治疗次数可以取得相似的治疗效果，这意味着在自然设置中的常规治疗是有效的（以大学心理咨询中心的当事人为被试重复了这项研究的结果；Minami et al., 2009）。

这些基准研究表明，在自然设置中实行的心理治疗是有效的，尽管来自青少年的证据表明情况可能不是这样。当然，基准研究有一些严重的局限性。在某些方面，基准研究的策略是艾森克分别于 1952 年、1961 年及 1966 年使用的策略逆向过程，艾森克创造了一个自然设置下的基准，将研究结果进行了比较，以评估研究中的心理治疗效果是否与自然设置中的心理治疗效果一样大。当然，基准研究的水平优于艾森克的方法，但是，请记住，对艾森克的方法所做的批评同样可以用于基准研究——患者不是被随机分配到自然设置、临床试验接受治疗和未接受治疗的条件下的。

直接对比已公认的疗法与常规治疗

常规治疗在自然设置中的功效可以通过直接对比常规治疗和已经转化到临床环境中得到公认的治疗方法来进行评估。将已经得到公认的治疗方法的结果与同样设置下的常规治疗的结果进行直接对比。虽然这似乎是一个可以有效评估常规治疗的手段，但是如何实现这一点有很大的变数。我们通过比较惊恐障碍的一个循证治疗与常规治疗的研究，来说明这一方法的总体策略。阿迪斯、哈特斯（Hatgis）、克拉斯诺（Krasnow）、雅各布、伯恩（Bourne）和曼斯菲尔德（Mansfield）（2004）将自愿参与的治疗师随机分配到两组，一组采用惊恐控制疗法，另一组采用他们平常使用的疗法（Craske, Meadows, & Barlow, 1994）；患者被随机分配到两种治疗条件下。提供惊恐控制疗法的治疗师参加为期两天的惊恐控制治疗工作坊，并在使用惊恐控制疗法对两个试验个案实施治疗后，为他们提供工作坊的专家为他们提供 30 分钟的专家电话会诊，此外，每两周要与主要研究者和研究小组进行一小时的小组讨论，主要"进行案例讨论，进一步提高治疗师关于'惊恐控制治疗'的知识及其潜在的认知行为原则"。惊恐控制疗法对会话进行录音，并采用针对惊恐控制疗法开发的评级手册随机对遵循度进行检查。

阿迪斯等人（2004）的研究具有许多值得称道之处，包括将治疗师和患者的随机分配到两种实验条件下，排除了因治疗师胜任力而引起的效度威胁（参见第 8 章）。然而，提供惊恐控制疗法的治疗师接受很多由专家提供的工作坊、督导和会诊（而常规治疗的治疗师没有），这可能为惊恐控制疗法带来了优势。但是，阿迪斯等人（2004）的研究在同类比较研究中仍然是最佳的，因为其他针对循证治疗和常规治疗的比较研究在许多维度上存在不足，包括治疗剂量（循证治疗经常得到更多的治疗）、常规治疗的性质，由于研究人员是循证治疗的开发者或循证治疗的倡导者而产生的忠诚效应（参见第 5 章），治疗师非随机分配而为循证治疗创造的优势（例如，可能不会为常规治疗的治疗师提供任何治疗该心理障碍的训练）等。其中，常规治疗的性质是最麻烦的，因为常规治疗通常不提供任何心理治疗或提供有问题的服务（例如，患者选择去寻求基础护理医生的治疗，他们就会接受医生提供或安排的任何治疗）。

已经有几项研究采用元分析对循证心理治疗与常规治疗进行比较，所有这些研究都表明比较研究存在不足之处。魏斯、詹森-多斯和霍利（2006）对 32 项针对青年被试的、将循证治疗与常规治疗进行直接比较的随机试验进行了元分析，得出结论，"通过直接、随机的比较，我们的研究结果支持循证治疗整体优于常规治疗的观点"。然而，魏斯等人意识到循证治疗和常规治疗的公平比较应该控制由患者、治疗师、环境和剂量等相关因素引起的混淆。不幸的是，这 32 项研究中没有任何一项研究做到这一点！其中一项严重控制不足的研究产生了最大的效应量（$d=1.12$），该研究结果支持循证治疗（Kazdin, Esveldt-Dawson, French, & Unis, 1987）。在该研究中，解决问题的技能训练（循证治疗），实施了两倍以上的剂量（45 分钟，2~3 次 / 周 VS 20 分钟 2~3 次 / 周），而常规治疗没有任何实质上的心理治疗干预（"剂量不同的原因是常规治疗对情绪相关材料避免了深入讨论，因为这更可能会出现在长时间治疗中……治疗师在这些会谈中的任务是让孩子讨论日常活动，没有尝试探索孩子的感受或临床问题，或促进领悟、自我接纳或相关的其他过程"）。很明显，在柯斯丁（Kazdin）等人的研究中，常规治疗明显地处于不利地位，循证治疗取得了更好的结果。这毫不奇怪。

斯皮尔曼（Spielmans）、加特林（Gatlin）和麦克福尔（2010）重新分析了魏斯等人（2006）元分析所用的研究，并通过建构模型对混淆变量进行了控制。每控制一个混淆变量，循证治疗的优势就变小一些，而且差异常常变得不再显著；此外，越多的混淆变量被控制，则循证治疗的优势越小（Minami & Wampold, 2008）。

已经有两项元分析回顾了在成年人群体中对循证治疗和常规治疗进行比较的研究。首先，瓦姆波尔德等人（2011）考察了 14 项比较循证治疗与常规治疗治疗抑郁和焦虑的研究。虽然整体效应量有利于循证治疗（$d = 0.45$），但是当常规治疗实际上是心理治疗时，循证治疗的优势不再显著。在 14 项研究中，只有 3 项研究显示常规治疗是心理治疗，而且没有任何一项研究平衡训练和督导。巴奇（Budge, 2013）等人考察了 30 项比较循证治疗与常规治疗治疗人格障碍的疗效的研究，得到了类似的结果。整体效果上循证治疗更优（$d = 0.40$），但 30 项研究中只有 7 项研究中常规治疗涉及心理治疗，而且这些研究还没有平衡剂量（时间）、督导和培训。在这项研究中，即使常规治疗是心理治疗，循证治疗也比常规治疗更有效。这些结果表明，对人格障碍的特殊训练和督导可能是有益的，但是没有研究直接检验这个猜想。

结论：心理治疗在实践中的有效性

用于检验心理治疗在自然设置中有效性的全部三种策略都受到了效度威胁。然而，证据表明，在临床设置中实施的心理治疗是有效的，并且可能与在临床试验中进行的心理治疗和转化到临床设置中的心理学循证治疗一样有效，尽管在治疗人格障碍时，治疗师可能会受益于治疗训练和督导。

虽然常规治疗研究提供了很好的证据，表明相对于最小化干预或不干预，一些心理治疗可以改善效果。也有案例表明，循证治疗优于常规治疗，这说明一些治疗优于另一些治疗。关于治疗相对疗效的证据将在第 5 章呈现，但应该指出，对相对疗效的讨论需要基于为每种疗法都提供了成功可能性的试验。常规治疗通常不涉及心理治疗，即使常规治疗是心理治疗，与循证治疗的治疗师相比，提供常规治疗的治疗师没有接受培训、督导和会诊。

心理治疗是有害的吗

在最后一部分，我们把目光投向另一个地方：心理治疗也可以造成伤害。前面都在呈现心理治疗有效的证据，在结束时仿佛又回到了起点，这看起来多少有些讽刺。与在本章前面引用的艾森克的一般性声明相反，目前关于医源性心理治疗的争论侧重于特定的心理治疗方法。心理治疗是否有害仍然是一个重要的问题，因为心理治疗师最重要的道德底线是"不伤害"（do no harm）。对我们来说，确定一些具体的心理治疗是否会造成伤害，对于区分医学模型和情境模型同样至关重要。虽然我们毫不怀疑一些做法（如大喊大叫、羞辱、不道德的行为）在实践中可能会对患者造成伤害，但区分医学模型和情境模型的关键问题是，是否有与第 2 章所定义的传统的"真正的"心理治疗的定义一致的心理治疗可能被发现是有害的。如果有一些心理治疗是有害的，而另一些则不是，这就有了明确的证据表明该心理治疗方法比其他方法更有效，而与情境模型的假设不一致。

回顾半个多世纪以来的实证性文献，心理学界对类似于心理治疗的医源性效应的关注已经有很长的历史了（Bergin, 1963, 1971; Lambert, Bergin, & Collins, 1997）。对"心理治疗可能有害"的证据的兴趣随着区分实证支持治疗的运动而增加，利连恩费德（Lilienfeld, 2007）提出了一份包含 10 种治疗方法的清单，实证证据表明其中某些类型的疗法是"很可能有害"的，另外两项治疗方法被暂时认定为"可能有害"的。另外，有其他的综述引用相关证据表明特定的治疗方法是有害的（Mercer, 2002; Moos, 2005; Neimeyer, 2000; Rhule, 2005; Werch & Owen, 2002）。但这些声明的依据是什么呢？

有害的定义

为了调查心理治疗的有害性这种说法，必须区分恶化与有害。恶化是指在治疗结束时，患者在一个或多个功能上的得分比治疗开始时更差。例如，在治疗结束时，患者在抑郁症量表上的得分升高，表明其出现了恶化。不过，要认为结果是有害的，就需要证明这种恶化是医源性的，即恶化是由心理治疗引起的。若要将观察到的恶化归为有害，在逻辑上需要排除其他可能引起恶化的情况。也就是说，人们必须弄清楚恶化是由心理治疗引起的，还是由与心理治疗无关的其他因素引起的。

还有哪些因素可能是导致恶化的原因？最重要的因素是疾病的自然发展，即在没有治疗的情况下观察到的功能变化。无论病人是否接受治疗，他们均可能会恶化。事实上，呈现恶化模式的病人也可能从治疗中受益，例如化疗延长癌症患者的生命，但病人在治疗过程中实际上在逐渐恶化。心理功能也可能由于治疗之外的各种原因而恶化，例如当事人的生活中与治疗无关的事件（如死亡、意外的关系困难、财产损失）。

测量误差是心理测量分数普遍的变异来源，这是解释观察到的恶化时需要考虑的另一个因素。测量错误可能会造成一些参与者的虚假恶化。举一个极端的例子，如果一个测量的得分是完全不可靠的（即 $r_{xx} = 0$），不论其实际改善的情况如何，一半被试在时间点 2 要比在时间点 1 上的得分更差。测量误差可能导致研究中多重结果的测量出现明显异常。例如，当当事人的一些结果指标有所改善，但在另一些方面恶化时，这可能意味着不同症状或领域的改善结果存在有意义的分歧，当然也有可能这种变化只是简单地反映了测量误差。

确定有害的证据需要摆脱简单声称恶化了，需要有证据表明恶化是由治疗引起的——治疗后功能下降，在不治疗的情况下则不会观察到。与关于治疗有益的研究相似，在基于表明治疗组与对照组在统计上存在显著差异的随机实验时，"治疗导致伤害"的结论最为有力。正如我们将看到的，这种类型的研究发现相对较少，证据主要来自预防性的干预措施和 / 或不被认为是心理治疗的研究。

不幸的是，撰写"心理治疗是有害的"这一主题的作者并不总是依赖强有力的证据。有时，这种对不明确证据的依赖反映了相关实证研究的缺乏；但是更多时候，结论是通过研究者对那些为"医源性影响假设"提供支持的研究进行选择性的解释而得出，而支持不同结论的其他研究结果却可能被忽略，这是一个回到艾森克时代的问题。我们现在对据称和"有害的治疗"相关的证据进行回顾，以表明选择性地关注证据是如何导致对研究结果的夸大甚至扭曲。下面，我们考虑提供证据来支持"特定心理治疗是有害的"这一说法。

心理治疗有害的证据

许多被列为"能强有力地证明潜在危害"的治疗方法根本不是心理治疗。显然，包含很多有问题操作的"治疗"是存在的，我们对其中的少数几种进行了描述，但应该注意，正如我们已经定义的那样，这些治疗不是心理治疗。

"休克监禁（Shock incarceration）"或"恐吓从善（Scared Straight）"方案涉及严格的军事化纪律监禁。七项随机试验的结果表明，与对照组相比，这些干预方案会显著地增加犯罪率（Petrosino, Turpin-Petrosino, & Buehler, 2003）。基于这一发现，有理由得出这样的结论：这类干预对目标结果产生了意想不到的负面影响。与"休克监禁"类似，军事化的新兵训练营强调纪律和服从权威。利连恩费德（2007）指出，参与"新兵训练"干预的青少年和成年罪犯的再犯率与未经治疗的罪犯相同（MacKenzie, Wilson, & Kider, 2001）。此外，关于"新兵训练"期间死亡事件的零星媒体报道，引起了人们对此类干预参与者风险的担忧——特别是在没有确切益处的情况下。虽然没有临床试验，但是根据一项或多项死亡报告，如一个孩子在"再生治疗（rebirthing intervention）"期间，被裹在毯子中窒息而亡（Lilienfeld, 2007），各种依恋疗法［再生疗法（rebirthing therapy）①、保持治疗（holding therapy）］已被列为潜在有害的治疗。许多被认为潜在有害的心理治疗，是为有潜在危险的患者（不管症状如何）提供预防性的方案；或是强制性的方案，这些方案通常是针对一些家庭问题的外化行为。重要的是，这些治疗中的大多数都不符合第 2 章中提出的心理治疗的定义，因为参与者并不是因为心理问题或者困扰而主动寻求治疗。

心理疏导（psychological debriefing, PD）是一种简短的（3~4 小时）结构化干预，旨在减轻对创伤者的不利影响。随机临床试验的元分析显示，没有证据表明心理疏导参与者在追踪时的创伤后应激障碍症状较少（Rose, Bisson, & Wessely, 2001）。之后，范·埃梅里克（van Emmerik）、坎普伊斯（Kamphuis）、哈尔斯博施（Hulsbosch）和埃梅尔坎普（Emmelkamp）（2002）的元分析表明，在 6~12 个月的追踪期内，参与治疗者比无治疗的对照者更有可能出现创伤后应激障碍症状。虽然在干预进行时，参与者报告说干预是有帮助的（McNally, Bryant, & Ehlers, 2003），但无论如何，对心理疏导的长期疗效（以及长期伤害的可能性）的怀疑引发了严重的问题，即心理疏导作为一种干预手段是否可行。显然，心理疏导并不是一种心理治疗，因为这种干预措施是针对那些已经遭受一些创伤性事件但没有发展出症状的人，更重要的是，这些人没有因为这些问题寻求治疗，因此，心理疏导被认为是一种预防方案而不是心理治疗。

韦奇（Werch）和欧文（Owen）（2002）对另一个预防项目——青少年和大学生

---

① 再生疗法是指为来访者创造出生时的情境以消除其消极体验。该疗法认为，消极的经验和信念系统都是出生以后发展起来的，让来访者重新体验出生时的情境可使之摆脱负性的经验和信念的干扰，犹如获得再生。——译者注

酒精和药物预防项目（Alcohol and Drug Prevention Programes, ADP）如药物滥用抵制教育（DARE）的干预研究进行了回顾。他们发现，在本次研究中确定的152项预防研究（以及18篇文献综述）中，只有17项研究包含阴性结果，即治疗组与对照组之间至少有一项与酒精或药物相关的结果存在显著差异。正如作者所指出的，这是一个相对较小的负面影响，很有可能是由于 I 型错误所引起的。韦奇和欧文（2002）指出，17项研究产生了43项显著的阴性结果，但他们没有记录这17项研究中进行的统计显著性检验的总数，也没有记录在没有产生负性结果证据的酒精和药物预防项目干预研究中，所进行的额外的显著性检验的总数。许多被回顾的研究样本量较大，因此即使只检测到很小的负面影响，其统计检验力也相对较高。例如，埃利克森（Ellickson）等人（1993）追踪了大约4000名学生，这些学生在六年的时间里参加了一个类似的预防项目，研究与物质滥用相关的各种行为和态度。在三个评估时间点进行的324项显著性检验中，他们发现三个有利于对照组的统计学显著性差异。人们可能会怀疑数据中的这种趋势是代表了真正的治疗风险，还是只是因为 I 型错误。谨慎地解释这些发现当然是必要的，就像任何有选择性的文献综述一样[①]。

---

① 之后的研究者，如鲁尔和利连恩费德，对所选择的负面影响进行了解释。他们以韦奇和欧文的文章为依据，得出比韦奇和欧文更明确的干预有害的结论。鲁尔和利连恩费德都声称，药物滥用抵制教育项目是一种潜在的有害治疗，他们引用韦奇和欧文的综述，证明药物滥用抵制教育实际上可能会导致更高的酒精和其他药物的滥用。这个结论的一个问题是，韦奇和欧文的综述中只有一项研究证明药物滥用抵制教育项目显示出任何负面结果。韦奇和欧文综述的实际情况是，在几个亚群中的多个结果变量检验中，只有一个亚群体（郊区学校）的一个结果变量观察到负面影响。这一结果只有在控制接触其他物质滥用教育项目的情况下才会出现，当考察整体效果的时候，这种负面效应就消失了。

相比之下，韦斯特（West）和奥尼尔（O'Neal）进行了专门针对药物滥用抵制教育的综合性元分析。该综述包括在同行评议的期刊中出现的所有研究，这些研究将药物滥用抵制教育与对照组进行比较，并对干预前后与酒精、非法药物、烟草使用相关的变量进行了评估。共有11项研究符合这些标准［均在2002年或以前发表，包括罗森鲍姆（Rosenbaum）和汉森（Hanson）1998年的研究］。韦斯特和奥尼尔发现，药物滥用抵制教育方案的整体效果接近零（$d = 0.023$，表示支持药物滥用抵制教育项目），这表明，虽然它不是一个有效的预防方案，但也不是有害的（即通过对多个研究的比较，药物滥用抵制教育方案并不增加物质滥用）。元分析的11项研究中只有一项产生了负面影响（$d = -0.117$，这是非常小的效应量）。这项元分析的结果再次证明，应该通过评估一个治疗方法全部的研究来确定治疗方法是否具有有害影响，而不是基于单一的研究（特别是如果选择该研究，是因为它报告了负面影响）。

在遭遇亲人的死亡或丧失之后，有些人会寻求各种形式的哀伤咨询。关于哀伤咨询有负面影响的观点受到重大争议，并已出现在一些新闻报道、针对公众的书籍，以及科学期刊和政策论文中（Hoyt & Larson, 2008; Larson & Hoyt, 2007）。哀伤咨询有害的说法主要是基于内米耶尔（Neimeyer）对一个论文项目的总结（Fortner, 1999），该项目包括对哀伤治疗引起的恶化效应（treatment-induced deterioration effects, TIDE）的23 个随机对照组实验进行元分析。结果显示，38% 的患者在接受治疗后比没有接受治疗时更糟糕。对"正常丧失"（相对于创伤性丧亲）当事人的哀伤治疗的后续分析表明，因治疗引起恶化的当事人的比率更高，大约 50% 的当事人受到伤害。福特纳（Fortner）的论文没有为产生因治疗引起的恶化效应发现的新统计技术提供任何理由，而是将该技术归因于安德森（Anderson, 1988）的未发表的硕士论文，以及一篇可能基于该论文研究的会议报告。由方法学专家进行的一项事后同行审查指出，这种分析方法得出的结果不是有效的损害指标，也没有任何实证或统计基础能证明 50%（或任何其他百分比）的当事人受到了伤害。在最近的一项元分析中，哀伤咨询显示出适度积极的及时效果，但并没有长期效果。然而，当治疗对象是难以接受自己丧失的群体时，这种效果更显著（Currier, Neimeyer, & Berman, 2008）。

现在我们更直接地关注对有症状的患者提供治疗的潜在有害影响。除了一个明显的例外，造成伤害的证据非常少。据称，一系列的技术（如催眠、暗示）可以被用来"恢复"被压抑的记忆。这种干预的有害影响似乎集中在产生不准确的记忆上，而不是与对照组相比治疗后症状恶化。洛夫特斯（Loftus）和戴维斯（Davis）（2006）回顾了一些案例报告和基础科学研究，这些研究表明，记忆恢复治疗有时会导致扭曲或捏造记忆（Goldstein & Farmer, 1994）。这些发现的潜在重要性不应被低估，因为捏造的虐待或创伤记忆，可能对患者的家人和患者自己产生严重的影响。在有证据表明记忆恢复治疗存在潜在的危害的情况下，建议谨慎使用暗示技术，并且努力教育公众，这样他们就可以明智地选择是否参与这些类型的干预（如美国心理学会公共传播办公室）。

教会患者通过呼吸、可视化和生物反馈来放松是治疗焦虑的常用方法。例如，放松疗法是一种针对惊恐障碍的循证治疗（Öst, 1987），是许多认知行为疗法的组成部分。利连恩费尔德将放松列为一种"可能对某些人造成伤害"的治疗，指出它可能导致

"容易恐慌"的患者出现惊恐发作，这一结论是基于 20 世纪八九十年代的一系列案例报告所提出的。例如，科恩、巴洛和布兰查德（Blanchard）（1985）报告了两例患者在放松练习期间惊恐发作的案例。第一个患者是在按指导语进行到"放松全身，然后放松脸部和额头"时发作，第二名患者是在第三次生物反馈过程中惊恐发作。在另一项研究中，海德（Heide）和波尔科维茨（Borcovec, 1984）报告了 14 名患者在最初的放松练习中紧张程度增加。然而，治疗结束后患者报告焦虑症状改善，该研究并没有评估患者的惊恐障碍或惊恐发作。尽管有这些早期报告，但似乎没有任何临床试验表明，与对照组相比，参与放松练习的患者惊恐发作的次数、频率或强度有所增加。

将求助者暴露在恐惧刺激中是很多认知行为疗法的核心要素，如延时暴露（Foa, Hembree, & Rothbaum, 2007），并被列为许多形式的心理治疗的共同要素。基于暴露的干预措施被列为各种焦虑症（如创伤后应激障碍、强迫症、惊恐障碍等）的循证治疗方法。鉴于这种崇高的地位，利连恩费德没有将暴露列为一种潜在的有害的治疗不足为奇。然而，有证据表明，患者可能会因暴露而引起痛苦或症状加重，这一证据显然比表明放松会引发惊恐的案例报告更有说服力。例如，塔里耶等人（1999）发现，与接受认知疗法的患者相比，在想象暴露的条件下，症状恶化的患者明显更多（从治疗前后创伤后应激障碍症状的数量的增加值可看出）。作为回应，德维利和福阿（2001）指出，症状恶化没有严格定义，想象暴露的效果比以前的实验效果差，导致了人们对塔里耶等人实验中的想象暴露的完整性提出了质疑。

莫尔（Mohr, 1995）声称，根据两项结果研究结果，他描述为"表达-体验"（express-sive-experiential, EE）的一类治疗可能是有害的（Beutler, Frank, Schieber, Calvert, & Gaines, 1984; Mohr et al., 1990）。博伊特勒等人将精神科住院患者随机分配到三个不同的短期治疗组或无治疗的对照组。基于干预后结果的初步分析，干预组之间没有差异，"治疗结束时各组均有改善"。然而，当结果被量化为症状的剩余变化时，表达-体验组的结果是阴性的（即平均残差得分小于零），行为疗法组与无治疗对照的残差值为零，人际关系疗法组的残差值为正。虽然研究没有报告组间差异的显著性检验，但作者指出，表达-体验组的残差得分"几乎比对照组更差"，这意味着这些差异并不显著。然而，博伊特勒等人（1984）却将表达-体验组的平均残差变化得分为负解释为该组当事人的情况恶化。需要注意的是，这个分析中的负残差可能与之前研究中的前后测分数差值不一致（负数残差只表示后测分数低于基于前测的预测值）。该组的平均残差变化低于对照组，这一事实当然值得关注，但如果在两组之间没有显著差异，那么表达–体验组患者表现出"系统性恶化效应"的结论的基础是不合理的（Mohr, 1995, p. 17）。

在第二项研究中（Mohr et al., 1990），对抑郁症患者进行了三种治疗：

1. 聚焦–表达心理治疗［一种"基于格式塔的愤怒唤醒疗法"，被穆罕默（Moham）归为表达—体验治疗］；

2. 认知疗法；

3. 支持性 / 自我指导的干预。

结果表明，各组负面反应者的比例没有显著差异。然而，为了支持表达–体验治疗有潜在危害的说法，莫尔（1995）指出，三组患者的恶化率似乎不同，但并没有提到这些比例之间的差异不具有统计学意义。此外，在控制前测功能后，各治疗方法的平均得分没有显著差异。最后，没有对照组来表明抑郁症的自然发展历程，因此，不可能将其解释为危害的证据。因此，表达–体验治疗有害的结论（Mohr, 1995; Lilienfeld, 2007）是基于对两项研究选择性的非显著性结果的解释。此外，这些选定的研究被认为独立于其他被严格的临床试验证明有效的表达–体验疗法，如格林伯格的情绪聚焦疗法（emotopnally focused therapy, EFT），以前该疗法被称为过程–体验治疗（Ellison & Greenberg, 2007）就被临床试验证明是有效的（Watson, Gordon, Stermac, Kalogerakos, & Steckly, 2003）。

迪希翁（Dishion）等人（1999）基于团体成员之间的"偏差训练"可能会增加而不是减少行为问题（包括物质滥用、攻击行为和犯罪行为），讨论了在团体设置中治疗青少年行为问题的医源性影响的证据。迪希翁等人（1999）对两项干预研究的结果进行了详细的总结，这些研究表明，团体治疗对这一人群存在有害影响（即与那些没有接受治疗的人相比，结果更糟）。韦斯（Weiss）等人（2005）对迪希翁等人（1999）提出的证据进行了仔细的检查，发现在那些声称对支持这些治疗的医源性影响的研究中，有几个做法存在问题，包括：

1. 选择性地关注更有利于作者偏爱的理论的研究结果；

2. 选择性地关注研究的多个结果中的某一指标；

3. 依赖于事后假设检验中的轻微差异；

4. 将明显的负面影响武断地归因于复杂治疗的一个组成部分；

5. 对于支持作者结论的理论解释的合理替代解释不够重视。

韦斯等人（2005）还提出了基于66项研究和115个单独的治疗的新的元分析证据，这些研究主要涉及儿童和青少年外化行为问题的干预措施。他们的分析表明，涉及同伴团体成分的干预措施产生的结果要好于（虽然不是显著好于）没有同伴团体成分的干预措施，而且同伴团体干预产生的负面效应（与无治疗对照组比较）明显小于不涉及同伴团体的干预。他们基于对已发表研究的全面的综述得出结论："文献中几乎没有证据支持偏差训练（针对青少年行为障碍的同伴团体干预方法）或其他干预方式的医源性作用。"

尽管韦斯等人的研究结果恰恰相反，但鲁尔（Rhule, 2005）还是将"偏差训练"假设作为"心理治疗有害"证据的主要例子，利连恩费德（2007）也将针对品行障碍的同伴干预方法列为潜在有害的治疗（列在第2级——"可能会产生伤害的心理治疗"，而不是第1级——"很可能会产生伤害的心理治疗"）。利连恩费德注意到韦斯等人（2005）的结论并不支持迪希翁等人（1999）对偏差训练的说法，他提出"研究结果中这些显著差异的原因需要进一步澄清"。另一方面韦斯和他的同事按照推荐的做法，广泛寻找相关的研究进行分析，通过广泛而有优势的证据得出他们的结论；而迪希翁和同事则采用了一种选择性的策略，将重点放在支持其理论立场的研究和发现上。所以，这两种方法得出不同的结论并不奇怪，我们更加倾向于系统全面的方法。

对认为心理治疗有害的研究的总结

总而言之，关于心理治疗的医源性影响的说法似乎没有强有力的证据。经过仔细地检查，一些被引用作为这一现象的证据的研究并未能提供明确的负面结果的证据，而那些确实产生了负面结果的研究往往很少将恶化归因于"干预有害"。虽然似乎有证据表明，一些"行为"干预——非常广泛的定义——可能是有害的［如再生疗法、危机事件集体晤谈减压法（critical incident stress debriefing, CISD）]，但是这些治疗方法不是本书中定义的、或通常意义上的心理治疗。事实上，正如我们在本书的结束语中讨论的那样，心理治疗可能有害的问题引出了关于什么样的治疗方法应该被界定为"心理治疗"这一重要的问题。通过行为手段实施的每一个干预不应该自动被视为心理治疗，利连恩费德列出的许多治疗方法都不符合心理治疗的定义。例如，危机事件集体晤谈减压法、对个人正常丧亲反应的哀伤咨询，以及药物滥用抵制教育项目，这些都是预防性的干预措施，这些干预措施并不考虑个体的具体症状如何，因此都不应被视为传统意义上的心理治疗。依恋疗法和包含具有潜在危险的身体干预方式（如坐在当事人身体上让其体验重生的感觉、身体剥夺）的新兵训练营，更像兄弟会的相互欺凌而不是心理治疗，并且肯定是危险的。值得注意的是，利连恩费德所确定的治疗方法列表（Singer & Lalich, 1996），绝不是对以行为干预的形式提供给患者的欺骗行为的详尽描述（可参见最后一章，了解心理健康专业人员可接受的治疗的边界）。针对传统心理治疗形式（如体验式心理治疗）有害的结论，是基于对文献的高度选择性综述，优先选择负面研究结果（并不总是具有统计学意义）并忽略了相关研究的优势而得出的。

小结

　　大约 40 年前，心理治疗是否能产生比自然发展更好的结果存在争议。值得注意的是，很难找到为寻求治疗的患者（即因某些问题或处于某种困扰而寻求治疗的患者）提供通过实证检验的心理治疗是无效的例子。虽然有一些治疗方法被确定具有潜在的危害，但这些治疗方法通常根本不是心理治疗，而是提供给既不处于困境也不主动寻求治疗的消费者的行为干预；或是基于非常有限的证据。在使用元分析之前，心理治疗的反对者和倡导者都可以开展文献综述，寻找支持自己观点的证据。虽然第一个元分析存在争议，但是最初的和随后的元分析都一致认为心理治疗具有显著的效果。调查心理治疗效果的历史使得元分析成为处理类似假设的客观而有效的研究方法。

　　在确立了心理治疗的疗效后，我们现在关注各种心理治疗是否具有相同的效果。尽管大量的心理治疗方法均显示具备一定疗效，但 CBT 相关的治疗方法在 ESTs 列表中激增。最近有些论点认为心理治疗可能引起伤害，但关于心理治疗绝对疗效证据既不完全支持情境模型也不完全支持医学模型。如果在"治疗包"研究设计（接受治疗与无治疗进行对比）中发现某一种治疗方法是有效的，这不太可能知道心理治疗的效果是由治疗的特定成分还是由治疗的附带因素引起的。也就是说，这些研究设计不足以将特殊效应与一般效应中分离开来。当然，该疗法的支持者会声称，效果是由特定成分引起，但是现有证据不能区分心理治疗的医学模型和情境模型。相对疗效除了具有重要的现实意义外，还能提供区分情境模型和医学模型的具体证据。

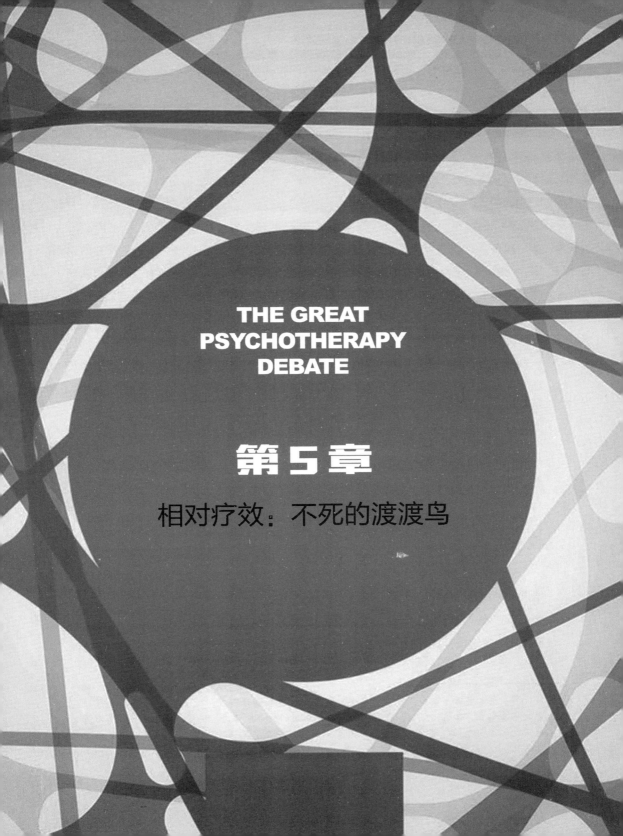

THE GREAT
PSYCHOTHERAPY
DEBATE

第 5 章

相对疗效：不死的渡渡鸟

1936 年，罗森茨威格指出，共同要素是使得现有的心理疗法产生明显疗效的原因。他的逻辑是，包含共同要素的心理治疗将产生好的效果，因此所有心理疗法在其疗效方面大致相等。罗森茨威格在文章的副标题中引用了《爱丽丝梦游仙境》中渡渡鸟在比赛结束时的结论，强调了心理疗法的同等疗效："最后渡渡鸟说，'每个人都赢了，所有人都有奖励'。"与罗森茨威格关于同等疗效的说法（通常称为渡渡鸟效应）一致的研究证据，通常被认为是对"共同要素是心理治疗的有效成分"这一猜想的实证支持。与之相对的是，特定治疗方法的倡导者相信某些特定的治疗（即包含"科学"成分的治疗）比其他治疗更有效。

在本章中，我们将探讨与各种心理疗法的相对疗效相关的证据。首先，我们将讨论情境模型和医学模型对疗效的预测。然后，呈现用于确定相对疗效的研究设计。最后，将回顾以元分析为主的实证证据。[①]

医学模型和情境模型的预测

医学模型和情境模型对心理治疗效果等值的看法都十分鲜明。有以下两种可能的结果。第一种，治疗的效果各不相同。也就是说，人们发现一些治疗非常有效，另一些中等有效，其余的根本无效。效果的相对差异可能是由于某些治疗的特定成分比其他治疗的特定成分更有效。因此，各种治疗结果的差异性将为心理治疗的医学模型提

---

① 在本书第 1 版中，我们回顾了一些早期评论和初步研究。由于过去 15 年中临床研究文献越来越多，在这一版中，我们去除了早期引用的大部分评论、研究，除了几个经典参考文献例外。这一版的综述集中于更近的原始研究和元分析，对早期研究感兴趣的读者可以查阅第 1 版。

供证据。

第二种，所有治疗都产生相同的结果。如果疗法中的共同要素而非特定成分是心理治疗功效的来源，那么咨询师所提供的具体的治疗方法将是无关紧要的，所有疗法将产生同样的效果。当然，特定疗法的支持者可以说，特定成分才是重要的因素，只不过是所有特定成分同样有效罢了——这个假设在逻辑上行得通，但似乎并不可信。

这里要重申一下医学模型和情境模型的不同假设。与医学模型和情境模型问题相关的重要证据是关于治疗相对疗效的数据。如果特定成分起作用，则不同疗法效果不同；而如果是共同要素起作用，那么不同疗法效果相同（即治疗的一般等价性）。

确立相对疗效的研究方法

通常，人们通过比较两种治疗的结果来研究相对疗效。然而，正如我们将看到的，这种设计存在着推理上的局限。这些局限多数可以通过汇集原始研究的结果、进行元分析来解决。在本节中，我们将介绍在原始研究和元分析情境下研究相对疗效的策略。

在原始研究中研究相对疗效的策略

研究相对疗效的基本设计是对比效果研究策略（Kazdin, 1994）。在对比设计中，患者被随机分配至治疗 A 组和治疗 B 组，之后对他们进行治疗，并进行后测。这种设计与对照设计相似，不同的是两组都进行治疗（而非一组治疗，一组作为对照组）。对比设计通常还包含某种类型的对照组，如等待对照组，以便确定治疗是否优于无治疗。不过，对照组不是回答"治疗 A 是否优于（或劣于）治疗 B"这个问题所必需的。

对比设计有两种可能的结果，这两者都会导致一些歧义（Wampold, 1997）。一种可能的结果是，两种治疗的结果变量的平均值没有显著差异。考虑到第 4 章中关于心理治疗疗效的普遍证据，我们假设两种疗法均优于无治疗对照组。因此，在实施和评估后，似乎没有证据表明两种治疗不同。然而，对这一结果的解释存在歧义。如果两种治疗都是以治愈为目的，并且符合情境模型的条件，则该结果将被解释为对情境模型的支持。可是，我们很难排除相同疗效来自两种治疗的不同特定成分的可能性；如果两种治疗中的特定成分效力大致相等，同样可以导致相同的疗效。此外，可能一组特定成分比另一组更有效，但检测这种差异的统计能力较低，因此无法检测出显著性差异（Kazdin & Bass, 1989）。

对比设计的第二种可能结果似乎可以得出一个较清晰的结论，即在该研究中，某一种治疗方法产生了更好的结果。据推测，如果我们发现A组的疗效优于B组，则构成A组的特定成分是有效的。也就是说，这些特定成分导致了A组疗效的优越性。然而，下面的这个事例表明，即使发现了一种特定治疗的优越性，该结果在解释上依然存在歧义。

斯奈德（Snyder）和威尔斯（Wills）（1989）比较了行为取向的婚姻治疗与领悟取向的婚姻治疗的疗效，在后测和六个月的追踪中，行为取向的婚姻治疗和领悟取向的婚姻治疗都优于无治疗对照组，但二者疗效相当。斯奈德和威尔斯认为，这一发现并不能解决共同要素和特定成分的纷争，"虽然本研究中的每一种治疗方法相对较少地用到另一种方法的干预措施，但每种治疗都会使用到两者通用的非特定干预措施"。治疗结束后四年，斯奈德等人发现了两者之间的一个重要差异：38%的采用行为取向的婚姻治疗的夫妇离婚，而只有3%的采用领悟取向的婚姻治疗的夫妇离婚（Snyder, Wills, & Grady-Fletcher, 1991）。这个结果似乎为领悟取向的婚姻治疗的特定成分更有效提供了证据，但行为取向的婚姻治疗的支持者雅各布森（1991）认为："显然，采用领悟取向的婚姻治疗的治疗师主要依赖于领悟取向的婚姻治疗手册中允许但在行为取向的婚姻治疗手册中没有提及的非特定临床敏感干预措施……对我来说，数据表明，在这项研究中，行为取向的婚姻治疗对非特定因素的注意不够"。雅各布森认为，这个比较是不公平的，因为行为取向的婚姻治疗和领悟取向的婚姻治疗中附带的治疗方面的疗效存在不平衡。雅各布森的批评也特别适用于"研究者忠诚度（researcher allegiance）"对相对疗效的影响——这将在本章的后面部分加以讨论。

此外，对于两种治疗效果之间的统计学显著差异的解释，还存在着另一个问题。正如第3章所讨论的，在没有真实差异的情况下，统计理论预测对不同治疗的比较也将产生统计学上显著的差异（即I型错误）。如第4章所述（见图4-2），每年都有大量的心理治疗临床试验发表。考虑到试验是如此之多，我们期望一些对比研究可以揭示治疗之间的差异（Butler, Fennell, Robson, & Gelder, 1991; Leichsenring et al., 2013;

Snyder et al., 1991; Vos et al., 2012），但这些研究可能仅仅代表了少数偶然发生的情况（即 I 型错误的那小部分）。此外，在研究中，只有少数因变量存在差异（如斯奈德等人研究中的一个变量——离婚率），这一事实加剧了这一问题。

对比治疗设计是确定相对疗效的有效实验设计。然而，与任何设计一样，无论结果是否产生统计学上的显著差异，从单个对比研究出发做出解释都存在着困难。而元分析可以解决基于原始研究解释引发的许多问题，并且估计相对疗效的稳健效应量。现在，我们开始讨论用来确定相对疗效的各种元分析策略。

用于确定相对疗效的元分析方法

元分析可通过综合许多研究来检验治疗的相对疗效，从而检验虚无假设（认为治疗疗效是相同的）和备择假设（疗效是不同的）。元分析提供了对假设的定量检验，并避免基于显著但无代表性的研究得出结论。定性评价允许引用那些已经证明一种治疗优于另一种治疗的研究，但是，如本章和第 4 章所讨论的，这些研究中的每项研究都可能有缺陷（例如，由于治疗者忠诚度或缺乏遵循度），所观察到的结果可能是 I 型错误。此外，差异不显著的研究可能没有得到足够的重视（Ehlers et al., 2010; Persons & Silberschatz, 1998）。这使得对所有研究相对疗效的问题无法解答。此外，元分析为任一治疗效果的大小提供了量化指标——如果治疗效果不同，那么效果存在多大差异？最后，元分析可以检查关于相对疗效的其他假设，这些假设无法通过原始研究轻易作答（例如，具有研究者忠诚度的研究是否比没有研究者忠诚度的研究产生了更大的效应）。

有两种主要的元分析方法来检查相对疗效。第一种方法通过使用无治疗对照组的治疗包设计。根据该方法：

1. 将研究中检验的治疗方法分类（如认知行为疗法、动力学疗法等）；
2. 计算每个治疗组相对于未治疗对照组的效应量；
3. 将每一类别内的效应量大小取平均值（如认知行为疗法的平均效应量大小是通过包含认知行为疗法和对照组的研究计算出来的）；
4. 比较各类别的平均效应量大小，如认知行为疗法与眼动脱敏再加工疗法（Bisson et al., 2007）。

基于无治疗对照组设计的元分析进行推论是有问题的，因为某一类别的治疗研究可能与其他类别的治疗研究不同。例如，将认知行为疗法与无治疗对照组进行比较的研究，可能和将动力学疗法与无治疗对照组比较的研究在所用的结果变量、所治疗的疾病的严重性、患者的共病、治疗的标准化、治疗时长和研究者的忠诚度等因素上存在不同。然而，如我们所见，许多关于相对疗效的论断都是建立在治疗组与无治疗对照组的元分析比较的基础上的。

处理混淆变量的一种方法是对其中介和调节效应进行元分析建模。沙迪什和斯威尼（Sweeney）（1991）发现，设置、测量反应性、测量特异性、测量可操作性和患者数量对治疗与效应量的关系起调节作用；而治疗标准化、治疗实施和行为依赖性变量对治疗与效应量的关系起到中介作用。然而，对混淆变量进行元分析，事后检验建模是非常困难的，这会遇到与原始研究中相同的问题，如遗漏重要变量、模型误设、测量的不可靠性或缺乏统计功效。

一种可以避免由治疗类别与对照组相比较而产生的大多数混淆的方法是，只将那些直接比较两种心理疗法的研究汇总起来，以检验相对疗效。例如，如果对认知行为疗法和动力学疗法的相对疗效感兴趣，那么仅仅只检验那些直接比较这两种类型的治疗的研究。这个策略消除了由因变量、治疗问题、治疗设置、障碍的严重性和其他患者特征导致的混淆变量，由于随机分配，这些因素可以直接进行比较（如对认知行为疗法和动力学疗法的直接比较将使用相同的结果测量）。沙迪什等人（1993）指出，直接比较"在过去的元分析中很少被报告，并且其控制混淆变量的价值似乎被低估了"。应该注意的是，一些混淆变量，如治疗师的技能和忠诚度，仍然在直接比较策略之中未被剔除。虽然近年来，心理治疗效果领域中直接比较的元分析数量有所增加，但如我们所见，仍然有许多疾病无法进行直接对比研究。此外，研究者忠诚度可能是导致许多观察到的治疗方法间差异的原因，因为如果忠诚度在原始研究中没有得到很好的控制，那么对这些研究的元分析也会相应地受到干扰，尽管如本章后面的讨论部分所言，这种混淆变量可以被建模检验。

直接比较的元分析提出了一个必须解决的问题。为了正确地检验情境模型假设，被比较的治疗必须如情境模型所规定的那样，是真正的心理治疗。也就是说：

1. 两种治疗的患者都认为治疗有效，且治疗基于的心理学原理有说服力；

2. 治疗师对治疗效果有信心，相信治疗是有效的（比如，不是假治疗）；

3. 治疗的进行与其心理学原理一致，引导患者参与到合理解决其问题的治疗过程中；

4. 治疗要在治愈的背景下进行。

研究通常包含一些不以治愈为目的或者在某些方面受到限制的治疗，这种治疗对任何经过良好、合理训练的临床工作者来说是不合理的。这种治疗通常被称为"替代"治疗、安慰剂对照组或者我们所看到的"支持性治疗"（Mohr et al., 2009; Wampold et al., 1997b; Westen, Novotny, & Thompson-Brenner, 2004）。韦斯滕（Westen）等人（2004）称这种治疗是"以失败为目的"的治疗，因为它们被设计成和将要与它们比较的治疗方法相比，效果更差的治疗。我们将这种治疗称为伪安慰剂（参见第 8 章关于这些问题的全面讨论）。

福阿、罗特鲍姆（Rothbaum）、里格斯（Riggs）和默多克（Murdock）（1991）使用了一个不以治愈为目的的治疗实例（因此不满足情境模型检验的要求），用来建立对延时暴露疗法（一种针对创伤后应激障碍的行为疗法）的实证性支持。被用来与延时暴露疗法比较的疗法是支持性心理咨询（supportive counseling, SC），患者样本为最近（前一年内）被强奸的、被诊断为创伤后应激障碍的女性。在支持性心理咨询中，首先，教给患者一般的问题解决技术（不针对特定患者的个人化问题）；其次，治疗师间接地回应患者且提供无条件支持；最后，"如果谈论到攻击性事件"，将要求患者"立即重新聚焦到当下的日常问题中"。这种咨询极有可能不会被治疗师视为可行的，因为它没有特定的理论基础或已有的改变原理，而且在没有其他成分的情况下，"很少有人会接受将咨询中不让妇女讨论她们最近遭遇的强奸事件作为治疗方法"（Wampold, Mondin, Moody, & Ahn, 1997a, p. 227）。显然，支持性心理咨询治疗并非以治愈为目的，治疗师也不会饱含效能感地进行该治疗。虽然禁止在支持性心理咨询中讨论创伤的目的在于消除所有暴露因素（如在安全、支持的环境中隐蔽地经历创伤），以便可以确定对创伤记忆的暴露是否是"延时暴露"中的有效成分，但是这种给治疗师戴上"手铐"的做法引来了许多额外的威胁（Mohr et al., 2009）。由此产生的对照治疗失去了情境模型所声称的、为使治疗有效所必需的许多元素，包括相信治疗有效的治疗师、令人信服的理论基础、关于治疗目标和任务的一致性意见、针对患者问题的治疗活动，等等。

这种"假"治疗的实例在文献中极为常见，如果没有仔细阅读方法部分则很难发现。吉勒博阿-施克特曼（Gilboa-Schechtman）等人（2010）针对被诊断为创伤后应激障碍的青少年，对延时暴露与心理动力疗法进行对比，在这项研究中，延时暴露在某种程度上优于心理动力疗法，因此可以合理地得出结论：延时暴露比心理动力疗法对治疗青少年创伤后应激障碍更有效。然而，对研究进行仔细的检查后发现，心理动力疗法根本不是按照心理动力学来的。本研究中的心理动力疗法是伪安慰剂对照组：

> 心理动力疗法包括 15 到 18 次 50 分钟的谈话。初期会谈主要侧重于建立融洽关系和工作同盟，以及确定中心问题（最初的两到三次谈话）。其余的会谈专门用于修通（working through）中心问题。咨询师鼓励患者分享他们的内心想法、日常困难以及进行自由联想，但咨询师只会选择性倾听以及解释与中心问题相关的话题。咨询师不提创伤性事件，如果患者提到了创伤性记忆的细节，咨询师仅会谈该细节在中心问题大背景下的意义，但不进一步鼓励患者讨论创伤性记忆。

延时暴露治疗师参加了由延时暴露开发人员举办并由第一作者督导的为期五天的培训工作坊，而心理动力疗法治疗师接受由当地心理动力疗法督导师举办的为期两天的培训，且禁止心理动力疗法治疗师采取很多对于大多数治疗师来说很常见的举动（即让患者讨论创伤经历），而这对大多数（如果不是全部）心理动力疗法治疗师来说，是至关重要的。为了提供一个对医学模型和情境模型的公平测试，对治疗的比较必须包含以治愈为目的的疗法。

在下面的章节中，我们将回顾与相对疗效主题有关的证据。由于治疗者忠诚度是解释不同心理疗法对比研究中的一个关键概念，我们将首先介绍其概念并回顾与其效果有关的证据。然后，我们将重点关注与相对疗效假设有关的当下证据，以简要回顾元分析出现之前的纷乱繁杂的治疗文献作为开始，重点放在最近的元分析，并在适当时候加入对单个关键研究的详细描述。

忠诚度

忠诚度是指治疗师或研究者认为治疗有效的程度。当事人的基本假设之一就是，他们的治疗师相信正在进行的治疗的有效性。在心理治疗情境中，当事人期望治疗师对于他们的问题能够做出解释，并拿出与解释相一致的治疗策略。这是为改变创造期望的中心机制，也是情境模型的第二条途径。如果治疗师不相信治疗是有效的——也就是说，他认为这是假的——那么心理治疗的一个基本要素，即信任，就会缺失，而这会破坏心理治疗实践的基本原则。在大多数情况下，执业治疗师选择的心理治疗方法与他们对心理困扰和健康、改变过程、当事人性质及其问题的理解和概念化相一致。因此，当事人可以放心，他们的治疗师致力于他们进行的治疗，并相信自己所提供的治疗是有效的。我们可以这样理解，治疗师忠诚度不仅仅是一个重要的实验设计问题，而且是一个存在于典型治疗过程中的基本共同要素。

在情境模型中，治疗师相信自己所实施的治疗将导致当事人症状改善，是有效开展心理治疗所必需的关键成分。虽然在实践环境中，治疗师忠诚度可能是普遍的，但我们有理由相信，在心理治疗临床试验中，治疗师忠诚度存在很大差异。例如，设想某研究使用交叉设计，来比较针对抑郁症的认知行为疗法和人际关系疗法的效果。在这样的设计中，每个治疗师将同时提供两种治疗，但是可能只对其中一种治疗怀有忠诚度。当特定疗法的支持者开展临床试验时，治疗师很有可能是该支持者的研究生或隶属于支持者的实验室，并且通常由该疗法的支持者或发明者进行督导。因此，相对于研究中采用的其他疗法，这些隶属于该实验室的治疗师对此种疗法抱有更大的忠诚度；此外当治疗师在他们所偏好的治疗条件下、由治疗开发者或全国知名专家来进行训练和督导，而对比的疗法受到来自当地临床工作者的训练和监督（如前面讨论的青少年心理动力疗法的例子）。[①]

如果治疗师隶属于一种治疗并且充分意识到他们正在提供另一种替代治疗，且研究人员希望所提供的替代治疗不如偏爱的疗法有效，那么治疗师忠诚度的效应会更加显著，而当治疗师参与研究时（如合著者），效果的显著性将再一次增加。在医学的随机双盲安慰剂药物研究中，忠诚效应是得到了控制的，因为进行治疗的临床医生不知

---

① 埃利斯的研究结果可能是最令人头疼的了，因为作为理性疗法的发展和倡导者，他居然是研究中所有疗法的唯一治疗师以及治疗效果的评估者。

道他们提供的是哪种药物；但是，在心理治疗研究中，不知情的治疗师是不可能存在的，因为治疗师总是能够意识到自己所提供的治疗方法是什么。因此，在心理治疗研究中，忠诚度可能与治疗相混淆（即一些治疗师比其他治疗师对一些治疗抱有更大的忠诚度）。也正因为在研究中，研究者很难使不同组别的忠诚度相同，所以要仔细研究忠诚度对结果的影响。

由于治疗师的治疗信念是情境模型的关键组成部分，因此，预测忠诚度将与效果相关——治疗师的忠诚度越高，疗效越好。医学模型的支持者虽然可能认识到忠诚度是重要的，但不会认为忠诚度是治疗的核心。在设计对照组（安慰剂或替代治疗）时，医学模型历来没有考虑忠诚度在其中的作用，这证明了在医学模型中，忠诚度相对来说不那么重要。也就是说，临床科学家不关心治疗师是否忠诚于伪安慰剂治疗、理论明晰或不明的替代治疗，因为他们假定忠诚效应并不重要。因此，忠诚度对治疗的影响可用于检验医学模型与情境模型的区别：忠诚度是情境模型中的关键因素，但在医学模型中相对不重要。在接下来的章节中，我们将介绍与忠诚度有关的研究证据。

虽然原始研究没有评估个别治疗师对治疗的忠诚度，但在结果研究中，治疗师的忠诚度常常可以推断出来。如上所述，如果研究者是研究中某种特定疗法的支持者，并且由研究者对治疗师进行培训，那就可以推断治疗师对这种疗法是忠诚的。与安慰剂效应类似，忠诚度的效应可能是隐蔽的，即使最专业的研究者也无法察觉到这种效应（因此双盲研究设计是心理治疗临床试验中无法达到的追求），这种效应可能还包括招募策略、描述治疗的方式不同等。在我们考察对忠诚度的研究和元分析之前，首先需要明确研究者忠诚度和治疗师忠诚度之间的一个重要区别。例如，研究者可能对治疗 X 忠诚，并设计了一个精心控制忠诚度的研究，却仅使用对他们所使用的疗法抱有忠诚度的治疗师，并且由资历相似的人提供相似的培训和督导。但是，研究者忠诚度可以通过治疗师以外的方式表现出来；比如通过不同的方式改变对比的疗法——通常使用的是消除对比的疗法中与偏好的疗法重叠的治疗成分（例如，禁止在咨询中谈论创伤以消除暴露）。这种改变通常会产生不按最初设计实施的治疗。

例如，由克拉克、萨科夫斯基斯（Salkovskis）、哈克曼（Hackmann）、米德尔顿（Middleton）、阿纳斯塔夏季斯（Anastasiades）和格尔德（Gelder）（1994）采用认知行为疗法和应用放松疗法［（applied relaxation, AR），还有一个精神药物治疗组］治疗惊恐障碍的研究。该研究的第一作者（也是认知疗法的主要支持者戴维·克拉克），与第二作者一起成为所研究的认知行为疗法的开发者。该文章的引言部分主要讨论认知疗法，并明确指出应用放松疗法是一种已确立的替代疗法，是为了验证认知疗法的有效性而选择的。在方法部分，被引用作为认知疗法基础的两篇文章都是由克拉克写的，替代疗法则是由另一组研究者设计和倡导的。在研究中用提供认知行为疗法和应用放松疗法的两名治疗师是文章的共同作者，其中一名是认知行为疗法的共同开发者，且两人都是认知行为疗法的倡导者（即萨科夫斯基斯和哈克曼）。最后，第一作者和认知疗法的支持者（克拉克）同时担任两种治疗的临床督导。这项研究中，研究者的忠诚度是明确的；此外，治疗师对认知疗法的忠诚度较高，对应用放松疗法的忠诚度较低，这也是显而易见的。这个例子展示了研究者对一种疗法的倡导如何转化为治疗师忠诚度。除了上述的操作，在这项研究中，如瓦姆波尔德、艾梅尔和米勒（2009）所指出的，还有另一个偏向认知行为疗法的研究操作，涉及对标准应用放松疗法程序的修改：

> 对应用放松疗法更为重要的第二次修改是由欧斯特（Öst）做出的，在原版本中，直到放松训练完成（8 至 10 次）之后才会引入诱发焦虑刺激的暴露，而在克拉克等人的版本，暴露在四个阶段后开始——也就是说，克拉克等人在患者学会放松之前就将他们暴露在可怕的刺激下。

虽然研究者忠诚度可能导致多重偏差（如招募、非盲法和有偏见的评估、对现有疗法的修改、非随机数据输入错误等），但显然，当研究者/疗法的倡导者训练、督导治疗师，且治疗师忠诚于研究者和治疗方法时，临床试验中治疗师的忠诚度就出现了。我们需要解决的一个问题是确定研究者忠诚效应的来源（如果存在）。

我们可以设计和开展控制忠诚效应的研究。对忠诚效应进行控制的一个很好的例子，是美国心理健康研究所抑郁症治疗合作研究项目（National Institute of Mental Health Treatment of Depression Collaborative Research Program, NIMH TDCRP）。该研究的作者不是两种心理治疗方法（认知行为疗法和人际关系疗法）的支持者，并且该研究是通过不同的专家委员会开发设计的。研究分别由申请进行认知行为疗法和人际关系疗法的小组所实施。治疗由治疗师开展，且治疗师各自对他们所提供的治疗抱有忠诚度，并由相应疗法的支持者提供培训和督导（本章稍后将详细介绍这项研究）。

虽然我们希望，对心理治疗直接进行比较的研究设计者，不知道所研究疗法的效果，但是现实是，这种方式在心理治疗科学中行不通。最常见的情形是特定的疗法通常由临床科学家进行测试，这些科学家开发出治疗方法，并投入精力确认其疗效，进而推广让人们广泛使用，这与制药公司努力让药物被批准使用没有太大不同（参见Spielmans & Kirsch, 2014）。

与忠诚度有关的证据

我们可以通过比较不同研究的结果来研究忠诚度的影响。也就是说，将对同一疗法中存在忠诚度与不存在忠诚度的研究效应量进行比较。因此，对忠诚效应的检验就分散在对心理治疗结果的各种元分析中。

对忠诚效应进行识别的尝试最早出现在史密斯等人（1980）的元分析中。回顾第4章，史密斯等人在1977年对所有已发表的和未发表的咨询和心理治疗对照研究进行了广泛的搜索。他们发现，在总计475项研究中，（治疗组与对照组相比）产生了0.85的平均效应量，这是一个很大的效应量。在这个元分析中，每项研究中的忠诚度是由"所陈述的研究假设方向、不加批评地接受以前研究的有利结果、未能发现偏好疗法的显著效果后的合理化、对某一观点的直接赞成和宣扬"所决定。通常，与被偏好的疗法进行比较的替代疗法将"被明显地鄙视，不会有太多成功的机会"。史密斯等人检测到了明显的忠诚效应。与对照组相比时，实验者具有忠诚度的疗法产生的平均效应量为0.95，而实验者对治疗缺乏忠诚度的疗法产生的效应量仅为0.66。这两种效应量之间的差异（即效应量为0.29）是对忠诚效应的粗略估计。不久以后，辛格（Singer）和卢伯斯基指出："人们会很自然地怀疑……对疗法的忠诚度是否会……影响结果"。

几年后，当多什（Dush）、伊尔特（Hirt）和施罗德（Schroeder）（1983）对自我陈述修正疗法（self-statement modification, SSM）的研究进行元分析时，出现了一个有趣的特定研究者忠诚效应。当时，认知疗法十分流行，主要有三种疗法：埃利斯的理性情绪疗法、贝克的认知疗法和梅钦鲍姆的自我陈述修正疗法。多什等人检索了69项将自我陈述修正疗法与无治疗对照组或伪安慰剂对照组进行比较的研究。结果发现，自我陈述修正疗法相对于无治疗对照组和伪安慰剂对照组的平均效应量分别为 0.74 和 0.53。这些数值与元分析中发现的治疗效应量一致（参见第 4 章和第 8 章）。然而，当梅钦鲍姆作为第一作者或共同作者时，与其他研究相比（见图 5-1），其效应量几乎是后者的两倍（与无治疗对照组比较），或两倍以上（与安慰剂对照组相比）。更有说服力的是，安慰剂对照组在由梅钦鲍姆进行的那些研究中没有效应，因为安慰剂对照组和无治疗对照组所产生的效应量几乎相同（即安慰剂对照组基本上与无治疗对照组相同）。对梅钦鲍姆研究中的效应量和其他研究效应量之间的差异进行比较，获得范围在 0.60 至 0.70 之间的忠诚效应。这些对自我陈述修正疗法的研究显示了梅钦鲍姆——自我陈述修正疗法的开发者和主要倡导者产生的忠诚效应。

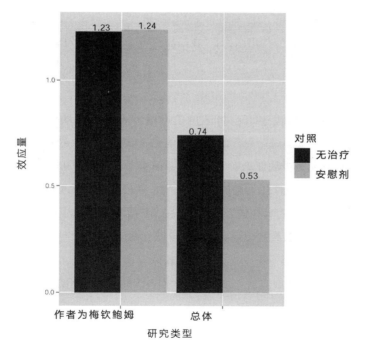

图 5-1 是否由梅钦鲍姆（共同）撰写的自我陈述修正疗法效应量

注：引自 Self-statement modification with adults: A meta-analysis, by D. M. Dush, M. L. Hirt, and H. Schroeder, 1983, *Psychological Bulletin, 94*, p. 414. 版权归属 the American Psychological Association。

另一项发现强忠诚效应的元分析是鲁宾逊（Robinson）、伯曼（Berman）和内米耶尔（1990）对抑郁症治疗研究的文献综述。虽然鲁宾逊等人发现了不同疗法对抑郁症疗效的差异，但是这些差异是由对各种疗法的忠诚度不同造成的。在这项元分析中，研究者使用前面提到的线索（例如假设方向、治疗细节呈现的程度），以 5 点量表对忠诚度进行评分。在这个元分析中，两名评分者在对忠诚度的评分上显示出高一致性（内部一致性系数为 0.95）。结果表明，忠诚度评分与研究产生的效果之间的相关为 0.58，这是非常高的相关。也就是说，在所分析的研究中，效应量变异的约三分之一 $[(0.58)^2 = 0.34]$ 是由研究者的忠诚度造成的。因为研究结果可能影响元分析文章中引言部分的写作，于是鲁宾逊等人只看研究部分，从而可以通过研究者之前发表的文章考察他们的忠诚效应。在这些研究中，忠诚度和结果之间的相关仍然很高（$r = 0.51$）。鲁宾逊等人的研究结果指出，在已建立的心理治疗效果研究领域存在很大的忠诚度。卢伯斯基等人使用了三种不同的方法检测忠诚度，发现忠诚度和治疗结果之间有非常密切的相关关系，并得出结论：“在当前的研究中，三种对忠诚度的测量方法均发现忠诚度与治疗效应量相关，对这些方法的组合使用更加显示出忠诚度与治疗结果有非常大的关联（$r = 0.85$！）”。

虽然早期的元分析描述了由忠诚度引起的、令人不安的负面效应，但加芬（Gaffan）、蔡西斯（Tsaousis）和肯普-惠勒（Kemp-Wheeler）（1995）提出了忠诚度可能随着时间的推移而减少的证据。他们研究了两组对比认知疗法和其他疗法的研究。第一组包含 1976 年至 1987 年发表的 28 项研究，多布森（Dobson, 1989）对它们进行了回顾。第二组包含 1987 年和 1994 年之间发表的 37 项研究。对于第一组，认知疗法相对于对照组或替代疗法具有优势。此外，忠诚度评分与行为疗法和其他组比较得到的效应量有显著相关。对于第二组研究，比较效应量总体较小，忠诚度评分也较低，更重要的是忠诚度评分与效应量无显著相关。作者因此得出以下结论：

> 忠诚度评分与效应量的相关之所以存在于多布森的研究中，一部分是因为之前，特别是在 1985 年之前，人们非常喜欢行为疗法，对行为疗法抱有极强的忠诚度，所以效应量很大；另一部分是因为忠诚度和效应量从 20 世纪 70 年代末到 80 年代都下降了。到 20 世纪 90 年代，这些关联都消失了。

为了理解对忠诚度的各种元分析，蒙德（Munder）、布律茨（Brütsch）、格杰

（Gerger）和巴思（Barth）（2013）对30个元分析进行了元分析（我们可称其为对元分析的元分析），并考虑到了有些研究被纳入了多个元分析的事实。在对30个元分析的研究中，忠诚度与结果的总体相关为 $r = 0.26$（相当于 $d = 0.54$，见表3-1，一个中度效应量）。有趣的是，元分析研究者对忠诚度概念的忠诚（我们可称其为对忠诚度的忠诚）造成了边缘性差异，但即使元分析研究者不是忠诚度的支持者（甚至对它怀有敌意），忠诚度仍然与结果显著相关（$r = 0.17$，相当于 $d = 0.35$）。在这个分析中，忠诚度相对于其他所有的调节变量都更为稳健。

对忠诚度相关文献的一个普遍批评聚焦于这一类研究都是相关研究。也就是说，忠诚度与结果之间的关联可能根本就不是偏见——因果关系实际上可能是颠倒的，事实可能是研究人员只是忠诚于更有效的治疗（Leykin & DeRubeis, 2009）。同样，研究的结果会影响书面报告，即赞扬某一疗法的优越性可能会造成忠诚的印象（例如，编辑可以要求减少对无效疗法的治疗的描述长度）。为了检验这一批评，蒙德、弗吕克格尔（Flückiger）、格杰、瓦姆波尔德和巴思（2012）对人们认为差异性最小的治疗方法——聚焦于创伤后应激障碍的治疗——进行了元分析。在这个元分析中，因为直接比较的各种聚焦于创伤的疗法没有什么差异，所以得到的忠诚度不能归因于对好疗法或其他因素怀有忠诚。结果发现，忠诚度解释了结果变异性的12%，这表明忠诚度并不是由不同疗法之间的真正差异造成的。

蒙德、格杰、特雷勒（Trelle）和巴思（2011）试图找到研究中引起忠诚度的研究方法因素。他们的元分析结果表明设计质量可以调节结果中的忠诚度——当研究设计的质量低时，忠诚效应更大。当设计的质量很高时，即使研究者对某一特定疗法抱有忠诚，忠诚效应也会比较小。此外，聚焦于治疗理论可靠性的治疗方案的概念质量，对忠诚度与效果的关系起中介作用。总之，这些研究结果表明，忠诚度影响结果的一种方式是通过研究设计。蒙德等人发现没有证据表明治疗师忠诚度或培训、督导与忠诚效应有关。

为了分析治疗师（而不是研究者）的忠诚度，法尔肯斯特伦（Falkenström）、马科维茨（Markowitz）、琼克（Jonker）、菲利普斯（Philips）和霍尔姆奎斯特（Holmqvist）（2013）分析了治疗师同时施用两种被比较的治疗方法（即交叉设计）的研究，其中大多数研究没有控制治疗师忠诚度。在没有控制治疗师忠诚度的研究中，研究者忠诚度越高，越能强烈预测所偏好的疗法有效；而当研究控制了治疗师忠诚度时，研究者忠诚度对结果没有影响。这个结果表明，治疗师忠诚度是心理治疗中的一个重要因素。这个结果同时解释了这些对照研究中的研究者忠诚效应。此外，法尔肯斯特伦等人发现认知行为疗法研究者对治疗师忠诚度的控制不如其他理论取向的研究者。

与忠诚度有关的结论

研究忠诚度的元分析发现，除了少数例外（Gaffan et al., 1995），忠诚效应基本上普遍存在。忠诚效应高达 0.65——这与心理治疗结果的其他变异来源相比，是一个很大的效应。

关于忠诚度，有两个重要的结论。首先，情境模型预测忠诚度特别是治疗师忠诚度，将是产生心理治疗益处的重要因素。虽然支持研究者忠诚度的证据相当充分，但支持治疗师忠诚度的证据就不那么充分了，因为治疗师忠诚度很难研究。在自然设置中，大多数情况下，治疗师提供他们所相信的治疗，因此研究者的忠诚度没有自然的变异性。在临床试验中，治疗师忠诚度从未被直接操纵，而只是作为研究设计的缺陷，这就带来了第二个结论——在解释临床试验时，必须始终注意研究者的忠诚度，以及治疗师的忠诚度。

相对疗效的相关证据

前元分析：对混乱的重新审视

正如前文所言，1936 年，罗森茨威格指出了各种心理治疗方法的效果等值。然而，在当时，心理疗法主要是心理动力疗法。当行为疗法出现时，行为疗法的倡导者一起努力，希望展现出行为疗法相对于（可能是心理动力疗法）"心理治疗"的优越性。1961 年，当艾森克回顾关于心理治疗疗效的研究时，他也阐述了相对疗效问题。在他的著作的前几章中，他得出结论，没有证据支持心理治疗的有效性。然而，基于沃尔普（1952a, 1952b, 1954, 1958）、菲利普斯（1957）和埃利斯（1957）的无对照组研究，艾森克认为"通过基于学习理论的心理治疗方法进行治疗的神经性患者，相对于进行精神分析或整合心理治疗的患者或根本没进行心理治疗的患者，情况改善得更快且改善速度差异显著"。基于这些证据，艾森克很快提出，基于学习理论的治疗中的特定成分导致了更好的结果：

> 精神分析疗法在理论上和实践上都不能有效地检验相关的预测，看起来丢掉精神分析疗法才是明智之举。我们应该暂时采纳学习理论，至少到目前为止，它看起来更有理论和应用前景。

有趣的是，艾森克引用的三个例子都是由行为疗法的倡导者进行的研究，这带来了忠诚度的问题。此外，这些研究中的治疗是否应用了学习理论还存在疑问[1]。艾森克的说法很有趣，因为它们代表了一种早期尝试：去表明一种特定方法（即行为疗法）比其他疗法更经得起科学推敲，并且这种疗法带来的好结果是来自该治疗理论中所阐述的特定成分。

与此同时，艾森克（1961）发表了关于学习理论治疗优越性的论文，梅尔策夫和科恩里奇（1970）也分析了各类心理治疗的相对疗效的研究。他们使用的文献基本上与艾森克相同，但却得出了截然不同的结论：

> 据我们目前所知，几乎没有任何证据表明一种传统的心理疗法比另一种效果更好。事实上，这个问题几乎没有经过公正的检验。该问题仍然处于争论、专业舆论层面，大家只是通过权威提供的说明性案例来支撑自己的论据。人们可能会根据不同且特点鲜明的生活哲学或解决生活问题的方法想出不同的疗法，但目前没有证据表明，一种传统方法比另一种方法在改变心理病态、减轻症状或改善总体适应性方面更成功。

对相对疗效研究进行元分析的早期历史，与当时对绝对疗效进行分析的早期历史相同，即结论受分析者先入为主的观念影响，是不可靠的。

---

[1] 人们发现沃尔普提出的相互抑制机制是有缺陷的。菲利普斯认为，所有的行为（包括病理和正常）是由个人对自己、自己与他人关系的"断言"引起的，而不是如现有的学习理论所说的那样。虽然埃利斯没有为他的理性疗法提出学习理论基础，但艾森克认为，创造一个学习理论来解释它"是有可能的"。

1975 年，辛格和卢伯斯基试图对直接比较不同心理疗法的研究进行回顾，以解决相对疗效问题。在意识到从过去的综述中找到和评价研究很困难之后，他们评论说，"以前一些分析者根据研究文献，对某些形式的心理疗法的相对价值提出了有偏见的结论是很正常的"。因此，他们系统地检索和评价了研究。通过仅回顾直接对比研究，他们能够排除本章前面提到的混淆变量。然而，卢伯斯基等人无法使用元分析程序，他们不得不求助于得分记录表（用来计算显著结果的数量）。在比较各种传统（即非行为）疗法的 11 项良好对照研究中，仅四项包含显著差异。其中，只有当事人中心疗法有足够数量的研究来检验传统疗法的相对疗效：在五个案例中，有四个案例发现当事人中心疗法与其他传统心理疗法没有显著差异，剩下的一例更偏向另一种传统疗法而非当事人中心疗法。有 19 项研究将行为疗法与其他心理疗法进行了比较，其中 13 项没有差异，剩下的 6 项偏向于行为疗法，但其中的五个研究质量评分非常低。卢伯斯基等人总结道："大多数对不同形式心理治疗的对比研究发现，在心理治疗结束时，不同疗法下改善的患者比例没有显著差异，尽管"行为疗法可能特别适合界限清晰的恐惧症（circumscribed phobias）患者"。在这里，我们看到一个在心理治疗文献中坚持至今的说法（共同要素理论的坚定倡导者也这么认为）：各疗法总体是效果等值的，但是行为疗法（和现在的认知行为疗法）对一些焦虑症，包括恐惧症、强迫症和恐慌症更有优势。我们将会在本章后面部分回顾关于心理疗法对这些疾病的相对疗效的证据。

总的来说，我们已经看到，对研究结果的早期回顾在结论方面存在分歧，支持行为疗法的人认为传统心理治疗无效，行为疗法才是有效的。而其他阅读相同研究文献的评论者得出的结论是，传统心理治疗同样有效。在前元分析的时期结束时，对控制研究得更为严谨地回顾多数发现各类心理疗法结果是等效的。控制最好、最严谨的比较结果研究发现，传统心理治疗和行为疗法之间几乎没有区别（参见 Sloane, Staples, Cristol, Yorkston & Whipple, 1975），该研究是一个对心理动力疗法和行为疗法进行比较的控制良好的早期例子。但是，在元分析之前，人们无法严谨地分析相对疗效。

一般元分析：恢复秩序

有许多元分析已经解决了相对疗效的问题，它们都试图纠正先前以及当前研究中存在的一些问题。请阅读本书的第 1 版，以获得关于早期元分析的详细信息，这一版主要关注过去 20 年发表的元分析 ①。因为心理治疗研究界一直在围绕这些证据进行争论（Crits-Christoph, 1997; Ehlers et al., 2010; Hofmann & Lohr, 2010; Howard, Krause, Saunders & Kopta, 1997; Siev & Chambless, 2007; Wilson, 1982），所以这些元分析的结果将在需要时被相当详细地列出，并在特定诊断领域、评论和重要研究中对它们进行检验。

瓦姆波尔德等人（1997b）试图通过元分析解决早期存在的主要方法问题，方法是将元分析局限于直接比较治疗的研究，避免将治疗分为不同的治疗类型。将治疗分为多个类别，可以检验治疗类别之间没有差异这一假设，但瓦姆波尔德等人（1997b）的元分析是要检验所有治疗之间差异为零的假设。这种限制策略避免了早期元分析所涉及的成对比较治疗类别问题，包括在检验更广泛的渡渡鸟猜想（dodo bird conjecture）时遇到的几个问题。

1. 在以前的元分析中，有许多成对类别比较，只包含很少甚至某些类别下没有研究纳入［参见比森等人（2007）提出的一个例子——实际上一些成对比较只是单一初步研究的简单评估］。
2. 心理治疗的分类并不像人们所认为的那么简单（Baardseth et al., 2013）。
3. 治疗类型的比较不考虑治疗类型内部的比较，其中有许多被设计用于测试特定成分的疗效。
4. 非常重要的一点，治疗类型的成对比较消除了对渡渡鸟猜想的综合检验（在所有被比较的治疗之间是否存在任何差异）。

瓦姆波尔德等人将六个期刊中（从 1970 年至 1995 年）发表的所有研究均纳入进来——这六个期刊通常发表直接比较两个或两种以上真正的心理治疗的效果研究。治疗限于以治愈为目的的那些疗法，因此排除了作为对照组（伪安慰剂）或治疗师不相

---

① 到目前为止，早期元分析的结果大体一致。早期元分析不分析对心理疗法进行直接比较的原始研究，结果发现在各种疗法的疗效之间存在一些差异，但利用统计方法对混淆变量建模后，这些差异可以忽略不计。对不同疗法进行直接比较的早期元分析发现不同疗法疗效间有一些差异，但这个差异不会超过偶然误差。此外，一个可能支持特定成分假设的结果（认知疗法相较于系统性脱敏疗法更为优越）后来被证明是不存在的，该结果最有可能是由忠诚度引起。

信的治疗。这种限制很重要，因为心理治疗的情境模型规定治疗的疗效取决于治疗师和当事人都相信心理治疗以治愈为目的。一个治疗要被确定为真正的心理治疗，必须满足以下条件。

1. 治疗师至少具有硕士学位，且与当事人建立了治疗关系，并为当事人量身定制了治疗方法。

2. 不考虑问题严重性（即不一定满足 DSM 诊断标准），但所处理的问题必须体现当事人的典型问题。

3. 治疗必须满足以下四个条件中的两个：一个既定的治疗（如当事人中心疗法）；提出了对治疗的描述且描述包含心理机制（如操作性条件作用）；使用手册来指导治疗的实施；详细说明了治疗的活性成分且有文献依据的。

利用这种检索策略，瓦姆波尔德等人找到了 277 项对以治愈为目的的心理疗法的对比研究。

这项元分析的主要焦点在于零假设——以治愈为目的的疗法之间，真正差异为零。与渡渡鸟猜想相关的两个其他假设也被进行了检验。第一个假设是斯泰尔斯（Stiles）等人（1986）的推测：改进研究方法后，例如使用更敏感的结果测量方法和手册化治疗，人们将检测出过去被掩盖的治疗间的真实差异。为了验证这一假设，瓦姆波尔德等人（1997b）查找了使用更好研究方法的最近研究，看是否会产生比之前的研究更大的差异。第二个假设与研究分类有关——如果特定成分是产生治疗效果的原因，那么包含相似成分的同类别治疗（如认知行为疗法）产生的差异将相对较小；而来自不同类别的疗法（认知行为疗法和心理动力疗法）产生的差异将相对较大。瓦姆波尔德等人通过将治疗相似性与治疗差异大小联系起来，以验证这一假设。如果渡渡鸟猜想是错的（即不同治疗在疗效上不同），则不同疗法相比，会比相类似疗法相比，产生更大的差异；而如果渡渡鸟猜想是对的，那么疗法的相似性对于疗效差异是没有影响的。

不对治疗类型进行分类这一处理存在方法学问题。在之前对比效果研究的元分析中，首先，研究者将疗法进行分类，然后（随机地）将其中一个类别定为参照，以便可以确定效应量的代数符号。例如，在大多数元分析中，一个特定治疗被分类定为参照，当出现正性效应量时，表明特定治疗（如认知疗法）优于替代疗法。然而，瓦姆波尔德等人（1997b）需要对每个对比研究（即每个原始研究）分配一个代数符号。对此，瓦姆波尔德等人有两个选项，他们两个都选择了。第一个选项是分配正号，使每个比较都产生一个正效应量。然而，使用这一选项将高估合并效应量；不过，正效应合并起来为真正的心理治疗结果的差异提供了一个上限估计。第二个选项是将代数符号随机分配给单个比较的效应量，从而出现了一种情况：合并效应量为 0，因为"正"和"负"效应量将彼此抵消。如果疗法之间存在真正的差异（即渡渡鸟猜想是错的，由某些疗法的特定成分产生效应），那么很多比较产生的效应量很大，使得符号随机确定的效应分布具有尖峰厚尾特征（thick tails），如图 5-2 所示。另一方面，如果疗法之间确实没有差异（即渡渡鸟猜想是对的），则大多数效应量将接近 0，而那些位于分布尾端的效应量将与随机预期值相等。

瓦姆波尔德等人的元分析检验了效应量是否在 0 附近均匀分布，如果渡渡鸟猜想是真实的，效应量大多会分布在 0 附近。图 5-2 显示了效应量的实际分布。事实证明，这项元分析中所用方法的统计分析显示，瓦姆波尔德等人使用的测验效果非常好（即具有期望的统计特性）——没有必要随机分配"正"和"负"，且零假设下的期望值是已知的（Wampold & Serlin, 2014）。

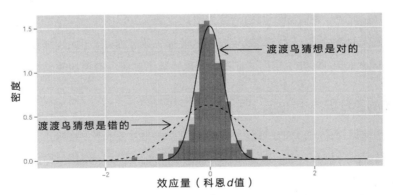

图 5-2　渡渡鸟猜想为真或为假时的效应量分布（符号随机确定）

注：直方图的效应量来自瓦姆波尔德等人的元分析。引自 A meta-analysis of outcome studies comparing bona fide psychotherapies: Empirically, 'all must have prizes, B. E. Wampold, G. W. Mondin, M. Moody, F. Stich, K. Benson, and H. Ahn, 1997b, *psychological bulletin, 122,* p.206。版权归属 1997 American Psychological Association。

瓦姆波尔德等人（1997b）的元分析提供的证据在各方面都与渡渡鸟猜想相一致。首先，效应在 0 左右均匀分布。也就是说，根据效应的抽样分布（见图 5-2），大多数效应接近 0，并且较大效应量与偶然产生的效应量频次一致。第二，即使把每个比较都加上正号时，总效应也大致等于 0.20，[①] 这是一个小效应量（见表 3-1 及之后的信息）。需要注意的是，即使零假设是对的，也会有研究由于随机误差而处于分布的尾端。即使每个治疗间完全没有差异，每 100 个 α 设置为 0.05 的研究中也会有五个产生显著结果。事实证明，效应 x 的绝对值小于偶然预期的绝对值，因此 0.20 的上限大大夸大了治疗差异（Wampold & Serlin, 2014），这种效应将在第 9 章总结心理治疗结果的变异时使用。请记住，0.20 的效应量在社会科学中是一个小效应量（见表 3-1），特别是与心理治疗效果的效应量（即 0.80）相比。效应量为 0.20 表示接受较差治疗中有 42% 的人将比接受较优治疗的普通人"更好"。此外，效应量为 0.20 表示结果中只有 1% 的变异是由治疗造成的。最后，这种效应相当于需治人数为 9，表明至少需要九名患者接受优良治疗，才会有一名治疗结果能显著优于较差治疗（见第 3 章）。这表明，即使使用最宽松的估计，治疗之间的差异也很小。

瓦姆波尔德等人（1997b）发现治疗结果的差异与发表研究的年份或治疗的相似性无关。年份和效应量之间缺乏相关，表明研究方法改进后，人们没有检测到更大的治疗间差异。此外，对完全不同的治疗方法的比较，并没有产生比对相似疗法进行比较，产生更大的效应量，这一结果与渡渡鸟猜想一致。因此，世纪之交最全面的元分析（Wampold et al., 1997b）得出的证据，完全验证了渡渡鸟猜想的效果等值。

特定领域的元分析

我们在前面讨论了研究是否能得出治疗间存在非零差异这一结果，发现得出存在差异这一结果的可能性较低。但是，在不考虑疾病的情况下比较特定疗法的相对疗效，就像在不知道患者是否患有轻微感冒还是更严重细菌感染的情况下，比较泰诺和抗生素阿奇霉素的疗效。尽管瓦姆波尔德等人（1997）所回顾的研究涉及对某个特定问题

---

① 格里索姆（Grissom）对 32 个元分析进行了再分析，比较了各种心理疗法，给治疗间差异分配了正号，计算出效应量差为 0.23，和瓦姆波尔德等人发现的上限是一致的。

或障碍的治疗，但还是有批评者认为必须对特定障碍进行分析。在本章接下来的部分，将对相关元分析和原始研究进行回顾，以确定针对特定障碍的不同疗法的相对疗效。这些特定障碍包括抑郁症、创伤后应激障碍和其他焦虑障碍和物质使用障碍。当然，我们还可以检验许多其他的疾病，但关于特定成分的重要性的辩论在这些领域是最激烈的，也是研究最多的。此外，这些元分析主要关注三个问题：首先是忠诚度等变量对结果的混淆；其次是缺乏疗法间的直接比较；最后是分类和多重比较的问题。我们将看到，许多人认为，某种治疗（通常是特定的认知行为疗法）优于所有疗法，或一些其他疗法。

抑郁症

抑郁症的心理治疗研究在所有主要心理障碍中可能是最为成熟的。在本章后面部分提到的一项近期的元分析中，巴思等人（2013）年发表的对抑郁症采用不同心理治疗方法研究，用一个可视化方法进行了直接比较（见图5-3）。"节点"的大小代表了该类别疗法的直接对比研究中患者的数量，治疗类别间连线的宽度代表了这些类别被直接比较的次数。可以看出，认知行为疗法是迄今为止检验最多的治疗方法。这并不奇怪，因为自1979年以来，认知行为疗法一直是抑郁症的确立的治疗方法。

从图5-3中也可以看出，大多数疗法是和等待组进行比较。最常见的比较包括"常规护理"和"支持性心理治疗"，这两种治疗条件通常不符合本书中使用的真正的心理治疗的定义。因此，问题是，在对认知疗法和另一针对抑郁症的真正的心理治疗的公平测试中——分别由各自治疗的倡导者（即控制忠诚度）所提供——认知疗法的效果会更好吗？

在转向元分析之前，我们先要回顾十分重要的美国心理健康研究所抑郁症治疗合作研究项目（Elkin, 1994）。这是心理治疗界第一次尝试模仿医学研究中的协作性临床试验，之后许多心理治疗临床试验都是仿照它而来，因此值得充分考虑。

美国心理健康研究所抑郁症治疗合作研究项目比较了认知行为疗法、人际关系疗法、抗抑郁药物（即丙咪嗪）加临床管理，以及安慰剂药物加临床管理这四种抑郁症疗法。认知行为疗法（当时用于抑郁症的标准心理疗法）和人际关系疗法的对比研究很好地检验了认知行为疗法相对于另一种疗法的疗效。认知行为疗法是研究者根据

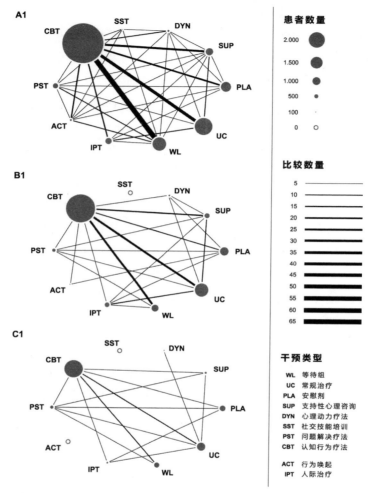

图 5-3　大多数疗法与等待组进行的可视化直接比较

注：引自 Comparative efficacy of seven psychotherapeutic interventions for patients with depression: A network meta-analysis, by J. Barth, T. Munder, H. Gerger, E. Nuesch, and S. Trelle, 2013, *PLoS Med, 10*（5），p. 12. 版权归属 Bath 等人所有。

通用的治疗手册（Beck, Rush, Shaw, & Emery, 1979）进行的，是抑郁症认知疗法的原型。同样，人际关系疗法是根据科勒曼（Klerman）、魏斯曼（Weissman）、朗萨维尔（Rounsaville）和谢弗龙（Chevron）于 1984 年开发的手册进行的，其基础是帮助当事人获得对自己人际问题的理解，并且制定与其他人打交道的适应性策略。IPT 最初是作为药物试验的控制干预而开发的，是动力学疗法的衍生物，并且在不同元分析中可根据使用的分类方案类型将其分类为"谈话治疗""动力学疗法"或"其他心理疗法"，尽管最近 IPT 被某些研究者认为是一个独特的类别。这两种治疗的特定成分是独特的，很容易区分（Hill, O'Grady, & Elkin, 1992）。

为降低特定位点风格对结果可能造成的影响，治疗师分别在三个点进行治疗（属于协作研究）。治疗师中有 8 个施用认知行为疗法、10 个施用人际关系疗法，他们在各自的疗法中具有经验，使得治疗师被嵌套于疗法之中（见第 6 章）。此外，治疗师由各自的治疗中的专家培训和督导，且遵循各自的疗法。基于这些治疗师设计，忠诚效应得到了很好的控制。

这里考虑了三个当事人样本重叠的结果。在接受治疗的 239 名患者中，204 名接受"足够剂量"的治疗（维持治疗至少 3.5 周），84 名患者接受完全治疗（如"完成者"）。相对大的当事人样本量为认知行为疗法和人际关系疗法的相对疗效提供了较好的估计。所有患者都符合重度抑郁症的诊断标准。研究者通过汉密尔顿抑郁评定量表（Hamilton Rating Scale for Depression, HRSD）、全面评估量表（Global Assessment Scale, GAS）、贝克抑郁量表（Beck Depression Inventory, BDI）和霍普金斯症状检查表（Hopkins Symptom Checklist-90 Total Score, HSCL-90）这四个量表对抑郁症进行评估。

这个典范试验的结果相当清晰。尽管样本很大（具有足够的效力来检测效应是否存在），但是没有任何样本的治疗间差异接近显著水平。对这项研究的效应量进行检查，可以让人对相对疗效产生深刻的印象。虽然完成者的总效应量更有利于人际关系疗法，高出 0.13 个标准差；对于单个变量，效应量在 0.02 到 0.29 的这个范围变动（见图 5-4），但是这些效应量在有利于人际关系疗法的恢复率上，只显示出非显著的小差异，如果再考虑治疗师效应，这种差异将被消除。在第 6 章中，我们会发现，虽然相对疗效的效应很小，但是它们已经被治疗师的差异夸大了——也就是说，真正的治疗差异甚至比它们显现出来的更小。

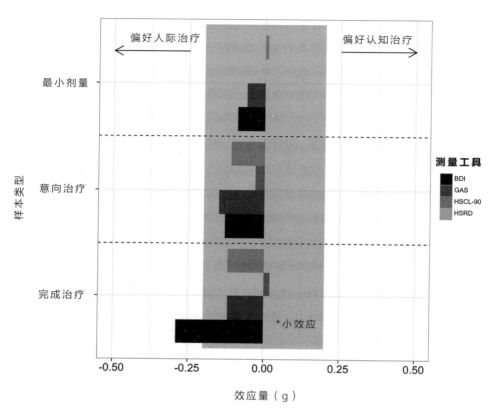

**图 5-4　NIMH 抑郁症治疗合作研究项目——使
用认知行为疗法与人际关系疗法治疗抑郁症的比较**

注：引自 National institute of mental health treatment of depression collaborative research program: General effectiveness of treatments, by I. Elkin, T. Shea, J. T. Watkins, S. Imber, S. M. Sotsky, J. F. Collins, … M. B. Parloff, 1989, *Archives of General Psychiatry, 46*, p. 975.

　　尽管有人对美国心理健康研究所抑郁症治疗合作研究项目做出批评（Elkin et al., 1989; Elkin, Gibbons, Shea, & Shaw, 1996; Jacobson & Hollon, 1996a, b; Klein, 1996），但它是迄今为止最全面的临床试验之一，并且为抑郁症的认知疗法、动力学谈话疗法的相对疗效提供了一个公平、有效的测试。

　　当然，任何单个研究都可能存在缺陷，因此我们将重点转向对抑郁症治疗的元分析。一般来说，当研究者控制了忠诚度时，抑郁症治疗的元分析结果与抑郁症治疗合作研究项目的结果一致——均显示治疗之间没有差异。但多布森（1989）发现了有证据表明认知疗法比其他治疗更有效。然而，这项研究依赖于贝克抑郁量表（Beck, Ward, Mendelson, & Erbaugh, 1961），这使得测量方法始终对认知疗法有利[①]；且研究者没有控制研究者忠诚效应，因此结果不可靠。鲁宾逊、伯曼和内米耶尔（1990）分析了 58 项对照组研究，这些研究将鲁宾逊等人对比的治疗分为认知、行为、认知行为、一般谈话治疗。最后一类是心理动力疗法、当事人中心疗法和人际关系疗法三种疗法的集合。结果发现，当忠诚度得到控制时，治疗之间的差异消失了。

在对多布森元分析的更新过程中，1995 年加芬、蔡西斯和肯普-惠勒重新分析了多布森在 1989 年分析过的研究以及 1995 年之前发表的 35 项额外的研究。这些研究都将治疗抑郁症的认知疗法与另一种疗法进行了比较。通常，这些比较产生的效应量较小（在 0.03 至 0.34 的范围内），且无显著差异（六种效应量中只有一个具有统计学显著性）。

统计上显著的结果出现在认知疗法和"其他心理疗法"的比较中，但需要进一步的检验。在对抑郁症和其他障碍进行治疗的元分析中，相对于那些被归类为"其他"的疗法，特定疗法的优势将再次出现。我们对被归入"其他心理疗法"的 12 种比较疗法中的一些疗法进行初步考虑，其中一种心理疗法是牧师咨询（pastoral counseling），对其过程的描述如下：

> 每次谈话包括约 75% 的时间用于非指导性倾听，25% 的时间用于讨论《圣经》经文或宗教主题，这些主题可能与患者的担忧有关。与认知行为疗法类似，该治疗会布置家庭作业。在牧师咨询中，家庭作业仅包括列出一个问题清单，供下次谈话讨论。

> 引自 Propst, Ostrom, Watkins, Dean, & Mashburn, 1992, p. 96

[①] 研究者通过项目检验发现了贝克抑郁量表的偏倚（许多项目涉及认知）。夏皮罗等人的比较认知行为疗法和心理动力-人际关系疗法的研究为此提供了实证证据。在八个结果测量中，六个疗法间差异的 F 值小于 1.00，表明疗法之间绝对没有差异。贝克抑郁量表的使用是认知行为疗法优越性的产生原因。研究者在一项元分析中进一步证实了贝克抑郁量表的认知偏差——通过治疗发生的认知风格变化与贝克抑郁量表中抑郁测量得分的减少相关，但这种认知风格变化与其他测量抑郁测量中的得分无关。

情境模型的一个基本特征是，治疗以治愈为目的，且它们基于心理学原理，正如第2章中给出的心理治疗的定义。上述疗法并非基于心理学原理，并且不会被认为是以治愈为目的的。第二种被归入为"其他心理疗法"的疗法是支持性的自我指导治疗，由非专家通过电话提供治疗、或读书疗法，且治疗师的反馈仅限于"情感反映、澄清和寻求信息"（Beutler & Clarkin, 1990, p.335）。这种疗法不符合本书中使用的心理治疗定义，因为它缺乏面对面的互动、治疗师没有接受过训练、不基于心理学原理。[1]

第三种被归入为"其他心理疗法"是运动疗法。显而易见，如果因为认知疗法优于牧师咨询、支持性的自我指导疗法、运动疗法或其他明显不属于心理治疗的疗法，而得出认知疗法是一种更好的心理疗法，就毫无意义了。必须注意，作为本书的一般原则，一般不鼓励因为一些研究不支持某个观点就从元分析中删除它们。然而，对以治愈为目的的疗法（如认知疗法）与不以治愈为目的且不符合心理治疗定义的疗法进行比较，特别当研究是由前者的倡导者进行时，所得到的结果不能用于检验心理疗法的相对疗效。

我们应该注意到，格洛阿冈（Gloaguen）、科特罗（Cottraux）、屈什拉（Cucherat）和布莱克本（Blackburn）（1998）对抑郁症认知疗法的元分析，因为它使用了由哈吉斯（Hedges）和奥尔金开发的最为先进的元分析程序（见第3章）。格洛阿冈等人检查了1977年至1996年间发表的所有临床对照试验，这些研究涉及治疗抑郁症的认知疗法与其他类型疗法的比较。研究总共48项，全都符合元分析的纳入标准，它们使用贝克抑郁量表对比较进行标准化，且仅使用这种抑郁测量方法对结果进行评价，从而避免了非独立效应量。此外，它们利用直接比较对效应量进行计算，消除了许多混淆变量。它们对效应量偏差进行了调整，并通过对估计方差的倒数进行加权来完成聚合，以确定效应量的同质性（参见第3章）。与行为疗法相比，认知疗法的合并效应量为0.05，这在统计学上并不显著。从这些比较中得到的13个效应量是同质的，这种同质性加强了结论的信心，因为其中似乎没有任何调节作用，结论是认知疗法和行为疗法在治疗抑郁症上同样有效。尽管认知疗法似乎优于"其他疗法"（22个该类比较的

---

① 有趣的是，对于某些类型的患者，支持性、自我指导的治疗最有效。

合并效应量为 0.24，这与零有显著差异，$p < 0.01$），但效应量仍然很小（参见表 3-1），且效应量是异质的，表明存在影响结果的变量或调节变量。

　　与加芬等人相似，格洛阿冈等人（1998）元分析中的"其他疗法"包含不以治愈为目的的疗法（如支持性咨询、电话咨询）以及以治愈为目的的疗法。瓦姆波尔德、美波、巴斯金（Baskin）和蒂尔尼（Tierney）（2002）假设认知疗法／"其他疗法"对比的异质性来源于"其他疗法"中同时具有以治愈为目的的疗法（即真正的心理治疗）和不以治愈为目的的疗法（即非真正的心理治疗）。他们假设，当认知疗法与"其他疗法"中的真正的心理治疗相比时，将与渡渡鸟猜想一致，效应量为零。事实上，当研究者把认知疗法与"谈话治疗"中的真正的心理治疗进行比较时，效应量为 0，不能拒绝零假设；当剔除异常值后，该比较的合并效应量小到可以忽略（即 0.03）。如假设所言，认知疗法仅仅优于非真正的心理治疗（即对照组中的大多数治疗都是非真正的治疗）。格洛根（Gloagen）等人的结果和瓦姆波尔德等人的再分析都表明，以治愈为目的的各类抑郁症心理疗法的有效性相同。

　　认知行为疗法和"其他疗法"之间没有差异，这一结果在随后的元分析中得到重复地验证（Cuijpers, van Straten, Andersson, & van Oppen, 2008a; Cuijpers, van Straten, Warmerdam, Andersson, 2008b; Spielmans, Pasek, & McFall, 2007）。在认知行为疗法与"其他疗法"有效性是否相同的争论的最新进展中，托林对 26 项研究进行了元分析，将认知疗法与其他真正的心理治疗进行了比较。他报告说，治疗完成后及追踪中，认知行为疗法通常优于心理动力疗法（$d = 0.28$），但没有优于人际关系疗法或支持性心理治疗。他们还发现，认知行为疗法的效应仅在特定测量方法中优于其他抑郁症疗法，且效应量很小（$d = 0.21$）。

　　托林（Tolin, 2010）对抑郁症疗法的检验结果引出了一个关于变量类别的重要问题。典型的临床试验，特别是对焦点疗法的研究（如认知行为疗法），强调对症状特异性测量（通常称为目标变量）的影响。然而，这些试验还具有一系列非针对性的测量，比方说相关症状的测量（例如焦虑研究中的抑郁测量）、生活质量测量等。如前文所述元分析只关注目标症状，这对焦点疗法有优势，可很少有当事人仅仅为了消除特定疾病的症状而来做心理治疗，因此对治疗性改变的定义更为宽泛的一些疗法（如心理动力疗法）可能更符合实际情况：

> 心理动力疗法的目标包括但不仅仅局限于缓解急性症状。心理健康不仅仅是指没有症状，它是一种内在能力和资源的积极存在，使人们能够拥有更多的自由感和更好去生活的可能性。

引自 Shedler, 2010, p. 105

作为对这一问题的回应，巴德塞特（Baardseth）等人（2013）回顾了托林（2010）的抑郁症研究，对非目标变量的变化进行了检验，发现在非目标变量上，认知行为疗法并不优于其他疗法（d=0.03）。

最近，有两个元分析使用了"网络"元分析技术（"network" meta-analytic techniques）来检验相对疗效。网络元分析是一种相对较新的统计方法，它用贝叶斯法（Bayesian methods）来对在同一研究中没有被实际比较的疗法进行直接模拟比较，可以对现有文献提供更有力的检验［参见德尔瑞等人（2013）对于这种方法潜在问题的讨论］。如果一个研究将认知行为疗法与接纳承诺疗法（acceptance and commitment therapy, ACT）直接比较，另一个研究将人际关系疗法与认知行为疗法直接比较，那么网络元分析可用于模拟接纳承诺疗法和人际关系疗法的直接比较。布朗（Braun）、格雷戈尔（Gregor）和德兰（Tran）（2013）分析了53项研究（3965例患者）的结果，这些研究直接比较了两种或多种治疗重度抑郁症的真正的心理治疗。巴思等人（2013）进行了一项规模更大的元分析，它包括198项研究共计15 118名患者，涉及真正的心理治疗组、非真正的心理治疗组、等待组和常规护理组的比较。在这两项元分析中，结果与之前关于真正的心理治疗对抑郁症的比较疗效的研究结果基本一致：基本没有检测到治疗之间的差异，但有几种具体疗法的效应得进一步检验。

巴思等人（2013）使用的网络元分析方法发现了人际关系疗法和支持性心理治疗之间存在的小但显著的差异（在标准元分析中，这两种治疗之间没有显著的差异）。此外，布朗、格雷戈尔和德兰（2013）对特定治疗类别与其他所有类别的直接比较（使用标准元分析程序），使用的效果变量涵盖患者报告的结果、临床工作者报告的结果和临床显著性，在不能改变的情况下，进行了31项独立的元分析。布朗等人发现了四个小但显著的效应，表明支持性治疗比其他疗法效果差（八个元分析涉及支持性治疗），但当元分析仅限于至少进行了五次直接比较的治疗对时，疗法之间没有差异。

乍一看，这些元分析与目前所有公认的发现一致，即含有有效成分的或真正的心理治疗通常是等效的，而作为控制的干预组——支持治疗是最常见的例子——通常效果较差。但是，布朗等人称此分析仅限于真正的心理治疗——也就是说，支持性心理治疗应当符合瓦姆波尔德等人（1997b）所阐述的标准。此外，在巴思等人的元分析中，研究者忠诚度对所观察到的任何效应没有影响。经仔细检验，似乎一些治疗可能符合真正的心理治疗的标准定义（对某个既定方法的引用），但大多数治疗明显是被作为对照组施用的。许多治疗的描述不超过两句话（Milgrom et al., 2005），并且一些治疗方法的名称中就包含了诸如"高需求控制"这类词（McNamara & Horan, 1986）。此外，大多数研究是由研究者设计的，他们有兴趣将治疗方案与支持性心理治疗方案进行对比，因此，在忠诚度上产生的变异较小。考虑到这种变异的缺乏，忠诚度并未导致效果的变异也就不足为奇了。事实上，支持性心理治疗向患者提供的治疗原理非常模糊，且几乎所有的支持性心理治疗除了共情反应外，都没有治疗行为，因此它是伪安慰剂——缺乏一些在情境模型中提到的要素。从理论角度来看，这些治疗几乎与那些以治愈为目的且由该种疗法的倡导者实施的疗法一样有效，这是非常让人诧异的。

鉴于所有与各种疗法有关的证据，似乎最恰当的结论仍然是，在抑郁症的治疗中，没有任何一种心理治疗方法能始终优于任何其他真正的心理治疗。上述对元分析的回顾表明，一般情况下认知疗法与其他疗法的效果没有统计上的差异，虽然在一些情况下，只有在忠诚度得到控制后，零假设（即没有差异）才能得到证实。最显著的差异似乎出现在认知疗法和谈话疗法或"其他"疗法之间，尽管如所指出的那样，这些疗法通常包含不符合心理治疗定义的治疗（如不以治愈为目的或明显不是心理疗法）。然而，以治愈为目的的疗法似乎与（通常标准的）认知疗法同样有效。事实上，临床心理学学会使用实证支持的标准（见第 4 章）列出了具有强或适度研究支持的心理治疗，目前包括强研究支持的行为疗法（behavior therapy, BT）/行为激活（behavioral activation, BA）、认知疗法、心理治疗的认知行为分析系统（cognitive behavioral analysis system of psychotherapy, CBASP）、人际关系疗法、问题解决疗法（problem-solving therapy, PST）、自我管理疗法（self-management therapy, SMT）/自我控制疗法（self-control therapy, SCT），以及适度研究支持的接纳承诺疗法、行为主义伴侣治疗（behavioral couple therapy, BCT）、情绪聚焦疗法、理性情绪行为疗法（rational emotive behavioral therapy, REBT）、回忆疗法（reminiscence therapy, RT）/ 生活回顾疗法（life review therapy, LRT）、自我系统疗法（self-syetem therapy, SST）和短期心理动力疗法（stort-term psychodynamic therapy, STPP）。显然，许多由多种治疗成分构成的疗法对于抑郁症的治疗都是有效的。

创伤后应激障碍和其他焦虑症

由于动物和人类的恐惧反应可以通过实验诱发（见第 1 章），行为治疗师认为，将经典条件反射范式中的各种技术加入治疗可以有效地治疗焦虑症。他们认为减少焦虑最为显著的治疗成分是暴露于恐惧的刺激下。虽然暴露技术有许多变式，但暴露是治疗焦虑症（如强迫症、惊恐障碍、社交焦虑、创伤后应激障碍）的行为疗法中的核心组成部分。[①] 除了行为疗法，认知疗法也已经被开发和测试；这些治疗基于这样的观念——对恐惧刺激的认知评价是至关重要的，且改变对这些认知评价是有治疗作用的。认知行为疗法把一些行为疗法中的技术和认知改变的技术进行了结合。毫不奇怪，这一领域的效果研究主要集中于行为、认知和认知行为技术，而各种认知行为疗法与非认知 / 非行为疗法的相对疗效的假设，只是在最近才开始被检验。

因为行为和认知视角基于不同的理论模型，相对疗效的证据为特殊效应提供了信息。此外，认知行为疗法在治疗特定焦虑症上具有优越性的说法，可能是在特异性领域中最持久和最频繁提到的说法。即使是那些承认大多数障碍的治疗方法间差异很小的人也认为：对治疗许多焦虑障碍而言，认知行为疗法优于其他替代疗法（Frank & Frank, 1991; Lilienfield, 2007）。因此，对特定焦虑障碍的疗法的相对疗效似乎是医学模型在心理治疗中由来已久的重要观点，应该被详细检验。

---

① 虽然在《精神障碍诊断和统计手册（第 5 版）》中，创伤后应激障碍不再被正式归入焦虑障碍，但是治疗创伤后应激障碍和其他焦虑障碍的许多疗法通常基于暴露机制。尽管我们将创伤后应激障碍和焦虑症的讨论分开，但是我们会将这些讨论配对，因为创伤后应激障碍与焦虑症中的许多理论问题是类似的。

用心理疗法治疗创伤后应激障碍的标准观点是：特定创伤性治疗要想获得最佳结果，需要包含对创伤性记忆和相关情况的重复暴露（即某种形式的现场和／或想象暴露）。尽管为治疗创伤后应激障碍而开发和测试的绝大多数疗法都包含对创伤经验的关注，但在抑郁症领域中仍然反映了对这些治疗相对疗效的争论。通常很少有证据表明任何特定的真正的心理治疗比任何其他疗法更有效，疗法之间的差异只有在比较特定疗法与我们之前描述的"其他"类别时才会出现——"其他"类别通常包含多种疗法，其中一些是真正的心理治疗，一些不是真正的心理治疗。

认知行为疗法和暴露疗法通常包含重叠的元素，例如在认知疗法中，如果当事人讨论恐惧刺激，那么他正在经历对事件的想象性呈现，这在暴露疗法中被解释为想象暴露。为打破这一限制，塔里耶等人（1999）设计了一种临床试验，用于检验治疗长期创伤后应激障碍的治疗方法。为了避免认知疗法和暴露疗法的混淆，塔里耶将没有任何创伤讨论的认知疗法与暴露疗法进行了比较。被试在创伤类别上被进行了分类，并被随机分配到没有任何暴露的认知行为疗法或想象暴露疗法中。在这项研究中，认知行为疗法旨在"以情绪为中心，在考察他们原有的信念系统的基础上，引出患者对事件意义的信念和其后患者的归因，然后识别出他们适应不良的认知和情绪模式，并加以修正"。为了区分认知疗法和暴露疗法，该研究中的认知疗法不对创伤本身进行讨论。想象暴露旨在"聚焦创伤，通过指导患者描述好像是发生在当下的创伤性事件并将其形象化，来产生对情绪反应的习惯化"。这项研究发现：在两种治疗之间，当事人对治疗的可靠性的评估和治疗师对当事人动机的评分没有差异。虽然当事人总体上从测试前到测试后有所改善，但从相对疗效的角度来看，最重要的结果是：两种治疗在七项结果指标中均没有显著差异。这项研究的结果表明，在创伤后应激障碍治疗领域，暴露并非必不可少的特定成分。换句话说，创伤后应激障碍疗法中的特定成分可能并不是产生疗效的主要因素。现在我们来回顾一下有关创伤后应激障碍的文献。

在一个早期创伤后应激障碍的元分析中，舍曼（Sherman, 1998）检验了对创伤后应激障碍进行治疗的所有对照研究。主要的治疗方法是行为疗法和认知行为疗法，但也包括心理动力疗法、催眠疗法、愤怒管理、眼动脱敏再加工、冒险活动（adventure-based activities）、心理剧和美国科茨维尔（Coatsville）的创伤后应激障碍项目。效应量是通过治疗组与对照组的对比计算出来的，然后通过将各个研究中的因变量进行合并，以及在因变量的类别内（即入侵、回避、过度唤醒、焦虑和抑郁）进行合并计算而得出。当删除一个异常的效应量（8.40）后，其余效应量（以研究为分析单位，对研究内所有的因变量合并得来）是同质的。唯一显示异质性的目标变量是过度唤醒，研究者将这一差异归因于评估这个构念方法的多样性。

布拉德利（Bradley）、格林（Greene）、拉斯（Russ）、杜特拉（Dutra）、韦斯滕（2005）以及比森（Bisson）、安德鲁（Andrew）等人（2007, 2009）发现包括认知行为疗法、暴露加认知疗法和眼动脱敏再加工疗法在内的多种疗法，效应量相似。不过，支持性心理治疗对照组产生了较小的效应量，而"其他治疗"与等待或常规护理没有区别。但是请注意，所有上述发现都是基于对研究间效应量的比较，而不是直接比较同一研究内的不同疗法，而后者是得出更有效的结论所必需的。

几个创伤后应激障碍的元分析使用直接比较方法，得出了一些相互矛盾的结果。戴维森（Davidson）和帕克（Parker）（2001）发现直接比较眼动脱敏再加工疗法和暴露疗法时，二者没有差异，但是比较的数量很少（Seidler & Wagner, 2006）。同样，布拉德利等人（2005）发现在直接比较中很少能找到证据证实治疗间差异，但他又指出，特定类别的治疗数量不足以得出有力的结论。比森和安德鲁等人（2007, 2009）发现不同疗法的比较一般没有差异，但是有些治疗（如聚焦创伤的认知行为疗法、眼动脱敏再加工疗法）优于"其他治疗"以及压力管理。

如本章前面部分所述，当比较的疗法数量很少时（如创伤后应激障碍和其他一般焦虑症的治疗效果研究），对治疗类别直接比较的关注限制了相对疗效的直接检验。2008 年，贝尼什（Benish）、艾梅尔和瓦姆波尔德进行了一项元分析，模仿瓦姆波尔德等人（1997b）的分析，该元分析只包括在同一研究中直接比较真正的心理治疗。这一元分析包括 15 项比较真正的心理治疗的研究（17 项直接比较，有 958 名患者），其中包括延时暴露、动力学治疗、眼动脱敏再加工疗法、当下为中心疗法（present centered therapy, PCT,）和认知行为疗法（包括有、无暴露两种）等疗法。与瓦姆波尔德等人（1997b）的研究类似，研究者避免对治疗进行分类，并检查零附近的效应同质性，以此来检验所有治疗都同样有效的零假设。与瓦姆波尔德等人（1997b）的结果相一致，效应确实均匀分布在零附近，表明直接比较的疗法效果之间没有差异。虽然这个研究因为在其元分析中仅包括"有效"治疗（Ehlers et al., 2010），其结果和方法遭到创伤后应激障碍治疗研究的领军人物的严厉批评，但这些批评是基于对如何将治疗归类为真正或非真正的心理治疗的错误理解之上的（Wampold et al., 2010）。此外，这个研究的结果与最近的元分析普遍一致，表明在疗效的直接比较中，暴露疗法和其他含有效成分的治疗之间没有差异（Powers et al., 2010）。

似乎没有什么证据表明某种治疗创伤后应激障碍的疗法优于其他疗法。然而，有更多的证据表明，这对适用于创伤后应激障碍的医学模型造成了严峻挑战。如上所述，创伤后应激障碍研究面临的挑战之一是设计不包含特定治疗成分的治疗方案。福阿等人（1991）开发了一种不包含暴露和认知成分的支持性心理治疗，其目的是作为延时暴露的对照组，且它显然不是真正的心理治疗。施努尔（Schnurr）等人（2007）开发了一种名为当下为中心疗法（Frost, Laska, & Wampold, 2014）的治疗方法，它将"提供一种可靠的替代物来控制非特定的治疗因素，以便将观察到的延时暴露产生的效果归因于其特殊效应，而非笼统地归因于好的治疗"。与福阿等人相反，施努尔等人的疗法包括治疗成分，包括聚焦于创伤对当事人当前生活影响的心理教育，其重点在于改变当前适应不良的关系模式/行为，以及使用问题解决策略。尽管如此，当下为中心疗法仍然是一种不存在暴露的治疗方法（如果当事人提到创伤，那么他们会被重新定向到解决当前问题），也没有任何可以被解释为认知重建或改变创伤归因的行为。也就是说，研究者特意将当下为中心疗法设计为不包含"科学成分"（暴露、对创伤的加工或任何种类的认知重建）但具备有说服力的原理和治疗行为的疗法。研究者制定了当下为中心疗法的各种手册，治疗师接受了疗法的培训，具有了合法治疗的标志。重要的是，当当下为中心疗法与五个临床试验中的最科学的循证治疗在目标和非目标变量上进行比较时，元分析表明当下为中心疗法与循证治疗一样有效。临床心理学学会现在认为，当下为中心疗法是一种具有强大研究支持的治疗创伤后应激障碍的心理疗法。这种对当下为中心疗法的肯定使医学模型支持者感到不安，因为他们认为治疗创伤后应激障碍需要一些特定成分。

更多令人不安的证据在治疗创伤后应激障碍的疗法研究中出现。上文讨论的元分析已经发现眼动脱敏再加工疗法与创伤后应激障碍的最佳疗法疗效相当（Seidler & Wagner, 2006）。从科学角度看，眼动脱敏再加工疗法的基础成分可疑。它被医学模型支持者标记为伪科学（Herbert et al., 2000），与催眠术相提并论。临床科学家一致对关于眼动脱敏再加工疗法疗效的不合理声明及其宣传方式感到不满（Davidson & Parker, 2001; Rosen, 1999）。2000 年，赫伯特（Herbert）等人（2000）认为，"眼动脱敏再加工疗法的推广为伪科学提供了一个很好的榜样：告诉他们如何向心理健康临床工作者推销伪科学（其中一些人可能对已发表的眼动脱敏再加工疗法研究相对不熟悉）"，可这个据称是伪科学的治疗方法，与治疗创伤后应激障碍的"科学"的循证治疗一样有效。[1]

从医学模型的角度上看，来自创伤后应激障碍临床试验的证据出现了许多问题，但从情境模型的角度上看，证据与我们的设想完全一致。看来，包含不同成分的疗法（包括不含暴露的认知行为疗法、当下为中心疗法和眼动脱敏再加工疗法），疗效是一样的。

现在我们来看看其他的焦虑症。20 世纪 90 年代的一些元分析探讨了治疗焦虑症的认知行为疗法和其他疗法的相对疗效（Abramowitz, 1996, 1997; Chambless & Gillis, 1993; Clum, Clum, & Surls, 1993; Mattick, Andrews, Hadzi-Pavlovic, & Christensen, 1990; Sherman, 1998; Taylor, 1996; van Balkom et al., 1994）。虽然声称认知行为疗法优于替代疗法的观点普遍存在，但这类研究没能避免效度威胁，而效度威胁在更多的心理治疗文献中十分明显。

在回顾各种元分析的结果之前，应注意几个局限。首先，许多早期焦虑症研究的结果研究是没有对照组的（即不包含对照组），因此通常通过比较前测与后测来计算效应量（测试后平均值—测试前平均值 / 标准差）。这种效应量由于趋中回归（regression towards the mean）而被夸大，因为当事人被选择的原因是他们感到不适（他们在焦虑测量上得分高）；在没有治疗的情况下，焦虑分数在后测试时更接近平均值

---

[1] 眼动脱敏再加工疗法的批评者将它的有效性归于它本质上是一种基于暴露的治疗。眼动脱敏再加工疗法是伪科学，不是因为它没效或不包含任何治疗成分，而是因为咨询师给了当事人一个错误的疗法起效原理，并要求当事人参与到不必要的具体行动中（见第 8 章）。

（Campbell & Kenny, 1999）。更麻烦的是，只有少数元分析检验了对各种治疗的直接比较（Abramowitz, 1997; Clum et al., 1993; Ougrin, 2011），其他元分析的结论则因为混淆变量而变得可疑。此外，没有一个使用间接比较的元分析试图对忠诚度进行建模。另一个问题是，早期元分析在进行效应量统计时，没有利用相关的基础统计学理论；研究者没有进行同质性检验，且在非抽样分布统计的基础上，计算平均效应量和治疗间差异。考虑到这些问题，这些元分析的结果必须谨慎解释。最后应当指出的是，对各种疗法的初步研究，特别是那些直接比较两个真正的心理治疗的研究是很少的。例如，1997 年在阿布拉莫维茨（Abramowitz）的元分析中：研究者在检验对强迫症心理治疗的直接比较时，仅基于五个研究得出六个比较，可见当时的直接比较是多么地稀少。

对惊恐障碍和强迫症的最新元分析发现，暴露疗法与行为疗法和认知疗法的等待组和伪安慰剂相比，具有较大的效应量，但这一效应量并没有涵盖直接对比真正的心理治疗的元分析（Rosa-Alcázar, Sánchez-Meca, Gómez-Conesa & Marín-Martínez, 2008; Sánchez-Meca, Rosa-Alcázar, Marín-Martínez, & Gómez-Conesa, 2010）。此外，研究者指出，与非暴露疗法相比，暴露疗法明显比积极对照组和等待组疗效要好。然而，在元分析中（Sánchez-Meca et al.），仅有 3 项（24 项中）强迫症研究和 13 项（63 项中）惊恐障碍研究将非暴露疗法与对照组进行比较（Rosa-Alcázar et al.）。需要注意的是，一种被归类为"非暴露"的针对惊恐的疗法与对照组相比负效应非常小（d=-0.01），那就是暴露和系统性脱敏疗法（Mavissakalian & Michelson, 1986）。可当这种疗法被归类为暴露疗法时，治疗类型（暴露与非暴露）不是任一种情况（等待或积极对照）中治疗效果的调节变量。[①]这些对治疗效果的检验都不是来自同一研究中的治疗方法的直接

---

① 该结果由桑切斯-梅卡（Sánchez-Meca）等人勘误表中的效应量、通过附录报告中的 n's 计算出的方差得出。对马维萨卡莲（Mavissakalian）和米歇尔松的效应量进行重新分类后，我们将效应量分为积极对照效应量和等待效应量两类。在所有情况下，疗法类型（基于暴露的 vs 非暴露的）不是效应量的调节变量：对于积极对照组，d_{exp} = 0.32,95%CI［-0.01-0.64］；对于等待对照组，d_{exp} = 0.59, 95%CI［-0.1,1.27］。虽然研究者认为发表偏见对结果不构成威胁，但他们在第 42 页的脚注中报告了惊恐测量中的出版偏见，表明发表的小样本研究更少地比预期得到小效应，从而对治疗的合并效应量产生了潜在的上升偏向。

比较，因此，研究间差异的影响是未知的。[①]

奥格林（Ougrin, 2011）对治疗焦虑障碍的行为疗法和认知疗法的直接比较进行了元分析（强迫症的 5 项研究；惊恐障碍的 7 项研究；创伤后应激障碍的 5 项研究；社交恐惧的 3 项研究）。结果发现，除了社交恐惧之外，在对其他任何障碍的治疗中，认知疗法相比行为疗法没有显著优势。这一发现完全基于对三个研究的元分析，其中基于暴露的疗法相对于认知疗法疗效非常差（Clark et al., 2003; Clark et al., 2006）。克拉克等人（2006）将这些暴露疗法标记为"自我暴露"：当事人接受治疗师的指导，但是治疗师并没有与当事人建立良好的关系，也没有协助实施暴露方案，这引发了关于这种干预是否符合心理治疗定义的问题。显而易见，此疗法不包含情境模型中的治疗元素。最后，在克拉克等人的所有研究中，行为实验均被纳入认知疗法中，而基于暴露的干预则不允许进行认知性干预（参见 Siev & Chambless, 2007; Siev, Huppert, & Chambless, 2009; Wampold, Imel, & Miller, 2009. 对广泛性焦虑障碍的治疗的类似讨论）。尽管焦虑障碍的行为治疗和认知疗法在一般模式上缺乏差异，但这些疗法相对疗效结论受到这些治疗的相似性的限制，即许多认知疗法包含行为治疗成分（如行为训练等），且许多行为治疗中包含认知干预。

最近一些将认知行为疗法与其他疗法的疗效进行比较的个别实验提供了一些有限的证据，表明认知行为疗法可能对某些焦虑症更有效。莱锡森宁等人（2013）将 495 名诊断为社交焦虑症的患者随机分配至多达 25 次会谈的标准化的认知行为疗法或心理动力疗法中。两种法疗在治疗前后的改变效应量上均优于等待组（认知行为疗法的 $d = 1.32$，心理动力疗法的 $d = 1.02$）。尽管组间效应量很小（治疗方法占结果变异的 1%~3%），但认知行为疗法的缓解率（36%）显著高于心理动力疗法（26%）。不同疗法之间的反应率没有显著差异。有趣的是，疗法之间的差异小于治疗师之间的差异，治疗师之间的差异占治疗结果变异的 5%~7%（见第 6 章）。研究有两个很大的局限，一是标准化的心理动

[①] 阿布拉莫维茨第一个对强迫症进行了元分析，分析了对暴露与反应抑制疗法、认知疗法、暴露与反应抑制疗法的组成部分（即单独暴露或单独反应抑制）之间的直接比较。他还将暴露与反应抑制疗法与放松疗法进行了比较。放松疗法被用作对照组，而且不符合本书中使用的心理治疗定义，因此不考虑。结果，没有发现任何一对疗法之间存在疗效差异。

力疗法最近才开发出来，并在这个研究中是第一次使用；二是对治疗师遵循度的分析表明，认知行为疗法治疗师使用动力学干预措施，比动力学治疗师使用认知行为干预措施的次数更多。最后这一点引发了一个问题——认知行为疗法的一些优势可能是由于具有更大的技术灵活性（Clark, 2013; Leichsenring, Salzer & Leibing, 2013）。

与认知行为疗法相比，人际关系疗法在两项较小的实验中表现不佳，其中一个是惊恐障碍的治疗 n = 91（Vos, Huibers, Diels & Arntz, 2012），另一个是对社交焦虑的治疗 n = 117（Stangier et al., 2011）。但是相对于抑郁症和其他疾病的研究，对焦虑障碍的研究仍然不成熟。因此，要得出肯定的结论，我们必须等待更多的研究出现。

在认知行为疗法与其他疗法的比较中，研究者如何定义"认知行为疗法"会产生很大影响。托林发现在治疗焦虑上，认知行为疗法优于其他疗法（d=0.43，中等大小的效应），这一结果经常被引用来支持认知行为疗法治疗焦虑症的优越性。然而，更仔细研读这个结果，会发现许多信息。首先，该效应仅基于四项研究，其中两项发表于 1972 年之前，并且仅限于病症特异性症状的治疗。第二个令人感到奇怪的是，托林只检索到四个认知行为疗法与非认知行为疗法治疗焦虑障碍的真正的心理治疗的直接比较，而贝尼什等人（2008）在对创伤后应激障碍的元分析中，发现了至少十个这样的比较。这可能是因为，托林对认知行为疗法的定义相当宽泛，包括了眼动脱敏再加工疗法，因为在他的分析中没有将认知行为疗法与眼动脱敏再加工疗法进行比较，这就提出了分类的问题。在埃勒斯等人（2010）看来，眼动脱敏再加工疗法不是认知行为疗法，而托林则认为眼动脱敏再加工疗法属于认知行为疗法。压力预防（stress inoculation）有时归为认知行为疗法，有时则不是；当下为中心疗法有时被归类为认知行为疗法，有时不是（Baardseth et al., 2013; Wampold et al., 2010）。要对诸如认知行为疗法等某类治疗方法做出推论，分类单元必须被明确地定义，并且在不同研究中应保持不变。为了解决这个问题，巴德塞特等人基于对行为和认知疗法协会（Association for Behavioral and Cognitive Therapies）中专门治疗焦虑症的成员的调查，将一种特定的焦虑疗法归类为认知行为疗法。根据对认知行为疗法的这个共识性定义，巴德塞特等人找到了 13 项直接比较认知行为疗法与非认知行为疗法治疗焦虑症的真正的心理治疗的研究。分析发现，目标变量和非目标变量的效应量均无统计学意义（分别为 d = 0.13 和 d = -0.03）。因此，这一对治疗焦虑症的认知行为疗法的优越性进行全面检验的元分析，未能提供证据表明认知行为疗法是特别有效的。

总之，多数元分析证据表明，真正的心理治疗对焦虑症的疗效没有实质性差异。确实有些单个研究或由三四个研究组成的元分析得出了疗法间存在实质差异的结论，但这些研究往往是由一项或几项影响非常大的研究驱动的，在这些研究中，忠诚度尤其令人烦恼。此外，关于"暴露是治疗焦虑症的必要成分"这一说法来源于不同研究之间的比较，而在对暴露和非暴露疗法的直接比较中并没有被发现。因此，尽管一些认知行为疗法的主要倡导者坚持认为认知行为疗法在治疗特定焦虑症时更加有效，但是大部分相对疗效是未经检验的，这一假设没有得到验证。而当研究者检验这一假设时，发现结果并不支持该假设。当然，认知行为疗法肯定是有效的，可它的相对优越性仅基于数量非常有限的临床试验，并不一定正确。

物质滥用

施耐德健康政策研究所（Schneider Institute for Health Policy）指出，物质滥用是美国头号公共卫生问题。虽然每种特定的药物都对应着一种潜在的物质滥用障碍，但酒精仍然是使用问题最多的物质，或许也是研究最多的物质。因此，我们重点关注对酒精使用障碍（alcohol-use disorders, AUD）的治疗，以检查特定疗法的相对疗效。对酒精使用障碍的治疗是心理健康领域最有争议和最热议的话题之一（Marlatt, 1983, 1985; Pendery, Maltzman, & West, 1982; Sobell & Sobell, 1976, 1984a, b; Sobell, Sobell, & Christelman, 1972）。随着科学的突破，新的治疗方法应运而生，它改善了过往有缺陷的技术或理论，为一直在与药物滥用和依赖斗争的患者提供了新的希望（White, 1998）。马拉特（Marlatt）对复发预防疗法与匿名戒酒会（Alcoholics Anonymous, AA）的效果进行比较时说道：

> 相对于依靠（匿名戒酒协会内部）意志力等模糊的概念，或试图通过各种口号中的建议（如"你离喝醉只差一口酒了"，言下之意是不要再喝了）戒酒，学习（复发预防疗法）精确预防技能和相关认知策略似乎可以为患者提供更多的帮助。
>
> 引自 Marlatt, 1985, p. 51

根据这个说法，如果不同疗法在治疗某些疾病时疗效确实存在差异，那么它们极可能存在于对酒精使用障碍的治疗中，但初步研究、定性评价和元分析都没有提供特定疗法优于任何其他疗法的明确答案。

尽管有许多治疗方法可供选择（Miller et al., 1998），可研究人员最关注的治疗酒精使用障碍的社会心理疗法仍然是行为疗法和认知行为疗法，包括自我控制训练、复发预防／技能培训，以及动机性访谈和十二步提升项目（Emmelkamp, 2004; Marlatt & Gordon, 1985; Nowinski, Baker, & Carroll, 1992; White, 1998）。然而，大量的科学研究并没有澄清过去两个世纪酒精治疗的模糊性。成瘾研究中相互竞争的疗法模式之间的紧张状态一直持续到现代，这种紧张状态在 20 世纪七八十年代的控制饮酒辩论中愈演愈烈（Marlatt, 1983, 1985; Pendery et al., 1982; Sobell et al., 1972; Sobell & Sobell, 1976, 1984a, b）。行为导向的研究者对"酒精依赖治疗中唯一可接受的目标是完全戒断"表示质疑（Davies, 1962; Mills, Sobell, & Schaefer, 1971; Sobell et al., 1972; Sobell & Sobell）。控制饮酒的倡导者被指控科学欺诈，对他们研究的批判发表在了《科学》杂志（Pendery et al., 1982）和《纽约时报》（Boffey, 1982）上，并出现在"60 分钟"（60 Minutes）电视新闻节目中，并最终成为国会调查的主题（Marlatt, 1983）。

彭德里（Pendery）等人对控制饮酒的干预措施的批评包括，对索贝尔（Sobell）于 1973 年的实验中，最初参与控制饮酒的患者进行详细的访谈和病例回顾。彭德里的发现证明，在绝对意义上（即患者改善的程度），控制饮酒治疗效果相当差（如许多患者死亡并且多数复发）。这个发现导致许多人得出错误结论——控制饮酒是一个无效的且可能不符合伦理的治疗目标（Marlatt, 1983）。然而，彭德里的研究未能包括对比较条件（基于戒断的治疗）的分析，从长期来看，这一基于戒断的疗法也是相当无效的（例如，相较于控制饮酒治疗，接受基于戒断的治疗的患者死亡人数更多）。因此，从控制饮酒辩论中得出的最合理的结论是，对严重依赖酒精的患者，没有特别有效的治疗方法。辩论的尖锐程度表明，酒精使用障碍治疗的核心假设（酗酒的疾病概念、将戒断作为唯一可行治疗目标）是有问题的。

在对酒精滥用的比较治疗中，最知名的研究是异质性当事人–酗酒疗法匹配项目（matching alcoholism treatments to client heterogeneity, MATCH），它也许是迄今为止最大的直接对真正的心理治疗进行比较的研究（$n \approx 1200$ 名患者）。在这项研究中，患者被随机分配到三种疗法中：

1. 十二步提升疗法；

2. 认知行为疗法；

3. 动机访谈。

十二步提升疗法（Nowinski et al., 1992）是为MATCH项目开发的，它包括与一名接受过培训（帮助患者恢复过程培训）的治疗师进行单独会谈。会谈的内容旨在灌输、强化匿名戒酒协会中提供的理念和策略。个体既要参加助长性会谈，也要定期参加十二步会谈。尽管这三种处理具有非常不同的理论基础，但是它们之间没有根本上的差别。现在，我们通过元分析来更全面地检查相对疗效。

对酒精使用障碍疗法的元分析广泛受到在上述其他疾病中也存在的同样的方法学问题的局限（如疗法分类、对特定类别的比较数量有限、缺乏现代元分析方法——对 p 值显著性的计算、使用包含真正的心理治疗和非真正的心理治疗的"其他"类别）。由于这些限制，元分析结果非常不一致，一些研究人员认为某些特定治疗方法有更加清晰的科学证据支持、更加有优势；而另一些研究人员则认为没有证据表明，任何特定的疗法优于其他疗法。

为了解决这些局限，艾梅尔、瓦姆波尔德、米勒和弗莱明（Fleming）（2008）效仿了瓦姆波尔德等人（1997b）和贝尼什等人（2008）的研究进行了元分析，这个元分析包括了所有直接比较至少两种治疗酒精使用障碍的真正的心理治疗的临床试验。他们没有进行心理治疗的分类、通过检验治疗效应在零附近的异质性来检验治疗差异。经过研究者筛选，三十项研究（47个效应量、3503名患者）符合入选标准，被选入研究中进行分析。无论是用酒精使用的测量，还是用在更有限的研究中使用的戒断测量，都没有发现疗法的效应。也就是说，当进行直接对比时，不同疗法对于酒精使用障碍效果等值。

对效果等值的元分析结论的批评

元分析发现，以治愈为目的的心理疗法产生的疗效相同，但关于这个结论，有些人提出了质疑，我们将对这些问题进行简要讨论。

对元分析结果的一个讽刺性批评指出，"无差别地分发奖品……是可笑的"（Rachman & Wilson, 1980, p. 167）。其讽刺性在于，这样的说法来自对传统心理治疗的倡导者持批评态度的阵营。他们批评传统心理治疗的倡导者对其疗法的有效性深信不疑，不愿意考虑与其意见相左的实证证据：

> 在心理治疗领域之中，高度情绪化已经在人群中滋生开来，使得许多人将其心理治疗有效性问题视为对心理治疗的攻击；正如托伊伯（Teuber）和鲍尔斯（Powers）（1953）指出的："对一些咨询师，利用对照组进行研究的想法……似乎有点亵渎神灵，好像我们在试图对祷告的疗效进行统计学检验……"

引自 Eysenck, 1961, p. 697

然而，当实证证据支持与这些批评者阵营的观点相反的立场时，他们就把这些结论贴上"荒谬"的标签。一些人甚至转向对元分析努力的、全面的艾森克式怀疑论。同艾森克一样，巴洛对将元分析作为评估相对疗效可行方法的行为进行了批判：

> 元分析程序所使用的方法是对前人工作进行回顾性重新分析……这些程序是众所周知的扭曲事实，只需最轻微的调整就会使前人的工作结果全部失真（Dieckmann, Malle, & Bodner, 2009）……难道有任何临床工作者真的相信：只要一种疗法是当事人和治疗师都相信有效的疗法，治疗师就可以始终使用这一套相同的步骤去治疗所有类型的当事人（如慢性精神分裂症、特定恐惧症、双相情感障碍或强迫症）？难道在治疗精神分裂症中的认知缺陷时，当事人中心疗法与认知矫正疗法同样有效？难道在治疗强迫症时，当事人中心疗法与暴露反应阻断一样有效？这个论点（心理疗法疗效相同）从未得到支持，因为无论研究者如何用元分析重新解释临床试验，它都毫无意义。

巴洛将效果等值的结论扩展到了可笑的地步（即渡渡鸟猜想认为，无论遇到什么样的当事人、他呈现出怎样的忧虑，治疗师都应该使用完全相同的程序），他的言下之意是，某些治疗的优越性是显而易见的。效果等值的理论主张从来没有暗示临床医生应该忽略病症，并简单地向每个当事人提供完全相同的治疗。元分析选取疗法的标准之一就是疗法必须以治愈该疾病为目的，分析发现治疗特定病症的不同疗法同样有效。

治疗师们普遍质疑元分析者的临床专业知识，他们认为："进行这些元分析的人往往更了解分析方法，而不了解需要解决的实质性问题"（Chambless & Hollon, 1998, p. 14），可这种说法就像 20 世纪 60 年代精神分析师对使用对照组设计的行为导向临床科学家所说的那样！难道只有特定药物疗法的倡导者才能对药物治疗研究做出有效批评吗？因为证据不能与某人的基础模型相一致而拒绝证据的这一做法是不科学的，心理治疗的医学模型不能因为证据与自己的假设相左就拒绝证据。波普尔（1962）指出，科学精神依赖于批判和回应的持续辩证，他说道：

"我们如何发现和消除错误？"……通过批判他人的理论或猜想……"你怎么知道？你这个主张的来源或根据是什么？"……"我不知道，我的说法只是一个猜想。我们不用管灵感产生的源头——有许多可能的来源，我可能连其中的一半都不知道……如果你对我试图解决问题的暂时主张感兴趣，你可以通过尽可能严厉地批判它来帮助我……"

对元分析结果的另一个批评是，渡渡鸟猜想不可能是真的，因为有反例——也就是说，有研究发现了治疗方法之间的差异（Chambless & Hollon, 1998; Crits-Christoph, 1997）。然而，我们可以预见，当治疗之间的真实差异为零时，因为 I 型错误（错误地拒绝无差异的零假设）的概率通常设置为 5%，只有小部分研究将发现显著差异。瓦姆波尔德等人（1997b）的研究表明，对比研究中效应量的尾部分布与真实效应量为零时的预想分布一致，也就是说，表明某一治疗存在显著差异的研究数量正是考虑抽样误差后所期望的（参见图 5-2）。如果仅根据结果测量中一个或少数几个的统计显著性来选择反例，抽样误差率还会加剧。克里兹-克里斯托夫（Crits-Christoph, 1997）找到了瓦姆波尔德等人（1997b）的元分析中的 15 项研究，这些研究对认知行为疗法与非认知行为疗法进行了比较，且其中一个结果变量显示认知行为疗法优于非认知行为疗法。尽管选取的研究存在许多问题（如对照组不以治愈为目的），但最主要的问题是，为了发现结果实例，会对数据库进行筛选。在这一情况下，为了证实个人想法，从超过 3000 个的变量集合中抽取 15 个变量，肯定能使想法得到证实。

元分析还存在其他问题，它们仅代表结果研究的现状，但可能没有反映相对疗效的真实状况或效果研究的未来发展（Howard et al., 1997; Stiles et al., 1986）。如瓦姆波尔德等人（1997a）所指出的：

我们衷心期望有一天，有一种疗法将比我们今天所使用的更加有效。但在那一天到来之前，现有的数据表明，如果治疗结果之间存在差异，这差异也是非常小的，可以忽略不计。

一般来说，除非有研究者拿出了相反的数据，否则科学的立场是保留零假设。心理治疗的零假设认为：不同疗法之间的疗效没有差异。

当下，研究者对疗效等值这一结果提出了一些替代假设。例如，克里兹-克里斯托夫（1997）提出，之所以包括瓦姆波尔德等人的元分析在内的研究结果发现治疗间差异较小，是因为接受效果较差疗法的当事人会主动寻求其他疗法来治疗他们的障碍，因此把差异给抹平了。另一种假设是，只有治疗严重的疾病时，治疗间差异才是明显的："在问题较轻的情况下，疗法的非特异性因素……可能足够大，足以影响……治疗结果，给疗法中的特定因素发挥作用的空间很小"（Crits-Christoph, 1997）。这些替代假设可能是真的，但要确定一些疗法优于其他疗法，必须进行实证研究（Wampold et al., 1997a）。值得注意的是，瓦姆波尔德等人（1997a）重新分析了他们的数据，结果表明，当研究者在治疗结束时就测量治疗结果（从而避免当事人有时间寻求其他疗法的帮助）且仅研究那些严重的疾病（即 DSM-IV 病症）时，所有疗法的效果一致，效果等值的结果仍然存在。

有些研究者指责诊断系统造成了效果等值。他们认为，DSM 包含不同病因途径的疾病类别，因此需要对不同病原学路径（etiological pathways）导致的疾病运用不同的疗法进行治疗，而不能将一种疗法用于所有类别（Follette & Houts, 1996）。例如，对于那些病因为非理性认知的抑郁症患者，治疗师应采用认知行为疗法进行治疗；对于那些患有社会技能缺陷而产生孤独感的抑郁症患者，治疗师应采用社会技能培训疗法进行治疗。如果这个猜想得到证实，那么它将为特定成分提供有力的支持，使医学模型的地位得到稳固。但是，如第 8 章所示，几乎没有证据表明，疗法和病因途径的交互作用可以预测治疗效果。

还有研究者认为，由于随机化、脱落、未知原因变量的交互作用、对效果测量的取舍和有限的外部效度等问题，元分析汇总的原始研究是有缺陷的（Howard, Krause, & Orlinsky, 1986; Howard et al., 1997），因而元分析也是有缺陷的。霍华德等人（1997）

指出，元分析"继承了这些对比研究的所有问题"。这种批判在某种程度上是真实的，但并不能因此就断言元分析的结果无效。按照霍华德等人的说法，心理治疗中进行的效果研究缺陷是如此之大，以至于研究结果根本无法传递任何信息，那么它们就应该被完全放弃，而且不能基于这些研究设计产生的结果做任何决策。显然，这么做是荒谬的，除非存在对这些研究设计的效度的威胁，没有人会真地认为这些研究设计完全不具备效度。元分析是有益的，因为研究者可以用它来确定系列研究得出的结论是否始终一致（聚合在共同估计上）。通过元分析，系列研究的信度可以得到增加，正因为如此，效果等值这一研究结果也更加可靠了。所有的对比研究都存在缺陷，从个别研究得出非常肯定的结论，无论对于实践，还是对于理论，都是有很大风险的，因此，元分析必不可少。瓦姆波尔德等人的元分析及随后效仿它的特定疾病元分析发现，277个比较结果的效果量都分布在零附近。这表明，对比研究的结果群与效果等值假设是一致的，所有疗法有效性相同这一结论是可信的。

小结

罗森茨威格（1936）认为，"所有治疗方法，如果使用得当，都将同样有效"。在20世纪七八十年代，最初的元分析证据与罗森茨威格的假设一致。在之后的30年里，典范性研究和运用可靠方法的元分析不断地产生，它们的结果表明：疗法之间存在的差异很小（如果非零的话）。这一结果随后推广到了抑郁和焦虑治疗两个人群的治疗，起初，在这两个领域中，人们认为：行为取向的治疗是最适合的，优于其他疗法。很多人声称："特定的认知行为疗法比其他真正的心理治疗更有效"。这种说法有些言过其实，需要经受更多研究的检验。而渡渡鸟猜想经受住了许多研究的考验，在研究者有足够的证据推翻渡渡鸟猜想之前，它就被认为是"真实可靠"的。

各种疗法之间缺乏差异这一结果，使研究者们开始质疑"特定成分带来心理治疗益处"这一假设。如果特定成分确实是带来治疗益处的因素，那么我们可以预期，某些特定成分将比其他成分带来更好的疗效。效果等值表明医学模型无法解释心理治疗研究的发现。这是第一个拒绝医学模型的证据。

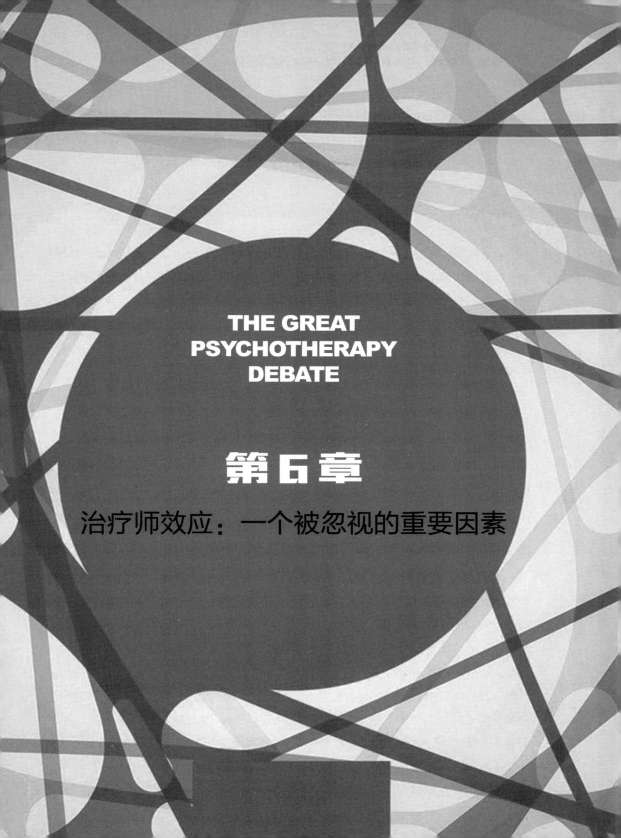

THE GREAT
PSYCHOTHERAPY
DEBATE

第 6 章

治疗师效应：一个被忽视的重要因素

　　自心理治疗研究兴起以来，研究者和临床心理学家一直饶有兴趣地关注着一件事情：到底哪些治疗师的品质能够带来有益的效果。我们直觉地认为，有些治疗师就是比另一些治疗师拥有更适合助人的人格特征和行为，因此这些治疗师对当事人的治疗更为有效。就这一点而言，心理治疗师与其他专业的从业人员相似，就像有的律师就是能比同行打赢更多的官司，有的艺术家就是能比同行创作出更有创意且被奉为经典的雕塑，有的老师教出来的学生就是能够取得更大的成就。

　　尽管人们对治疗师效应（therapist effects）很感兴趣，但它仍是被研究者普遍忽视的治疗因素。近半个世纪以前，唐纳德・基斯勒（Donald Kiesler, 1966）曾经说过：

> 　　治疗效果的一致性假设在心理治疗的研究中比比皆是。研究者一直将患者分配到特定的"疗法"里，就好像这些疗法是同质的一样；并且在那些特定的"疗法"里，不同治疗师之间的差异也是无关紧要的……要想进一步推进心理治疗研究的发展，研究者首先要做的就是，识别并测量出那些与治疗效果息息相关的治疗师变量（如人格特点、助人技巧、关系变量和角色期待等）。

　　为了理解治疗师对心理治疗的过程和效果产生影响的方式，博伊特勒等人（2004）创设了一个治疗师变量分类办法。他们将治疗师变量分成客观 VS 主观及跨情境特质 VS 疗法专有特质两个维度。按这两个维度，我们可以把治疗师变量划分为四种类型。许多疗法专有特质将在本书的其他章节另外进行详述，其中包括与遵循度和特殊效应相关的治疗师干预（参阅第 8 章）、与工作同盟和其他关系成分相关的治疗关系（参阅第 7 章），以及与相对疗效相关的治疗取向（参阅第 5 章）。跨情境特质变量是指治疗师为不同的当事人提供治疗时相对稳定的方面，包括治疗师的人口统计学变量（如年龄、性别、种族等）和治疗师的特征（如人格、应对风格、幸福感、价值观、信念和文化特征）。

博伊特勒等人按此四分类法检查了既有研究，以确立与治疗效果相关的治疗师变量。结果，优势证据[①]指向了"疗法专有特质"类变量，这与前面章节的证据相符。博伊特勒等人总结说，就其所检查的大部分研究而言，没有一个研究的变量明确指向治疗师有效性，而且截止到他们写作该文之时（也就是 2003 年），聚焦于治疗师变量的研究一直在减少。事实上，尽管检验治疗师变量很有趣，也很有意义，但这是一种本末倒置的做法。因为研究者在寻找与治疗师有效性相关的变量之前，必须首先确定一点，那就是提供治疗的治疗师的确对治疗效果产生了影响。但是假如不同的治疗师具有同等疗效，研究者就没有必要去寻找高效能的治疗师所具备的特征和行为，也不可能找到。因此，本章将聚焦于探讨治疗师到底是否有所不同。如果有，差异有多大？

区分医学模型和情境模型的一个核心问题就是评估治疗师对治疗效果的影响程度，即"特定的治疗师重要吗"？医学模型的支持者主张，有效治疗的关键是特定成分，当事人是否受到这些成分的处理远比由谁来提供这些成分重要。情境模型则认为治疗师至关重要，因为怎样为当事人提供治疗才是成功的关键所在。高效能治疗师的行为与特定成分（如遵循治疗方案）无关，而是与共情、理解和同盟联结的能力等共同要素有关。医学模型的支持者也清晰地认识到，有些治疗师在提供特定治疗方面比别的治疗师更有胜任力。

胜任力指治疗师进行治疗的技能水平，其中技能是治疗师综合考量治疗情境并恰如其分地回应这些情境变量的程度。治疗情境的相关方面包括但不限于：

1. 当事人变量（如障碍的严重程度）；

2. 当事人呈现的具体问题；

3. 当事人的生活状况和压力；

4. 其他因素，如治疗阶段、已经取得的进步、对会谈中干预时机的敏感性等。

通常，以此方式定义的胜任力由治疗专家或由专家培训过的评分者来评定（参阅

---

① 优势证据，即优势证据规则，为法学领域的术语，是判断双方所举证据的证明力时确立的规则，属于采信规则。当证据显示待证事实存在的可能性明显大于不存在的可能性时，法官则采用具有优势的一方当事人所列举的证据，来认定案件事实。——译者注

第 8 章）。但是，由这些专业评分者评定的治疗特征却可能与治疗效果无关。事实上，研究者很难找到治疗师的胜任力与治疗效果之间的相关性，就像美国心理健康研究所抑郁症治疗合作研究项目的情况一样。这个情况也在一项元分析中得到了证实（参阅第 8 章）。

在这里，医学模型和情境模型争论的焦点不是如何测量胜任力，也不是胜任力与治疗效果是否有关，而是在心理治疗中，治疗师之间的胜任力差异是否足以影响到治疗效果。在临床试验中，为了比较以治愈为目的的不同治疗，治疗师需要经过严格的筛选、培训和督导，确保其在提供治疗时已经达到足够的胜任力水平。在医学模型下，一旦将治疗师之间的差异最小化，某些治疗成分优于其他成分这一主张，就表现为疗法之间的差异大于治疗师之间的差异。一般会认为，患者接受什么样的疗法（疗法 A VS 疗法 B）应该比接受谁的治疗（治疗师 A VS 治疗师 B）更重要，尤其是在治疗师遵循治疗方案的情况下。这个问题相当重要，本章将围绕它展开讨论。

如果能鉴别出可以区分高低胜任力水平的治疗师的某些特征，这自然非常有用。但是让人失望的是，目前极少有直接以此为目的的研究。因此在本章，胜任力是基于治疗效果定义的，即胜任力高的治疗师比胜任力低的治疗师会取得更好的治疗效果。在情境模型条件下，我们就可以预测，治疗师的变异性会相对较大，尤其是相比于疗法的变异性。一位胜任力高的治疗师不管提供何种疗法，总能达到令人赞赏的疗效。

概言之，这两个模型有着不同的假设。

- 医学模型：疗法的变异性 > 治疗师的变异性
- 情境模型：治疗师的变异性 > 疗法的变异性

接下来，本章将依次重点讨论两方面的内容：一是与治疗师效应的评估相关的研究设计问题，二是与治疗师效应的效应量相关的研究。

研究设计问题

在心理治疗研究中，考虑治疗师因素是得出正确结论的关键，理解治疗师效应的实质也至关重要；相反，如果忽视治疗师因素，则会导致错误的结论。接下来，我们通过呈现嵌套设计（nested design）和交叉设计（crossed design）两种治疗师分配方案，对这一问题做详细说明。

嵌套设计

在嵌套设计中，治疗师被随机分配到不同的疗法（治疗处理），每位治疗师提供且仅能提供一种治疗处理（如图 6-1 所示）。尽管大多数实验设计教材都对嵌套设计做了介绍，但是出于帮助读者理解的需要，我们在这里还是会详细地呈现这种设计。

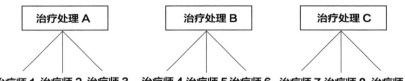

图 6-1 治疗师嵌套于治疗处理之中

假设某项研究一共有 p 种疗法（治疗处理），每种治疗处理随机分配 k 位治疗师，每位治疗师随机分配 m 名当事人，那么该研究的当事人共有 $m×k×p$ 名，其中每种治疗处理分配的当事人数量为 $m×k$ 名。以往采用嵌套设计的研究都忽视了治疗师因素（Crits-Christoph & Mintz, 1991; Wampold & Serlin, 2000），导致 I 型错误[①]的概率增加，高估了治疗处理的效果（Wampold & Serlin, 2000）。从发表在高水平期刊的 RCT 论文中（Ball et al., 2007; Leichsenring et al., 2013）可以看出，越来越多的研究者承认治疗师效应。但是，许多实验因样本量太小，不足以恰当估计治疗师在效果上的差异（Taylor et al., 2003）。就是说，即便作者对治疗师的差异进行检验，这些效应也会因缺乏统计检验力而难以被检测到。实际上，即使在这种情况下，治疗师的影响依然是不容忽略的。所以治疗师的差异即便没有达到统计学的显著性，也应该被明确包括在统计模型中。

需要提醒的是，在进一步检验嵌套设计之前，应该将治疗师看作一个随机因素（Crits-Christoph & Mintz, 1991; Wampold & Serlin, 2000）：

---

① I 型错误，参见第 3 章注释。——译者注

在该模型中，研究者的关注点是选定用来研究的特定疗法，因此要把治疗处理看作固定效应。再者，很少有研究者对参与研究的特定"治疗师"感兴趣。总的来说，不同的"治疗师"是否在治疗效果上有所不同，不是研究者的兴趣所在。因此，应将"治疗师"作为随机因素来处理，以得出关于"治疗师"的一般性结论。理想情况下，研究者从治疗师总体中随机选择"实验治疗师"，并将他们随机分配到不同的治疗处理。但实际做法是，治疗师原本的治疗取向是什么或者偏向什么疗法，经常就被分派去做该种治疗。这么做其实跟现实情境一致：治疗师可以从一系列专业上受认可的疗法中，自由选择自己偏好的疗法。如此一来，治疗师的分配已经失去了随机性，研究结论也应当严格限定为"X治疗取向的治疗师"，而不能简单以"治疗师"概括之。

引自 Wampold & Serlin, 2000, p. 427

在嵌套模型中，如果治疗师的效能存在差异，那么某些治疗师的当事人将比另一些治疗师的当事人有较好的效果，而这与当事人变量无关（别忘了在嵌套设计中，当事人是随机分配的）。接下来也会看到，治疗师的差异会导致不同治疗处理的差异。忽视这一点将会夸大不同治疗处理之间的实际差异。

在统计学上，治疗师的差异表现为"由治疗师引起的变异与当事人的总变异之比"，据此可以算出一个组内相关系数（intraclass correlation coefficient, ICC）。换言之，组内相关系数解释的是治疗效果中由当事人被分配给哪位治疗师引起的变异部分，它表示一名治疗师治疗两名患者与两名不同的治疗师治疗两名患者的结果的相似程度（Kenny & Judd, 1986; Kirk, 1995; Wampold & Serlin, 2000）。组内相关系数越大，意味着治疗师之间的变异性也越大，说明有些治疗师总能比别的治疗师取得更好的治疗效果[①]。需要注意的是，这些研究设计中的观测数据（即当事人的治疗效果）并不是独立的，而是与治疗师有关。如果在随机对照实验中忽视治疗师因素，就会违背统计检验的基本假设。

---

① 假设两名患者接受同一位治疗师的治疗，他们治疗效果间的相似度为 a；这两名患者分别接受两位不同治疗师的治疗，他们治疗效果间的相似度为 b，那么相似度 a 与相似度 b 的比较情况就是 ICC。——译者注

正确的嵌套设计分析应该将治疗师当作随机因素来处理（Serlin, Wampold, & Levin, 2003; Wampold & Serlin, 2000）。治疗处理的期望均方值包含了治疗师变异，也就是说，治疗师的变异性放大了治疗处理的差异。因此，F 值的正确计算方法应该是治疗处理的均方与治疗师的均方之比。表 6-1 比较了"考虑治疗师因素"和"忽视治疗师因素"两种情况下的方差分析结果。显然，考虑治疗师因素时，治疗处理的 F 值和自由度远远低于不考虑治疗师因素时的 F 值和自由度。

表 6-1　　　　　　　　　　　嵌套设计的方差分析表

$\widehat{\omega}^2 = 0.1$,　$\widehat{P}_1 = 0.3$,　$m=4, p=2, k=5$				
变异来源	SS	df	MS	F	效应量
嵌套设计（考虑治疗师因素）					
治疗处理	9.064	1	9.064	3.339	$\widehat{\omega}^2 = 0.100$
治疗师	21.714	8	2.714	2.714	$\widehat{P}_1 = 0.3$
组内	30.000	30	1.000		
总变异	60.778	39			
嵌套设计（忽视治疗师因素）					
治疗处理	9.064	1	9.064	6.660	$\widehat{\omega}^2 = 0.124$
误差	51.714	38	1.361		
总变异	60.778	39			

注：引自 The consequences of ignoring a nested factor on measures of effect size in analysis of variance designs, by B. E. Wampold & R. C. Serlin, 2000, *Psychological Methods,* 5, p.428. Copyright 2000 by the American Psychological Association。

从前述可以知道，一些治疗师确实比别的治疗师更有效能。因此，如果忽视治疗师这一嵌套因素，那么观测数据之间就不是相互独立的，这违背了方差分析中"各处理条件下的样本相互独立"这一假定条件。忽视"观测数据并非相互独立"这一事实会带来诸多后果。这些后果为研究界所周知（Barcikowski, 1981; Kenny & Judd, 1986; Kirk, 1995; Walsh, 1947; Wampold & Serlin, 2000），但是在很大程度上一直被忽视。糟糕的是，这种错误的分析方法会造成 F 值偏大，导致 I 型错误增加，因此即便真实情况是"治疗处理间不存在差异"，这个零假设仍旧会被拒绝（即得出"治疗处理间存在差异"这一结论）。瓦姆波尔德和塞林（2000）基于蒙特·卡洛（Monte Carlo）模拟算法[①]，推导出了治疗处理间没有差异时，仍旧拒绝零假设的错误率。图6-2列出了在不同的当事人-治疗师分配方案中，拒绝零假设的错误率随治疗师解释的变异比变化的趋势。假设要比较两种疗法，每种疗法分配四位治疗师（ $k=4$ ），每位治疗师分配五名当事人（ $m=5$ ），其中治疗师解释的变异占总变异的10%，此时即便疗法之间根本不存在真正的差异，仍然有15%的概率拒绝零假设。如此多的研究在不同疗法间根本没有差异的情况下，仍旧宣称一种疗法比另一种疗法更有效，这实在令人担忧。鉴于极少有研究表明不同疗法间存在差异（见图5-2），并且治疗师效应常常被忽视，我们必须提出质疑：在那些声称观测出疗法间存在差异的研究中，到底有多少是因为忽视了治疗师因素才得出这种结论的？

本章的主要目的是估计治疗师效应的大小。使用正确的嵌套设计分析方法，能够估计出同一疗法中由治疗师引起的效果变异量。假设 $\widehat{P_1}$ 表示治疗师的组内相关系数，它是指同一疗法中治疗师解释的变异占总变异的比例，这个数值很容易计算（Wampold & Serlin, 2000）。在表6-1中， $\widehat{P_1}$ 为0.30，表示治疗师解释的变异占治疗效果总变异的30%。

在心理治疗研究中，想要区别医学模型和情境模型，很大程度上需要确定各种关键因素的效应量。本书第5章给出了直接比较两种疗法间差异的效应量，但都忽视了治疗师变异，导致疗法的效应量被高估。瓦姆波尔德和塞林（2000）推导出一种方法，用来估计忽视"观测数据相互独立"这一因素对疗法变异量的影响程度。如表6-1所示，考虑治疗师因素时，正确的治疗处理变异的效应量估计值 $\widehat{\omega}^2$ 为0.100，忽视治疗师因素时的效应量估计值 $\widehat{\omega}^2$ 为0.124，说明忽视治疗师因素会放大治疗处理的效应量[②]。图6-3揭示了不同情况下，治疗处理的效应被放大的程度。假如，在根本不存在治疗

---

① 蒙特·卡洛模拟算法也称统计模拟方法，是一种以概率统计理论为指导的数值计算方法。——译者注

② $\widehat{\omega}^2$ 在第3章表示 R^2 的无偏估计。但此处用 $\widehat{\omega}^2$ 表示治疗处理对效果变异的解释量，目的是与瓦姆波尔德和塞林于2000年的研究保持一致。

处理效应的情况下，每种治疗处理分配 2 位治疗师（k=2），每位治疗师治疗 10 名当事人（m=10），治疗师对效果变异的解释量为 30%（$\hat{P_1}$=0.30），那么错误估计治疗处理效应的期望值为 0.067。也就是说，在这种情况下，研究者将会错误地认为，治疗效果的变异中有将近 7% 是由治疗处理引起的。事实是，这两种治疗处理之间根本不存在任何差异（即两种疗法的效果等值）。在本章的后面，我们将对忽视治疗师因素的后果进行建模。

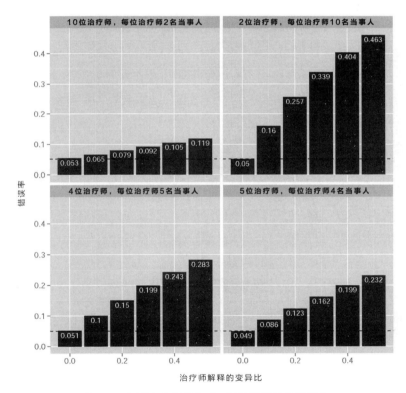

图 6-2　忽视治疗师因素时，拒绝零假设的错误率
（只有两种治疗处理时，错误率最小，为 0.05）

注：k 表示每种疗法分配的治疗师数量，m 表示每位治疗师治疗的当事人数量；引自 The consequences of ignoring a nested factor on measures of effect size in analysis of variance designs, by B. E. Wampold & R. C. Serlin, 2000, *Psychological Methods, 5,* p.428. Copyright 2000 by the American Psychological Association。

　　以上详细阐述了嵌套设计，目的是为了明确一个事实：忽视治疗师因素会放大疗法的差异，并且高估疗法的效果。在错误的方差分析中，虽然参加研究的治疗师数量很少，但是忽视治疗师变异带来的负面影响仍旧呈上升趋势（如图6-2和6-3所示）。因此，一个基本原则就是，治疗师嵌套于疗法之中时，要使用恰当的分析方法。这样不仅能得出正确结论，还能估计出治疗师效应的大小。这一点非常重要，我们会在本章后半部分详细介绍具体的估计方法。

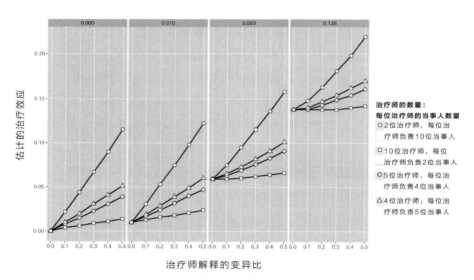

图6-3　治疗处理解释的变异与总变异之比的错误估计

注：引自 The consequences of ignoring a nested factor on measures of effect size in analysis of variance designs, by B. E. Wampold & R. C. Serlin, 200 p. 430. Copyright 2000 by the American Psychological Association。

交叉设计

　　如表6-2所示，在交叉设计中，每位治疗师参与所有的实验组，为当事人提供研究者想要考察的所有疗法（当然，每名当事人只接受一种治疗处理）。研究者的兴趣点是有关"治疗师"的一般性结论，而不是特定的治疗师。因此，治疗师仍旧被当作随机因素来处理，这一点与嵌套设计相同。

假设某项研究一共有 p 种疗法，从治疗师群体中随机抽取 k 位治疗师，每位治疗师要逐一使用这 p 种疗法分别为 n 名当事人提供治疗（即一共有 $k×p$ 个实验组，每位治疗师需要治疗 $p×n$ 名当事人）。这种实验设计既有固定因素，又有随机因素，被称为混合模型。

表 6-2   治疗师与疗法的交叉设计

	疗法 A	疗法 B	疗法 C
治疗师 1	n 名当事人	n 名当事人	n 名当事人
治疗师 2	n 名当事人	n 名当事人	n 名当事人
治疗师 3	n 名当事人	n 名当事人	n 名当事人
治疗师 4	n 名当事人	n 名当事人	n 名当事人

混合模型的分析方法与嵌套设计类似，但略有不同。共同之处在于，疗法的期望均方值包含了治疗处理的变异和误差。不同的是，在混合模型中，疗法的期望均方值还包含了交互效应导致的变异（即疗法与治疗师之间存在交互作用）。如果一些治疗师使用某种治疗取得了较好的治疗效果，而另一些治疗师使用另一种疗法同样取得了较好的效果，那么交互作用就会非常显著。此时，F 值的正确计算方法应该是将交互作用的均方而非误差的均方作为分母。由此可推论，以往那些采用混合设计的研究不仅忽视了治疗师效应，还忽视了交互作用。这一做法的后果与嵌套设计中忽视治疗师效应的后果相似，极度夸大了治疗处理的效果，高估了治疗处理的效应量。虽然这里没有详细介绍交叉设计，但是对交叉设计的最低要求与嵌套设计一样：治疗师与疗法交叉时，要使用恰当的分析方法。这样不仅能得出正确的结论，还能估计出治疗师效应的大小。

嵌套设计和交叉设计的相对优势

嵌套设计的一个明显优势在于，所有参加研究的治疗师都能够熟练应用且忠于各自为当事人提供的疗法。如此一来，研究者通过某些实验控制，就可以比较不同疗法的治疗效果。鉴于忠诚度能够显著地促进治疗效果（参阅第 5 章），研究者倘若将治疗师对疗法的忠诚度进行平衡，就可以采用嵌套设计对这些疗法进行比较。美国心理健康研究所抑郁症治疗合作研究项目就是采用嵌套设计进行疗法比较研究的典型代表。参加该项目的治疗师一共有 28 位，包括 10 位人际关系疗法取向的治疗师、10 位药物治疗取向的治疗师和 8 位认知行为治疗取向的治疗师。这些治疗师的技术水平和忠诚度的控制方法如下：

> 所有参加研究的"治疗师"，其受训背景和临床经验必须符合以下标准。
>
> 1. 接受过专业训练（临床心理治疗师要有哲学博士学位并完成临床心理科实习，精神科医生要有医学博士学位并完成精神科住院实习），并且有两年及以上的全职临床工作经验。
>
> 2. 治疗过至少 10 名抑郁症患者。
>
> 3. 对所接受的专业训练有足够的兴趣和投入。
>
> 此外，人际关系取向的治疗师必须有心理动力取向的受训经历，认知行为取向的治疗师必须有认知和／或行为取向的受训经历，药物取向的治疗师必须有强调精神类药物治疗重要性的受训经历……实际上，这项研究比较的不是疗法，而是"治疗包"（即治疗师主动选择或被分配到某种特定的疗法，并严格按照该疗法的标准为当事人提供治疗，但是每位治疗师提供的疗法不是随机选择或分配的，而是他们原本就很擅长并且偏好的）。
>
> 引自 Elkin, Parloff, Hadley, & Autry, 1985, p. 308

采用嵌套设计进行心理治疗研究也有不足之处。在嵌套设计中，提供治疗的治疗师是不同的。严格来讲，这会导致治疗师的变异和疗法的变异相混淆。因为很可能使用某种疗法的治疗师，普遍比使用另一种疗法的治疗师技能水平更高。所以，如果一个实验选取的 A、B 两种疗法的治疗师都接受过充分的训练，对各自实施的疗法足够忠诚，而且实验的结果经过恰当的分析，实验得到的结论会是：疗法 A 的效果比疗法 B 的效果更好（Serlin et al., 2003; Wampold & Serlin, 2000）[1]。

采用交叉设计时，不同疗法中治疗师的总体特征是等效的，但研究者需要对治

---

① 得出这个结论可能是因为疗法 A 的治疗师的技能水平本身就高于疗法 B，这使得原本因治疗师技能水平不同带来的效果差异被错误地归结为疗法的差异。——译者注

疗师的训练水平、技能水平和忠诚度等方面进行平衡。例如，在一项行为疗法和认知行为疗法的比较研究中，巴特勒、芬内尔（Fennell）、罗布森（Robson）和格尔德（1991）选取的临床心理治疗师最初接受的是行为疗法培训，后来又在费城的认知治疗中心接受了专业的认知行为疗法培训。鉴于这些治疗师最初忠诚于行为疗法，后来的专业训练就算不能够提高他们对认知行为疗法的忠诚度，也能够显著提高他们的认知行为疗法技能水平。然而，克拉克等人（1994）在比较认知疗法与放松疗法（applied relaxation, AR）时，发现了交叉设计中存在的问题。这项研究（第 5 章已讨论过）的其中两位作者都坚决拥护认知行为疗法，并且能够熟练应用认知行为疗法为当事人提供治疗。但是在交叉设计中，他们不仅要提供认知行为疗法，还要提供放松疗法。不仅如此，这两位治疗师均接受该研究的第一作者的督导，而这位第一作者正是该研究中认知疗法的建立者。显然，这项研究混淆了疗法和忠诚度两个因素，研究者无法确定认知行为疗法的治疗效果优于放松疗法究竟是得益于认知行为疗法这一疗法本身，还是治疗师的忠诚度和技能水平。就像前述章节讲到的（参阅第 5 章），研究者使用交叉设计时，往往会忽视忠诚度因素，影响得出的结论，在认知行为疗法研究中尤其如此（Falkenström, Markowitz, Jonker, Philips, & Holmqvist, 2013）。

这两种分配治疗师的方式都包含潜在的混淆因素，研究者必须明确意识到这一威胁，并尽可能减少其对研究效度的影响。显然，无论采用嵌套设计，还是交叉设计，忽视治疗师因素都会使 F 值偏大，导致高估疗法的效果。遗憾的是，克里兹-克里斯托夫和明茨（Mintz）（1991）检查了 140 项既有的对比研究，发现没有任何一项研究采用恰当的研究设计正确地分析治疗师效应。这个问题很严峻，倘若治疗师效应的效应量没有被直接测量，其在研究中就会很难被预测（接下来会深入讨论）。例如，鲍德温（Baldwin）等人（2011）对 20 项临床试验（495 个结果）进行了再分析，发现不同测量和研究之间的组内相关系数差异很大。这意味着治疗师的差异对治疗效果的影响既可能微不足道，也可能至关重要。因此，研究者有必要基于临床试验数据对治疗师效应建模。否则，在临床试验中很可能会高估疗法的效果。

治疗师效应的效应量

尽管克里兹-克里斯托夫和明茨（1991）没有找到检验疗法差异时，将治疗师效应考虑在内的研究，但是他们做了大量的尝试，试图通过对原始研究的数据进行再分析，来估计治疗师效应的效应量。接下来，我们会呈现这些再分析的结果，同时聚焦于以文献综述为基础的元分析（Baldwin & Imel, 2013; Crits-Christoph & Mintz, 1991）。我们将会通过比较治疗师解释的变异占效果总变异的相对量，来描述治疗师效应的重要性；也会通过比较那些疗效最差和疗效最好的治疗师，来探索他们在临床实践中的差异。变异估计的百分比则能够帮助我们了解疗法效果被高估的程度。

估计治疗师效应

卢伯斯基等人对四项研究的重新分析是最早尝试估计治疗师效应大小的研究之一。他们将治疗师看作随机因素，采用恰当的分析方法，重新分析了霍普金斯心理治疗项目（Nash et al., 1965）、美国退伍军人医疗中心心理治疗项目（Woody et al., 1983）、匹兹堡心理治疗项目（Pilkonis et al., 1984）和麦吉尔心理治疗项目（Piper et al., 1984）的原始数据。虽然他们没有估计出治疗师对效果变异的解释量，但是他们的研究结果明确表明，心理治疗中存在很大的治疗师效应，并且治疗师对治疗效果的影响远远超过了疗法本身的影响。

布拉特（Blatt）等人（1996）重新分析了美国心理健康研究所抑郁症治疗合作研究项目的原始数据，试图寻找高效能的治疗师所具备的特征。美国心理健康研究所研究采用嵌套设计，整个实验控制非常严格，要求每位治疗师使用标准化治疗手册，对自己要提供的疗法足够忠诚且熟练（清楚治疗过程）。针对认知行为疗法、人际关系疗法、临床管理下的抗抑郁药物治疗（imipramine-clinical management, IMI-CM）这三组含有效成分的治疗处理和安慰剂组［临床管理（clinical management, CM）］，布拉特等人根据复合残差增益值（composite residualized gain score），将治疗师分成高效能组、中等效能组和低效能组三组。结果表明，即便在如此严格的实验控制下，治疗师之间仍然差异显著。布拉特等人总结如下：

> 当前的数据分析……表明，即便是美国心理健康研究所研究中的那些经验

丰富并接受过良好训练的治疗师，他们对当事人的治疗效果仍然存在显著的差异。疗效的差异与治疗师的临床经验、对抑郁症患者的治疗水平，以及使用的疗法均无关，而是与治疗师基本的临床取向，尤其是与治疗取向密切相关。高效能的治疗师明显偏好心理治疗，而非药物治疗。再者，相比于中等效能和低效能的治疗师，他们在治疗伊始就能够预料，当事人需要更多的会谈才会发生明显的改变……我们还比较了治疗师对抑郁症病因的态度和对技术的态度，想看哪一个是促使治疗有成效的决定性因素，但没什么重要发现。

有意思的是，有两位治疗师不仅在临床管理下的抗抑郁药物治疗条件下使用药物治疗取得了显著疗效，他们在临床管理条件下（即安慰剂组）的治疗也颇有成效。这意味着，即便使用药物治疗，治疗师与当事人之间治疗关系的重要性也不容小觑。麦凯（McKay）、艾梅尔和瓦姆波尔德（2006）的研究发现，精神科医生的治疗效果确实存在显著差异。以患者在汉密尔顿抑郁量表和贝克抑郁量表上的得分作为其抑郁程度的指标，精神科医生对治疗效果变异的解释量约为 6.7%~9.1%，而治疗处理（即药物组对安慰剂组）对效果变异的解释量分别为 5.9% 和 3.4%。按理说，精神科医生对效果变异的解释量至少应该和药物治疗对效果变异的解释量等值。但事实却是，即使让最优秀的精神科医生给患者使用安慰剂，让水平欠佳的精神科医生给患者使用药物，前者的疗效仍旧比后者好（如图 6-4 所示）。可见，就算精神科医生在治疗中遵循药物管理协议手册，依然存在显著的疗效差异。虽然这一发现还需要大样本研究来进一步检验，但是这对如何解释药物试验的结果，有着重要的实质性指导和方法论启示。虽然药物治疗的有效成分本应该是药物，但精神科医生的重要性不容忽视。再者，如果在药物试验中没有对提供者效应[①]进行恰当的建模，就会高估治疗处理的效应量。更重要的是，也是这项研究证实的，就算使用药物治疗或仅仅提供临床管理，技能熟练的临床医生与患者之间高品质的治疗性互动，仍旧对治疗效果大有裨益。

卢伯斯基、麦克莱伦（McLellan）、迪库尔（Diguer）、伍迪（Woody）和塞利格

---

① 提供者效应类似于治疗师效应，指因药物提供者不同，导致患者的治疗效果有所不同的现象。——译者注

曼（Seligman）（1997）对七个被试样本的原始数据进行了再分析。这些样本的当事人均为药物成瘾的抑郁症患者，其中有几个样本是同一批治疗师。尽管卢伯斯基等人（1997）没有给出治疗师效应的估计值，但他们的结论很明确：

> 这七个样本中的治疗师在其当事人的症状改善的平均水平上差别很大……这样的结果有些出乎意料，原因是：
>
> 1. 每个样本中，当事人的诊断结果都很相似；
> 2. 治疗师和当事人都是随机分配的；
> 3. 样本中的治疗师是根据他们在特定治疗类型上的胜任力来选择的；
> 4. 所有治疗师均定期接受督导，并遵循治疗手册的指导。

这些措施本应该能最大限度地提高技能的影响，降低治疗师的差异。真实情况却是，这22位治疗师对当事人的治疗效果有很大差异，治疗效果的变化范围从轻微恶化跨越至80%以上的显著改善。

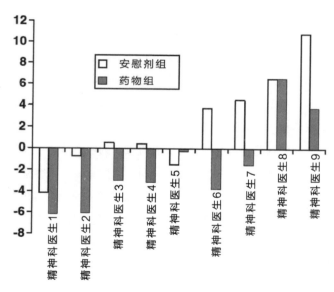

图6-4　NIMH-TDCR中安慰剂-药物治疗组的服务者在效果上的变异条形图

注：纵轴表示贝克抑郁量表的残差增益得分（分数越低表示效果越好）；每一组条形代表一位服务提供者；引自 Psychiatrist effects in the psycho-pharmacological treatment of depression, by K. M. McKay, Z. E. Imel, and B. E. Wampold, 2006, *Journal of Affective Disorders, 92,* p. 289. Copyright 2006 by Elsevier B. V。

这项研究的重要发现是，治疗师的成功有一致性，在一个样本中较为成功的治疗师，在其他样本中也同样成功。卢伯斯基等人结合先前的研究结果，将这一发现归因为"即便只有为数不多的几次会谈，最有效能的治疗师往往会被当事人评价为是有帮助的、是与自己建立了同盟的"。

最后一项再分析的原始数据来自异质性当事人–酗酒疗法匹配项目（具体介绍参阅第 5 章）开展的多站点酒精问题治疗研究。该研究以胜任力水平和对疗法的忠诚度两项标准选择治疗师，并且所有治疗师均接受过良好的培训和督导。回顾研究结果可以看到，各个疗法之间几乎没有差异。但是，再分析的结果表明，治疗师对效果变异的解释量超过了 6%（范围为 1%~12%）。

元分析研究

克里兹–克里斯托夫等人（1991）对 15 项已有的研究做了元分析，首次估计出了治疗师效应。这项元分析囊括了 27 种疗法，研究者估算了每一疗法中治疗师对效果变异的解释量，最终发现治疗师对效果变异的平均解释量为 0.086。也就是说，在治疗效果的变异中，将近 9% 是由治疗师造成的。[①] 最近的一项元分析纳入了 46 项研究，包括 1281 位治疗师和 14 519 名当事人。结果显示，治疗师对治疗效果变异的解释量达到了 5%（Baldwin & Imel, 2013）。进一步分析发现，自然设置条件下的治疗师效应（共 17 项研究，治疗师对效果变异的解释量为 7%）远大于临床试验条件下的治疗师效应（共 29 项研究，治疗师对效果变异的解释量为 3%）。

这两项元分析研究（Crits-Christoph & Mintz, 1991; Baldwin & Imel, 2013）有一个有趣的共同点——治疗师变异的估计值在不同的研究之间差异很大。鲍德温和艾梅尔的元分析发现，不同研究中治疗师解释的变异比不同，在 0~0.55 之间变化（I^2=61.9，这说明在治疗师组内相关系数的总变异中，超过一半的变异是由不同研究之间的差异

---

① 克里兹–克里斯托夫和明茨不仅研究了治疗师效应的效应量，还研究了交叉设计中治疗师与治疗处理的交互作用。这非常重要。我们在前面已经说过，交互作用夸大了治疗处理的均方。他们发现，交互作用占效果变异的 0~10%。而一旦将个体变量考虑在内，交互作用对总变异的解释量就提高至 38%。这表明，如果忽视了治疗处理均方中包含的交互作用，那么对交叉设计的错误分析就会增大 F 值，从而高估治疗处理的效果。

造成的）。组内相关系数的变异范围如此之大，意味着治疗师的差异与具体的研究有关。

尽管如此，我们还是能够从中发现一些趋势。近来发表的那些研究明确要求，治疗师要遵循治疗手册来提供治疗，从而达到严格控制实验程序的目的。因此，这些研究中的治疗师效应往往比较小。克里兹-克里斯托夫和明茨（1991）总结说："这意味着，当前的临床试验设计对治疗师差异的控制（如对治疗师的精心挑选、培训和督导，以及治疗师对手册的使用）相当成功"。鲍德温和艾梅尔（2013）也有同样的发现，即在临床试验条件下，治疗师对效果变异的解释量小于在自然条件下（比如很少使用治疗手册进行控制）的解释量。总之，虽然治疗师同质化的趋势不能否认治疗师效应的存在，我们仍能从临床试验中找到一些证据。但是，这的确向我们提出了一个问题：当治疗师对效果变异的解释量非常小时（如5%），[①]治疗师的差异对当事人的意义有多大？从图6-5可以看到，中等效能的治疗师之间的差异对当事人的影响很小。比如，将一名当事人从水平处于整体50%等级的治疗师处，换到水平处于整体75%等级的治疗师处，其症状的改善程度只有非常细微的变化（Baldwin & Imel, 2013）。对此，艾梅尔等人指出：

> 尽管在治疗效果的变异中，治疗师引起的变异的绝对量很小，但其影响不容小觑，正所谓"牵一发而动全身"。在一篇经典的论文中，埃布尔森（Abelson）和鲁宾（Rubin）（1985）指出，与大多数棒球迷的信念恰恰相反，给定击球数时，击球员个人对打击率的解释量仅占1%击中率的三分之一。但是累积下来（1000击以上），在打击数高于平均水平和低于平均水平的两组击球手之间，就会表现出相当大的差异（那些高于平均水平的击球手，其平均打击率将近50%）。埃布尔森的"小变异解释量与大累积效应"之悖论，与治疗师的治疗效果之评估有异曲同工之处。例如，一项在护理管理系统开展的研究发现，治疗师对效果变异的解释量为5%，但不同水平的治疗师对患者的影响程度有所不同。排名前25%的治疗

---

① 相比于等待组，接受治疗处理对效果变异的解释量为14%。在这种情况下，对总变异的解释量在3%~7%之间就已经显得格外重要。

师相对于排名后 25% 的治疗师，其患者改善程度的平均效应量是后者的两倍之多（Wampold & Brown, 2005; Okiishi, Lambert, Nielsen, & Ogles, 2003）。

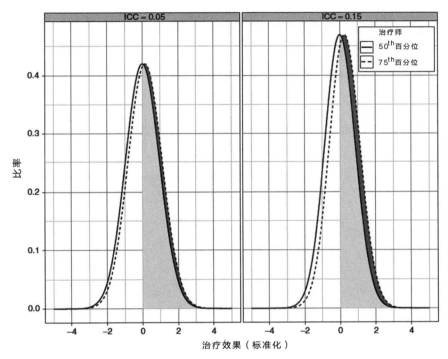

图 6-5　在效果分布上位于 50% 和 75% 的治疗师（假定组内相关系数分别为 0.05 和 0.15）

注：治疗效果采用标准分数，负值表示低于平均值，正值表示高于平均值；浅灰色阴影表示当事人在位于第 50 百分位的治疗师那里接受治疗时（即当事人有 50% 的可能性取得高于平均水平的效果），其效果高于平均水平的概率；深灰色阴影表示，当事人在位于第 75 百分位的治疗师那里接受治疗时，其效果高于平均水平的概率的增值；引自 S. A. Baldwin & Z. E. Imel. Therapist effects: Findings and methods, 2013, in M. J. Lambert（Ed.）, *Bergin and Garfield's handbook of psychotherapy and behavior change*, 6th ed., p. 279. Copyright 2013, Wiley。

为了充分探索在给定治疗师变异估计值的条件下，治疗师在效果上的期望差异，艾梅尔等人进行了一项蒙特·卡洛模拟研究。研究者假设所有患者的平均反应率为 50%（即所有接受治疗的患者中，有一半的患者康复），每位治疗师治疗 30 名患者，共 50 位治疗师。他们检验了不同组内相对系数（0.05, 0.10, 0.20）条件下，治疗师在反应率上的差异，记录了每名当事人的治疗效果（有反应VS无反应）[①]，并将该过程重复 10 000 次。图 6-6 给出了每一组内相对系数条件下，50 位治疗师的平均反应率及其 95% 的置信区间。可见，即使在 ICC 相对较低（0.05）的情况下，疗效最好的治疗师和疗效最差的治疗师在患者对治疗的反应率上，仍然存在显著的差异。其中，最优治疗师的患者反应率为 80%（30 名患者中，有 24 名患者康复），而最差治疗师的患者反应率仅为 20%（30 名患者中，只有 6 名患者康复）。

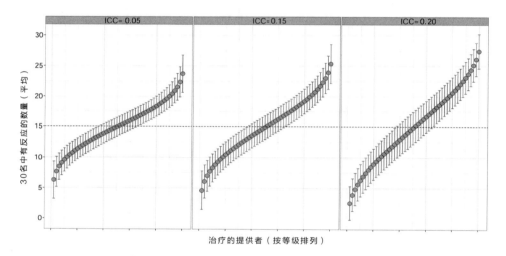

图 6-6　蒙特·卡洛模拟研究中治疗师的平均反应率及其在 95% 置信区间的变异点图

注：引自 Removing very low-performing therapists: A simulation of performance-based retention in psychotherapy, by Z. E. Imel, E. Sheng, S. A. Baldwin, and D. C. Atkins。

艾梅尔等人的模拟研究是基于大数据库展开的自然研究，萨克森和巴克姆（2012）的研究则不同。他们检验了英国国家卫生服务（UK's National Health Service）基础护理中的心理咨询和治疗效果，包括 119 位治疗师和 10 786 名患者。结果发现，治疗效果的变异中，约 7% 是由治疗师引起的。这与鲍德温和艾梅尔（2013）在自然研究中

---

① 反应指患者在接受治疗后的康复情况。"有反应"说明治疗师对患者的治疗是成功的，即患者康复；"无反应"说明治疗师对患者的治疗不成功，即患者没有康复。

对治疗师变异的总体估计值相等。萨克森和巴克姆还发现，治疗师对效果变异的解释量随着患者严重程度的增加而急剧提高。换言之，当事人越严重，治疗师对效果变异的解释量就越大。最重要的是，在这 119 位从事临床实践的治疗师中，有 19 位治疗师"低于平均水平"。如果将这些治疗师的 1947 位患者分配给其他治疗师来治疗，那么就会有额外的 265 名患者康复。

自然条件下的研究可能存在这样一种情况：有些治疗师使用的是循证治疗，另一些治疗师使用的是未经检验的或无效的治疗，由此引发了治疗师变异。如此一来，如果治疗师均接受充分的循证治疗培训和适当的督导，那么他们之间的变异性就会非常小（Shafran et al., 2009）。为了深入研究这一情况，洛什卡、史密斯、维斯沃茨基（Wislocki）、美波和瓦姆波尔德（2013）在美国退伍军人事务部医院的创伤后应激障碍诊所检验了治疗师效应。该诊所的所有治疗师均接受了两位国家级培训师的培训，然后为创伤后应激障碍患者提供认知加工治疗和循证治疗，同时接受其中一位培训师的督导。这一理想情况本应该能将治疗师效应最小化，事实却是，治疗师引起的变异占了治疗效果总变异的 12%，这也超过了自然设置下治疗师效应的估计值（Baldwin & Imel, 2013）。

小结

心理治疗的精髓体现在治疗师身上。文献综述的结果明确指出，治疗师提供的特定疗法对效果并没有显著的影响，治疗师对疗法的忠诚度反而是一个重要的影响因素。虽然一些研究表明，治疗师具有同质性，但优势证据指向了治疗师效应（治疗师对效果变异的解释量在 3%~7% 之间，这些估计值彼此差异很大）。正如情境模型的支持者所言，治疗处理最多只能解释效果变异量的 1%，而治疗师效应往往会超过治疗处理的效果（参阅第 5 章）。此外，忽视治疗师效应会夸大治疗处理的效果，导致不同疗法之间差异的重要性被夸大。这意味着，治疗师本人比他使用的疗法更为重要。

既然有如此多的证据表明，有些治疗师就是比另一些治疗师对当事人的治疗更为有效，并且这与他们提供什么样的疗法无关。那么，我们不禁要问："这些

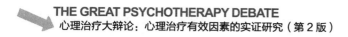

高效能的治疗师有哪些特征和行为呢？"目前，研究者将好的治疗师行为分成两大类：一类是情境模型认为有治疗作用的行为，比如共情和建立同盟；另一类是医学模型认为很重要的行为，比如遵循治疗方案（如提供特定成分）、具备提供特定疗法的胜任力。接下来，我们将在第 7 章和第 8 章逐一检验这两大类行为。

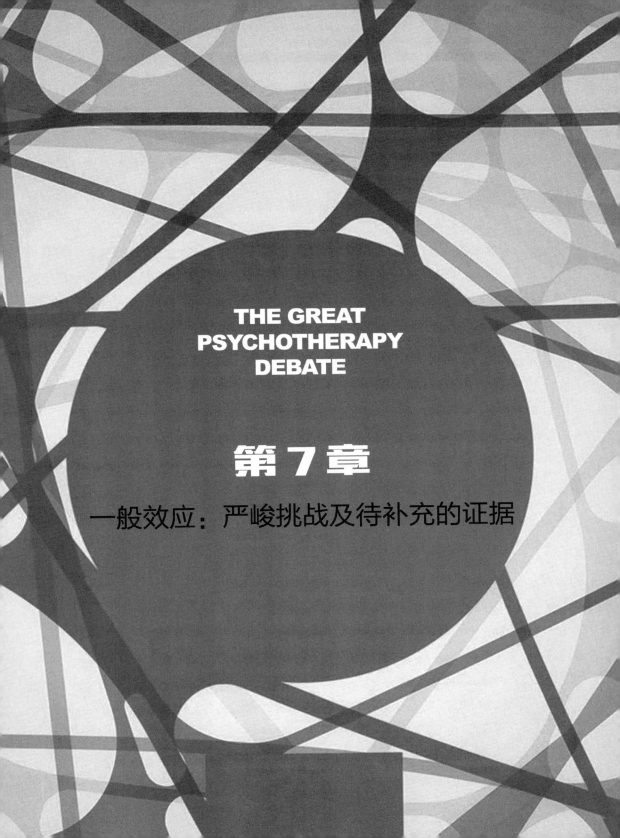

THE GREAT
PSYCHOTHERAPY
DEBATE

第7章

一般效应：严峻挑战及待补充的证据

如前所述，一般效应是由共同要素产生的效应。情境模型假定共同要素具有治疗作用，因为它们是促成治疗变化的主要原因。因此，共同要素的各项指标与心理治疗的效果也应该是相关的。在本章中，当我们提出支持一般效应的证据时，那些挑战这一整体假设的理由也会越来越清晰。对这种根据相关关系就开始做简单推测的做法，最主要的一个挑战便是"相关关系并不意味着因果关系"；另一个挑战是，相关关系也许只是一个假象，因为有时候很可能是先测出效果，然后倒推出共同要素的存在并检测到其存在；抑或可能存在第三个变量，导致了共同要素和效果的共变（DeRubeis, Brotman, & Gibbons, 2005）。如第 3 章所讨论的，进步的研究纲领的特点之一，便是它会用一个新的猜想来回应对其提出的挑战，然后检验新的猜想是否成立。通过这种方式，我们会看到情境模型能够很好地预测那些用于检验挑战是否成立的新研究的结果。

在本章中，我们最直接关注的是工作同盟，原因有四。

1. 工作同盟是情境模型的核心构念（construct）——如果它与效果没有很强的相关关系，那么这个情境模型就会或者就应该被抛弃。

2. 长期以来，工作同盟被视为泛理论构念，无论哪种理论流派，都认为其对治疗的成功至关重要（Bordin, 1979）。

3. 对工作同盟的研究比对任何其他要素的研究更多（Grencavage & Norcross, 1990; Norcross, 2011）。

4. 工作同盟作为一个治疗要素，经受了医学模型拥护者基于各种合法理由进行的仔细检验（DeRubeis et al., 2005; Siev, Huppert, & Chambless, 2009）。这些批评意见催生了新的猜想，这些新猜想又经受了实证的检验，对这些研究的回顾，会为情境模型与医学模型的进步带来很多启发。

本章还将检验其他几项一般效应。情境模型的另一个核心要素是期望，尽管期望在心理治疗中是一个非常难以被检验的要素。本章关于安慰剂效应的研究、心理治疗中的期望与归因的研究都是很有启发性的。此外，本章将回顾与第一条路径（真实关系）相关的一些概念，包括共情、积极关注/肯定、真诚一致（congruence/genuineness），还会尝试直接评估真实关系。

工作同盟

治疗师-当事人同盟的概念起源于精神分析，并被概念化为一种当事人对治疗师的健康的、喜爱的、信任的感觉，有别于治疗关系中神经症性的部分（即移情）。20 世纪 70 年代后期，爱德华·鲍丁（1979）提出治疗师-当事人同盟是一个泛理论构念，由以下三部分组成：

1. 目标一致；
2. 任务一致；
3. 情感联结。

同盟是一种工作关系，而不仅仅是双方之间的情感关系。哈彻（Hatcher）和巴伦斯（Barends）（2006）将同盟描述为"治疗关系中双方投身于合作性的、有目的的工作的程度"，并给出了为什么同盟有时被称为"工作同盟"的理由。

多年来，关于同盟的理论基础产生了诸多混淆（Hatcher & Barends, 2006; Horvath, 2006），同盟对心理治疗效果的重要性也受到一些批评（如贝克等人在 2008 年评论，同盟只处于"边缘的科学地位"）。我们先提出同盟与效果之间存在相关的研究证据，并会讨论其中涉及的理论或方法学问题。和之前一样，我们仍优先考虑元分析证据，虽然在某些情况下，有必要对这些证据做一些描述性说明。

同盟与效果的相关关系

评估同盟-效果相关关系的典型设计非常简单。在治疗的某一阶段测量同盟，在治疗结束后测量效果，然后将两个测量结果进行相关分析。现已有很多种用来评估同盟强度的测量方法。可以想见，测量方法的多样性会带来一些问题，尽管对目前主要采用的一些测量方法进行的因素分析显示，存在一个与合作关系相关的一般因素（Hatcher & Barends, 1996）。对同盟的测量可以由当事人、治疗师、观察者任意一方完成，这很容易制造出一些假象，我们稍后会谈到。这些研究通常只对同盟测量一次，或者很少几次，测量次数也可能影响同盟-效果的相关关系。

证明同盟-效果相关的证据看起来非常稳健。第一项同盟-效果相关关系的元分析于 1991 年发表，发现 26 项研究的合并相关系数（aggregate correlation）为 0.26（Horvath & Symonds, 1991），是一个中等程度的效应量。此后，研究者又相继进行了三项元分析研究（Horvath & Bedi, 2002; Horvath, Del Re, Flückiger, & Symonds, 2011b; Martin, Garske, & Davis, 2000），对这四项元分析的总结见表 7-1。

表 7-1　　　　　　　　　同盟-效果相关关系元分析汇总

作者（年份）	纳入的研究数量 k	合并相关系数 r	d 值	R2
霍瓦特和西蒙兹（1991）	26	0.26	0.54	0.07
马丁（Martin）等（2000）	79	0.22	0.45	0.05
霍瓦特和贝迪（Bedi）（2002）	100	0.21	0.43	0.04
霍瓦特等（2011）	190	0.28	0.58	0.08

为了了解同盟-效果相关的大小，我们将注意力集中在最新、最全面的元分析上（Horvath, Del Re, Flückiger & Symonds, 2011a, b）。这项元分析研究的方法是最复杂、最先进的，包含的研究是最全面的。它采用随机效应模型汇总了 190 个研究，涉及 14 000 多个个案（Del Re, Flückiger, Horvath, Symonds, & Wampold, 2012）。考虑到此元分析涵盖的研究数量之多，其相关系数的估计值 $r = 0.28$（95%CI[①]=[0.249, 0.301]）是一个相当精确的数字。显然，在治疗的某个时间点测得的工作同盟与治疗结束后测得的效果之间有中等程度的相关。但是，同盟-效果的相关大小可能会被测量方法上的

————————

① CI（confidence intervals）即置信区间，是指由样本统计量所构造的总体参数的估计区间。置信区间展现的是这个参数的真实值有一定概率落在测量结果的范围的程度。此处指的是，估计的 r 值有 95% 的可能性落在 0.249 与 0.301 之间。——译者注

问题所削弱，其实际值可能会比元分析结果所揭示的更高（Crits-Christoph, Gibbons, & Hearon, 2006）。值得注意的是，同盟与儿童-青少年心理治疗（Shirk, Karver, & Brown, 2011）和夫妻-家庭治疗（Friedlander, Escudero, Heatherington, & Diamond, 2011）的效果也是相关的。

显而易见，同盟与效果是相关的；但还是有许多对"同盟引起了治疗变化"这一结论产生威胁的因素，这些我们稍后会进一步讨论。我们先讨论一些需要关注的影响力较小的点，然后再重点讨论那些触及情境模型核心的重要的点。同盟作为心理治疗的一个重要要素，哪些东西会对其测量效度构成威胁？表 7-2 总结了相关的证据。

表 7-2　　　　对治疗要素之一的工作同盟的重要性所提出的挑战

威胁或澄清	描述	证据	元分析参考文献
共同方法偏差（晕轮效应）	由同一个人同时评价工作同盟与治疗效果	是否由同一个人评价并不会影响同盟-效果的相关关系	霍瓦特等（2011）
同盟的评价者	不同的评价者（当事人、治疗师或观察者）会影响相关大小	基于当事人和观察者的评分计算出的同盟-效果相关比基于治疗师的评分计算出的相关更高，但差异并不显著	霍瓦特等（2011）
同盟-效果评价时间间隔	同盟和效果在测量时间上的间隔短（如都是在治疗结束时进行测量）会测出更高的相关	在治疗后期对同盟进行测量会使得同盟-效果相关更高；但是，即使在治疗前期对同盟进行测量，同盟-效果也有中等程度的相关	霍瓦特等（2011）弗吕克格尔等（2012）
所使用的测量方法	由相同测量方法造成的假相关	由不同的测量方法测得的相关之间并不存在差异	霍瓦特等（2011）
发表偏倚	结果显著的研究更容易被发表	没有证据支持存在发表偏倚	霍瓦特等（2011）
研究者对同盟的忠诚度	更忠诚于同盟这一概念的研究者将报告更高的同盟-效果相关	对同盟概念的忠诚与否，与被测量的时间点之间存在交互作用；在更早的测量时间点上，忠诚于同盟概念的研究者会报告更高的相关	弗吕克格尔等（2012）

续前表

威胁或澄清	描述	证据	元分析参考文献
疗法与障碍的特异性	相较于其他疗法（比如认知行为疗法），同盟对某些疗法（比如人本取向的、关系-动力学取向的疗法）来说更为重要	是否使用认知行为疗法，是否使用针对某种疾病的专门疗法，效果指标是否为目标症状，各种疗法之间测得的同盟-效果相关大小不存在差异。物质滥用与其他精神疾病相比较，其测得的相关更小。但有证据表明，同盟在不同疗法中的工作方式可能不同	弗吕克格尔等（2012）弗吕克格尔等（2013）
没有将情感联结与真实关系区分开	同盟中最主要的成分是情感联结，其反映的是人际关系	与工作同盟相比，真实关系能更好地预测效果	无
患者对同盟的贡献	同盟-效果相关大小是由患者对同盟的贡献决定的	能够预测效果的是治疗师对同盟的贡献而非患者的贡献	德尔瑞等（2012）
治疗早期症状的改善	治疗早期症状的改善带来更好的同盟关系与更好的效果	大多数研究发现，相较于早期改善，同盟能够更好地预测效果，但有的研究没有得出这样的结论	无
同盟的发展、破裂与修复	随着治疗的进行，同盟的强度会发生变化；对同盟破裂进行修复具有治疗作用	破裂修复与效果相关	沙弗安等（2011）

方法学问题

当考虑同盟-效果之间的相关时，存在许多与方法学有关的议题，它们都可能带来某些问题。第一个问题是，在这些研究中，对同盟和效果进行评价的常常是同一个人，这会造成"晕轮效应（halo effect）"，更专业一点的叫法是"共同方法偏差（method variance）"，即两个变量相关是因为使用了同一种测量方法。霍瓦特（Horvath）等人（2011a, b）特别处理了这个问题，他们比较了由同一个人（通常是当事人）评估所得到的同盟-效果的相关，与由不同的人（如治疗师评估同盟，当事人评估效果）评估所得到的相关大小。尽管由同一评价者所得到的相关（即 $r = 0.29$）比由不同的评价者所得到的相关（即 $r = 0.25$）更大，但两者在统计上差异不显著。相应地，当事人（$r = 0.28$）或观察者（$r = 0.29$）评估同盟所得到的相关，比治疗师（$r = 0.20$）评估同盟所得到的相关更高，但其差异也不显著。

第二个问题是，对同盟和效果进行评估的时间点间隔太近。如果同盟是在治疗结束时测量的，那么对同盟和效果的评分都会受到个案的整体效果的影响——如果个案是成功的，那么评分者会倾向于对治疗的所有方面都做出积极评价（Crits-Christoph, Gibbons, Hamilton, Ring-Kurtz, & Gallop, 2011）。如果在治疗早期大多数治疗工作开展之前就对同盟进行测量，那么测量结果将更具说服力。霍瓦特及其同事就这一问题进行了检验，他们发现，如果在治疗的后期对同盟进行测量（约 20% 的研究是在这一时期进行测量的），同盟–效果的相关确实就会变得相当高（$r = 0.39$）。但是，大多数研究是在治疗早期或者中期对同盟进行的测量，由此得出的同盟–效果的相关明显变小（在这两个时期测得的值相同，都是 $r = 0.25$）。测量的时间点间隔越近，同盟–效果的相关就越高，这一结论并不令人惊讶；尽管如此，在这一条件下测得的同盟–效果的相关依然是中等程度的，并且与之前的研究得到的值大致相等。此外，弗吕克格尔、德尔瑞（Del Re）、瓦姆波尔德、西蒙兹（Symonds）和霍瓦特（2012）使用专门设计的纵向元分析（longitudinal meta-analysis）方法来检验同盟测量的时间点所产生的效应。他们发现，测量同盟的时间点与研究者对"同盟"这一概念的忠诚度之间存在交互作用（参见本章后面的讨论）。

第三个问题是，如前所述，用于评估同盟的测量方法有很多种，并且它们测量的对象可能是同盟在理论上的不同层面。但是，霍瓦特等人（2011a, b）发现，无论使用哪一种特定的测量方法都不会影响相关。

第四个问题是发表偏倚，由于那些结果不显著的研究不易被发表，元分析的结果也会因此受到影响（Sutton, 2009）。霍瓦特等人做了以下工作来处理这一问题：

1. 搜索以英文、德文、意大利文、法文发表的文献；

2. 搜索相关的学术期刊论文、学位论文、书籍的相关章节；

3. 计算失安全系数 N（fail-safe *N*，即推翻结论所需的结果相反的研究数量[①]。在此研究中，所需的值应大于 1000）；

4. 通过漏斗图检测是否存在发表偏倚。结果显示，并没有证据证明发表偏倚影响了元分析的结果。

第五个问题是，研究者对同盟的忠诚度对结果产生的威胁。回想一下前面讨论治疗效果的地方（见第 5 章），研究者是否忠诚于某种治疗方法会影响其对这种治疗方法的效果评估；如果某些研究者认为同盟是一个重要的治疗要素，那么在评估同盟时，也可能出现类似的情况。如上所述，弗吕克格尔等人（2012）确实发现，忠诚度与评估同盟的时间点有交互作用。在治疗的早期阶段进行评估，忠诚于同盟的研究者所报告的相关大小高于持相反态度的研究者所报告的；然后，在治疗早期就测量同盟的研究表明，即使是那些不忠诚于同盟的研究者所报告的同盟–效果相关也超过了 0.20。

看起来，方法学上的问题并不会威胁到同盟对心理治疗效果的重要作用。但是，还存在一些更严重的和更为实质性的问题，会威胁到"同盟是重要的治疗要素"这一结论，我们接着就来讨论这些问题。

治疗特异性与同盟：同盟作为一个有效成分、同盟中情感联结的澄清，以及直接与间接效应

一个相当重要的问题是：同盟会不会在某些疗法中是一个重要因素，而在另一些疗法中并不重要？据西夫（Siev）等人（2009）的观点，某些疗法强调同盟是一种治疗工具，并将其提升到该疗法的特定成分的地位：

总的来说，如果治疗师将同盟作为治疗的核心焦点，那么同盟与效果的相关就可能是最高的。但是，在这样的治疗中，同盟与技术的界限就会变得模糊。像其他研究者（Beutler, 2002; Crits-Christoph et al., 2006）指出的那样，如果在治疗会谈时直接去处理同盟关系，那么对同盟的聚焦本身就变成了一种治疗技术。

---

① 失安全系数越大，说明元分析的结果越稳定，结论被推翻的可能性越小（Rothstein, Sutton, & Borenstein, 2005）。

这一番评论对大多数人本主义疗法、看重关系的心理动力疗法和诸如动机访谈（如具有人本主义根基的认知行为疗法）之类的混合型取向（hybrid treatments）的疗法非常适用。但根据之前讨论过的机制，情境模型清晰地表明，即使对那些不强调治疗关系的疗法来说，同盟依然非常重要。然而，与西夫等人的预测相反，霍瓦特等人（2011a, b）在其研究中发现，认知行为疗法、人际治疗、动力学疗法、专门针对物质滥用的治疗［尽管还没弄清在治疗有物质滥用问题的患者时，同盟是如何起效的（见后面讨论）］，各种疗法之间的同盟-效果之间的相关大小并不存在差别。弗吕克格尔等人于 2012 年使用了相同的数据集，检验了：

1. 研究是不是在随机对照试验（RCT）的情境下进行的；
2. 治疗时是否参照了特定障碍的治疗手册；
3. 是否使用了认知行为疗法；
4. 效果变量是否以症状变化的测量为指标，从而重新深入地检验这个问题和其他一些相关问题。

如果在某些使用特定成分（不是同盟）来处理特定缺陷的疗法中，同盟确实不那么重要，那么可以预测，某一个或多个特定成分会影响同盟-效果的相关大小。但是，研究发现这些特定成分中没有任何一个成分对同盟-效果之间的相关大小产生了调节作用。

有一些证据表明，与其他疾病相比，对物质滥用障碍进行治疗时，其同盟-效果的相关更小［如在物质滥用障碍中 $r = 0.18$，在抑郁症治疗中 $r = 0.34$，焦虑障碍治疗中 $r = 0.31$（Flückiger et al., 2013）］。但是，在这些研究的样本中，物质滥用障碍这个变量与少数种族群体患者比例较高有关，这会混淆同盟在这一障碍的治疗中起到的作用。此外，在常用的针对物质滥用障碍的疗法中（如动机访谈），有些因素（比如治疗师的共情）是非常关键的（并且共情在这里被视作一种特定成分）。所以，我们不能说在专门针对物质滥用的治疗中，工作同盟不重要（Moyers, Miller, & Hendrickson, 2005）。

对不同疗法中的同盟进行元分析，可能并没有完全捕捉到不同疗法中的同盟是如何起作用的复杂性。当鲍丁（1979）提出将同盟作为一个泛理论构念时，他意识到尽管对所有的治疗来说，情感联结都至关重要，但很可能在不同的疗法中，其工作方式是不一样的："不同的心理治疗方法因其对患者及治疗师的要求不同，而有所区别……在一种疗法中情感联结的强度，并不一定比其另一疗法中的强度更强，但在性质上它们是有所区别的。" 2006 年，哈彻和巴伦斯（2006）阐述得更明确：

> 成功的合作建立在一定水平的与治疗任务相称的信任与依恋（联结）的基础之上。这个假设意味着，不同的疗法期待当事人有不同的个人卷入程度，因而不同疗法对于成功地投入治疗所需的关系水平，要求也不一样。

看来，这些理论家关注的是在不同疗法中，情感联结起效的方式到底有何不同，至少有一个研究是直接围绕这个主题进行的。在心理动力疗法中回避情感似乎会对情感联结产生抑制，并会对效果产生消极的影响；而在认知疗法中回避情感反而会对情感联结及效果产生积极影响（Ulvenes et al., 2012）。在心理动力疗法的治疗过程中，治疗师常常会处理一些伴有强烈情绪唤起的困难的分析材料，这要求患者与治疗师有强力的联结，比如患者对治疗师的信任，患者深信进行这一困难工作是有治疗意义的、是必要的。鲍丁在很早之前就提道：

> 例如，一位治疗师递给患者一张表格，要求患者记录下自己每天的顺从和自信的行为，以及当时的环境氛围；抑或治疗师与患者分享自己的情感，以期提供一个示范或就患者对他人造成的影响提供一个反馈，通过前一种方式建立起来的情感联结，与通过后一种方式建立起来的是非常不同的。

哈彻和巴伦斯（2006）重申了这一点："这……意味着成功投入治疗所需的情感联结水平因治疗方法的不同而有所不同，具体取决于该方法所期望的当事人的个人卷入程度。"

不同疗法对情感联结有不同的看法，从而引发了一个棘手的理论问题，关于这方面的研究目前还很少，但渐渐有一些相关的研究证据出现。鲍丁（1979）提到过两种不同的联结：第一种涉及情感依恋，包括喜欢、信任和尊重；第二种涉及要完成治疗中的困难工作（不管是处理困难的分析材料，还是进行长期的自我暴露）所需要的关系。哈彻和巴伦斯（2006）将这种区别讲得更清楚：

> 尽管你没能跟某人有效合作，你依然可能会喜欢并尊重他（Hatcher &

Barends, 1996）。鲍丁的后一种定义将联结视为对治疗的目标和任务的支持，所以也许最好将其命名为"工作-支持性联结"。那么问题就不再是"你喜欢和尊重你的治疗师吗"，而变成了"你对你的治疗师的尊重和喜欢足以使你在治疗中完成你期待的工作吗"，或变成了"你的治疗师是否足够尊重和欣赏你，从而允许你在治疗中有效地工作呢"。

在情境模型中，这种区分是非常重要的，因为鲍丁的前一种定义看起来像是杰尔索于2014年所说的真实关系，真实关系被定义为"治疗师和患者之间的个人关系，并以双方对彼此的真诚，如其所是地知觉和体验对方的程度作为标识"；后一种定义则是"工作-支持性联结"（Hatcher & Barends, 2006, p. 296），从属于同盟，并通过情境模型中的第二条路径为治疗带来改变。有趣的是，通过真实关系的测量结果来预测的效果，要好于通过同盟的测量结果来预测的效果（Gelso, 2014）。这表明，有证据提示真实关系与同盟是不同的构念，尽管在这方面还需要做更多的工作。

同样，在对抑郁症进行的认知治疗中，有证据表明，情感联结的强度与效果无关，而治疗双方就治疗的任务和目标达成一致看起来才是重要的（Webb et al., 2011）；用暴露疗法治疗创伤后应激障碍患者的研究也表明，工作同盟中任务这一成分才是重要的（Hoffart, Øktedalen, Langkaas, & Wampold, 2013）。如果对情境模型的各条路径进行检验，我们就能理解上述发现：认知行为疗法聚焦于治疗活动，其治疗基本原理也非常明确，强调期望和特定成分这两条路径，并着重强调了特定成分的参与。对于这两条路径来说，治疗目标与任务达成一致尤其重要。确实，正如哈彻和巴伦斯（2006）所强调的那样："没有治疗技术，同盟就不可能产生……但如果技术不能帮助当事人投入有目的的治疗工作，那么技术就没有恰当地发挥其作用，这时必须做出一些改变，让当事人能够有效地投入治疗。"

目前，我们还不清楚同盟与特定成分共同作用的方式。因为，对这一问题进行研究检验相当困难，或许巴伯（Barber）等人（2006）所做的研究是个例外。他们以95位接受可卡因循证治疗的患者为研究对象，检验了治疗师的遵循度、胜任力与同盟三者之间的相互作用关系，最后得到了一个复杂的结果。当同盟非常强时，治疗师对治疗模型的遵循度并不能预测效果。但是，当同盟较弱时，中等水平的遵循度能够预测效果。一个解释是，如果同盟特别强，那么即使没有特定成分，同盟本身也足以引起改善，但不管怎么说，对治疗的灵活运用还是必要的（Owen & Hilsenroth, 2014）。然而，与其他疾病相比，针对物质滥用障碍进行治疗时，测得的同盟-效果相关度较低，而且还没有其他类似研究得出相似的结论。因此，目前还不能将这一研究得出的结论视作具有确定性的。这些问题让人想起霍瓦特将同盟区分为作为"有效成分"的同盟和作为"助长成分（facilitative ingredient）"的同盟。在某种程度上，"有效成分"这一术语又让人想起了西夫等人（2009）的观点，因为这一术语表明同盟会直接带来治疗获益，尽管其所涉及的机制有些神秘 [如西夫所说的，虽然这一机制在有些疗法中还是明确的（Safran & Muran, 2000）]。在情境模型中，同盟通过与期望有关的机制发挥其直接作用，本章的后半部分会讨论这一问题（情境模型的第二条路径）。霍瓦特的"助长成分"指的是这么一个理念：同盟是特定成分起效的必要基础，有了同盟，特定成分才是有助益的（情境模型的第三条路径）。然而，这两条路径会相互作用，因为没有特定成分的参与，便无法就治疗任务和目标达成共识。显然，由于这种现象的复杂性，对同盟和特定成分之间的关系进行研究是很困难的。

患者和治疗师对同盟的贡献

同盟强调治疗师与患者之间的合作。因此，即使只是治疗师或患者中的一方来评估同盟，同盟仍是一个二元[①]现象。无论如何，患者和治疗师双方都会对同盟的发展做出贡献。对治疗性改变来说，患者的贡献很可能更为重要。有些患者带着某种动机进入治疗 [在普罗哈斯卡（Prochaska）和诺克罗斯的理论模型中叫作"已做好改变的准备"（Prochaska & Norcross, 2002]，这些患者具有相对良好的人际交往技能、功能良好的依恋风格、充分的社会支持和足够的经济资源。这样的患者将能够与任何一位胜任的治疗师建立同盟，并从治疗中获益。从另一个角度来讲，如果患者的依恋风格功能紊乱（如具有边缘性人格障碍的特征）、几乎没有社会支持、经济贫困，还没有做好改变的准备，那这些患者将难以与治疗师建立同盟，预后也不好。因此，如果上述假设成立，也会发现同盟和效果相关，但是这里的同盟与效果都是患者的个人特征造成的

---

① 这里的"二元"指同盟是包含治疗师和患者双方的关系变量。——译者注

结果，而不是由于治疗师提供给患者的某些东西所带来的。这一预测会与情境模型的预测相反，德鲁贝伊斯（DeRubeis）等人（2005）认为，同盟和效果的关键在于治疗师提供的治疗条件。

与患者的贡献更大的观点相对的另一种观点是：治疗师促成了同盟的建立。治疗师对合作性工作关系的贡献对效果来说至关重要。根据这种观点，高效能的治疗师比低效能的治疗师更擅长与不同类型的患者建立强有力的同盟关系，这一结果与情境模型的预测一致。

迄今为止，对同盟-效果的相关关系进行检验的元分析都只对同盟和效果的相关结果进行汇聚，但却忽视了心理治疗中的患者都是嵌套于治疗师中的这一事实（参阅第6章）。也就是说，同盟-效果是一个"加总的"（total）相关，其中既包括患者的贡献，也包括治疗师的贡献。因此，这个"总相关"的大小可能完全或在很大程度上，或在某种程度上归因于患者对同盟做出的贡献。从另一个角度讲，这个"总相关"的大小也可能主要取决于治疗师的影响。同盟-效果相关关系主要取决于患者对同盟的贡献，这一猜想是对"非特定"因素的一个威胁，用拉卡托斯的话说，这为医学模型建立了一条保护带；从另一个角度看，当情境模型面对这种批评时，会预测同盟-效果的总体相关在很大程度上取决于治疗师对同盟的贡献。

探究患者和治疗师各自对同盟做出的贡献，涉及使用多层模型技术（multilevel modeling technique）来解释患者在治疗师中的嵌套。这种方法可以检验治疗师内的同盟-效果的相关[①]（即患者的贡献，用合并所有治疗师的治疗师内回归系数来表示），还可以检验同一个治疗师与其所有患者建立的同盟的平均值与效果的相关（即治疗师的贡献，表示为治疗师间的回归系数）。最近，鲍德温、瓦姆波尔德和艾梅尔（2007）以80位治疗师共331位患者为研究对象，考察同盟与效果的关系，以检验治疗师组内和组间的系数。其中，效果的测量工具是心理咨询效果问卷（Outcome Questionnaire-45，

---

① 使用多层模型技术，考察治疗师内的同盟与效果的相关，也就是说在每名治疗师内嵌套多名患者的情况下，控制了治疗师这一层的影响，从而能够得到患者对同盟的贡献。——译者注

OQ-45），问卷得分越低表示心理功能越好（Lambert, Gregersen, & Burlingame, 2004）。同盟的测量是在治疗早期（即第四次咨询会谈）使用工作同盟问卷（Working Alliance Inventory, WAI）进行测量（Horvath & Greenberg, 1989）。

鲍德温等人（2007）运用多层模型（治疗前的心理咨询效果问卷得分作为模型的协变量）进行研究时发现，约 3% 的效果变异来自治疗师，这个值略小于在自然设置中得出的治疗师效应的平均值。治疗结束后的心理咨询效果问卷得分与治疗效果的相关为 -0.24（因为心理咨询效果问卷得分越低意味着心理功能越好，所以效应量是负数），非常接近本章之前讨论同盟的评估时间点时引用的元分析的值 0.25。多层回归（multilevel regression）分析的结果如图 7-1 所示。

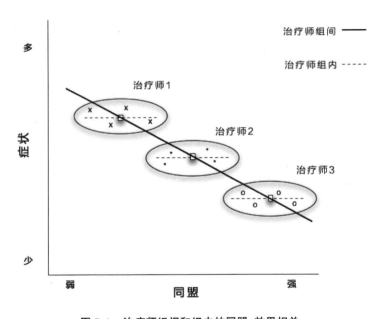

图 7-1　治疗师组间和组内的同盟-效果相关

注：为了更清晰地呈现这些相关关系，图中用模拟数据仅列出了三位治疗师。图中的 X 指治疗师 1 的患者评估的同盟得分；★指治疗师 2 的患者评估的同盟得分；O 指治疗师 3 的患者评估的同盟得分；□指每位治疗师的同盟得分的平均值；引自 Untangling the alliance-outcome correlation: Exploring the relative importance of therapist and patient variability in the alliance, S. A. Baldwin, B. E. Wampold, and Z. E. Imel, 2007, *Journal of Consulting and Clinical Psychology, 75,* p. 847. 版权归属 2007 by the American Psychological Association。

从图 7-1 中可以很清楚地看到，与其他治疗师（如治疗师 1）相比，更好的治疗师（即治疗师 3）通常与他的患者有更好的同盟，并且效果也更显著。治疗师效应的回归系数为 -0.33，且在统计学上显著，表明对同盟-效果的相关做出贡献的是治疗师，正如情境模型预测的那样。如果将治疗师的贡献计入同盟，那么治疗师所带来的效果变异就几乎消失了，这意味着不同治疗师在治疗效果上的差异源于其和患者建立同盟的能力——那些能与不同患者建立更好的同盟的治疗师，能够取得更好的治疗效果。这便为"高效能的治疗师有何特征和行为"这个问题提供了相关的证据。看来，对这个问题的解答之一便是作为情境模型关键构念之一的工作同盟。

更困难的是解释患者对同盟的贡献。在图 7-1 中，治疗师组内的回归线是水平的，表明患者对同盟的贡献与效果无关（实际上，相关系数是 -0.08，非常小且不显著）。一些患者拥有更强的建立关系的能力，与同一治疗师的其他患者相比，他们会报告说自己与治疗师之间有更好的同盟；但是这些患者的治疗效果并不比其他患者的效果更好。想象一下，有一位人际关系混乱、让人觉得很棘手的患者，他很难信任别人，包括信任治疗师。与治疗师 X 的其他患者相比，这名患者与治疗师 X 的同盟更差。但是，如果治疗师 X（如图 7-1 中的治疗师 3）有能力去跟不同的患者建立起强有力的同盟，那么，这名患者与治疗师 X 建立的同盟就会比与另一个技术不那么娴熟的治疗师可能建立起来的同盟更强。因此，患者与治疗师 X 取得的效果也就更好。对这个患者来说，虽然他与治疗师的同盟得分很低，但本来他就只能与极少数人形成较强的同盟关系，而这个治疗师正是极少数人之一。此外，治疗师对同盟-效果的贡献（-0.33）显著高于患者的贡献（-0.08）。

鲍德温等人（2007）的研究结果印证了情境模型的预测，也回击了试图否定工作同盟重要性的挑战。尽管我们从科学的各种重构过程，尤其是从拉卡托斯那里学到，不能仅仅因为单个研究就放弃我们的理论观点。但是，治疗师对同盟的贡献的重要性已经被重复验证了多次（Crits-Christoph et al., 2009; Dinger, Strack, Leichsenring, Wilmers, & Schauenburg, 2008; Zuroff, Kelly, Leybman, Blatt, & Wampold, 2010），虽然法尔肯斯特伦、格兰斯特伦（Granström）和霍尔姆奎斯特（2014）的研究结果稍有不同，但重要的是，有一个元分析的结果支持了鲍德温等人的结论。之前对同盟和效果进行的元分析所纳入的原始研究只报告了总相关。然而，德尔瑞等人（2012）发现不同研究中患者与治疗师的比例（the ratio of patients to therapists, PTR）差异很大。当患者与治疗师的比例较大（即每个治疗师的患者更多）时，同盟受患者的影响更大；当患者与治疗师的比例接近 1 时，同盟的变异归因于治疗师。如果鲍德温等人的结果成立，那么患者与治疗师的比例应该与每一个原始研究中所报告的总相关呈负相关，即患者与治疗师的比例越大，总相关越小。这个推测得以证实，变化不是由那些易引起混淆的调节变量决定的，并且，由元分析所获得的估计值与鲍德温等人的研究结果几乎相等（Del Re et al., 2012）。

治疗早期症状的改善会带来更好的同盟和效果

德鲁贝伊斯等人（2005）提出这样一种可能性：治疗早期症状的改善可能会影响对同盟与后续治疗效果的评价。患者可能在治疗早期就取得了一些值得称赞的进步，这使得患者和治疗师对治疗有正面的看法，且患者对治疗师的态度也很积极，从而建立了良好的工作同盟；但是在这里，带来额外获益的是导致早期症状改善的那些因素，而不是工作同盟。这是一个需要研究的复杂现象，有近 20 项研究运用了许多统计方法控制了同盟评估之前的症状缓解，试图在考虑早期改变的效应的情况下，评估同盟是否可以预测治疗进展。这些研究由持有不同观点的研究者进行，但大多数研究都得出了同一个结论：无论早期症状如何变化，同盟确实能够预测效果（Arnow et al., 2013; Baldwin et al., 2007;Barber, Connolly, Crits-Christoph, Gladis, & Siqueland, 2009; Crits-Christoph et al., 2011; De Bolle, Johnson, & De Fruyt, 2010; Falkenström, Granström, & Holmqvist, 2013; Falkenström et al., 2014; Flückiger, Holtforth, Znoj, Caspar, & Wampold, 2013; Gaston, Marmar, Gallagher, & Thompson, 1991; Hoffart et al., 2013; Klein et al., 2003; Tasca & Lampard, 2012; Zuroff & Blatt, 2006）；尽管其中少数几项研究发现情况并非如此（DeRubeis & Feeley, 1990; Feeley, DeRubeis, & Gelfand, 1999; Puschner, Wolf, & Kraft, 2008; Strunk, Brotman, & DeRubeis, 2010; Strunk, Cooper, Ryan, DeRubeis, & Hollon, 2012）。遗憾的是，目前还没有专门针对这个问题的元分析研究。再者，由于探究"早期症状改善和同盟如何影响最终的效果"这一问题所用的统计方法太多，对已有研究进行元分析非常困难。如果要一一回顾所有这类研究，将超出本章的范围，因此这里只讨论其中一项研究（Falkenström et al., 2014），这项研究使用了精密复杂的方法，样本量也很充足。

法尔肯斯特伦等人（2014）在自然设置下，以瑞典基础医疗系统中接受 69 位治疗师治疗的 719 位患者为研究对象，治疗问题大多与焦虑、人际关系、抑郁、哀伤、工作相关问题及躯体不适有关。同盟得分是在第三次会谈后测得的分数，效果得分是每周用常规临床效果量表（clinical outcomes in route evaluation outcome measure, CORE-OM）测得的心理功能的分数。研究者使用的模型是多阶段纵向模型（piecewise longitudinal model），包括在测量同盟之前和之后（即第三次会谈之前和之后）的常规临床效果量表得分的截距和斜率。如德鲁贝伊斯等人（2005）所猜测的，患者在治疗初始的痛苦程度及其在治疗早期的症状改善能预测第三次会谈的同盟得分：痛苦越轻且改善越大，同盟越好。但是，研究分析的目的是控制其他各种变量的影响，从而预测在测量同盟之后（即第三次会谈之后）患者的改善程度如何。因此，研究者需要控制的变量包括：

1. 治疗初始的痛苦程度与第三次会谈的同盟之间的相关；

2. 最初的改善程度与第三次会谈的同盟之间的相关；

3. 早期改善（第三次会谈之前）与第三次会谈之后的改善之间的相关；

4. 初始痛苦程度与第三次会谈之后的改善之间的相关；

5. 在同盟测量前后治疗师得分的变化，以及不同治疗师在同盟得分上的变异。

控制了所有这些变量的影响后，我们发现，在第三次会谈后所测得的同盟得分能够预测第三次会谈之后患者的改善程度，这意味着同盟并不仅仅是早期变化带来的一种假象。

尽管确凿的证据能证明早期症状改善会带来更高的同盟得分与更好的效果这一假设，但同样也没有充分的证据能够削弱同盟作为一个治疗要素的重要性。

同盟在治疗过程中的发展变化

最后一个需要考虑的与同盟相关的问题是同盟在治疗过程中的发展变化。之前回顾的大多数研究都将其测量的同盟定义为"治疗过程中治疗师与当事人之间合作关系的反映"，而不考虑在治疗过程中，治疗的其他层面或外部事件（比如，当事人配偶的不忠可能导致当事人的信任感降低）的影响可能会导致同盟的波动。霍瓦特（2006）已警告我们不要将同盟视为静止的（Gelso & Carter, 1994）。但是，很少有研究去检验治疗过程中同盟的发展变化。

研究者往往忽视同盟在治疗过程中的发展变化，只有对同盟的破裂与修复（常被称为"破坏与修复"，见 Safran & Muran, 2000）的研究是个例外。根据与此相关的心理动力学模型，在治疗中开展困难的工作会对同盟，尤其会对情感联结造成压力，而治疗的任务之一便是处理并修复一些会自然发生的破裂。这一观点还认为，这种压力在治疗室之外也会发生，因此治疗中的修复对患者来说也是一种矫正性体验。沙弗安、穆兰（Muran）和尤班克斯-卡特（Eubanks-Carter, 2011）对那些检验破裂修复程度与效果关系的研究进行了元分析，结果发现关系的破裂修复程度与效果的合并相关系数达到 0.24（$p < 0.01$）。但是，在参考这一证据时，还应考虑到测量破裂与修复是非常困难的，而且这一概念尚未像同盟那样经受过仔细的推敲。但不管怎样，这一结果仍支持了同盟是心理治疗中的重要因素这一观点。

现在，研究者逐渐开始关注同盟的发展变化及其与治疗效果的关系。得益于纵向研究方法（longitudinal methods）的进步，研究者现在已经能够根据时间轴，将当事人的组间变异与组内变异区分开来（Curran & Bauer, 2011）。就同盟而言，当事人组间变异表现为某一当事人相较于其他当事人或相较于同一治疗师的其他所有当事人（Baldwin et al., 2007），其同盟的相对牢固程度。就这一主题进行的研究发现，同盟-效果的相关基于同盟中当事人的组间变异——与其他当事人相比，与治疗师同盟牢固的当事人治疗效果更好。像许多临床治疗师认为的那样，当事人在治疗过程中的变化才是最重要的。例如，有一些当事人，一开始只与他的治疗师维持着脆弱的工作关系，自治疗的某一时刻，他开始相信治疗师，并开始从治疗中获益。因此，当事人组内变异对理解同盟在治疗中如何起作用可能也相当重要。当然，这一变异也可能与破裂和修复有关，尽管本节讨论的方法尚未被应用于"破坏与修复"研究领域。

有证据表明，同盟的不同模式与效果相关。一项早期研究使用聚类分析（cluster analysis）确认了三种不同的同盟发展模式——稳定式、线性增长式以及同盟得分先高后低，然后再回到高分的二次增长式（Kivlighan & Shaughnessy, 2000）。与杰尔索和卡特（1994）的假设及"破坏与修复"的猜想一致，二次增长式同盟与当事人的改善有关。但是，只有定期测量同盟与症状，才能检验出同盟-症状之间关系的性质会随时间发生哪些变化。塔斯卡（Tasca）和兰帕德（Lampard）（2012）在一个针对进食障碍的门诊治疗项目中，每周测量一次小组同盟和患者节食的冲动，结果发现了一个交互效应：同盟的增长可以预测随后节食冲动的减少；而节食冲动的减少又预测了之后同盟的增长。法尔肯斯特伦等人（2013）使用同样的数据，分析了前面讨论过的当事人组间变异（Falkenström et al., 2013），同样发现同盟得分可以预测随后的症状变化，而之前的症状变化也能够预测同盟得分。2013 年，霍法特（Hoffart）等人（2013）检验了两个针对创伤后应激障碍的治疗，在治疗中每周测量一次同盟和症状，结果发现，对某一特定当事人来说，如果同盟中与任务相关的部分比当事人期待的更多时，当事人的症状就会改善。但是，该研究并没有发现交互效应的存在——当某个当事人的症状改善后，该当事人的同盟并没有因此增强。

这些考察当事人同盟变化的研究表明，对一个当事人来说，当同盟比平常更强时，症状会随之减轻；有一些证据表明症状也会反过来影响同盟。可见，从当事人视角提供的证据能够证明同盟对效果的影响并非人为的假象。

结论：建立同盟的重要性

自 20 世纪 90 年代以来进行的元分析研究表明，同盟与效果之间呈稳健的中等相关。但是，同盟的重要性面临了更多挑战，这又引发了更多的后续研究。进步的研究纲领的一个特点是挑战能够引发新的猜想。不断累积的证据显示，情境模型的预测与观察结果一致。更复杂精细的研究方法允许对同盟在心理治疗中的作用进行拆分，并对拆开的部分分别进行研究，而在每一种情况下，都没有足够的证据支持对同盟重要性的挑战。

正如在本章（和在第 2 章）中所讨论的，同盟是一种合作的工作关系，因此要通过合作性工作来创造治疗收益。也就是说，同盟本身——也许要将情感联结这一成分撇开——并不直接产生治疗收益。患者和治疗师需要就治疗的目标与任务达成共识，以确保合作性工作的进行。在治疗后期，同盟反映的可能是治疗过程一直在进行。同盟带来的最重要的结果之一是唤起期望，现在我们就来讨论这个问题。

期望、安慰剂与归因

如在第 2 章中所讨论的，情境模型的第二条路径提出，当事人接受对其心理障碍的解释，并同意为了克服自身的问题要采取某些行动，就会带来期望，而期望会对主观经验，如情感与认知（Kirsch, 1985）产生强有力的直接影响。本节将提供一些证据来支持这一观点，并重点介绍关于安慰剂和期望的研究。

安慰剂

正如在第 1 章中所讨论的，在医学领域和心理治疗领域，安慰剂——无论是其定义、效应，还是用于理解它的研究设计——有着一段很长且备受争议的历史（Shapiro & Shapiro, 1997a, b）。1955 年，比彻（Beecher）回顾了 15 项研究后发现，在临床实践中，根据患者的自评结果，约三分之一的患者症状的显著改善是由安慰剂带来的。尽管安慰剂臭名昭著，但比彻的文章《强大的安慰剂》（*The Powerful Placebo*）被普遍视为真理，直到它受到《安慰剂是否无效》（*Is the Placebo Powerless*）这本元分析论著的挑战（Hróbjartsson & Gøtzsche, 2001）。尽管安慰剂的作用争议颇多（下文会回顾这些争议），但围绕安慰剂效应已经形成了一个涵盖了医学、心理学、人类学和神经科学的研究领域。本章，我们仅做一个简短总结，读者可以从关于安慰剂研究的文献综述中（Benedetti, 2009, 2011; Guess, Kleinman, Kusek, & Engel, 2002; Harrington, 1997; Price, Finniss, & Benedetti, 2008; Shapiro & Shapiro, 1997a, b）获得更多的了解。

医学领域的安慰剂效应

如前所述，比彻（1955）关于安慰剂临床疗效的结论受到了赫罗比亚松（Hróbjartsson）和高茨（Gøtzsche）（2001）的挑战。赫罗比亚松和高茨回顾了一些临床试验，其中患者被随机分配到安慰剂条件或无安慰剂条件。安慰剂的形式多种多样，包括药理学的（如药丸）、身体的（如操作）或心理的（如心理治疗）。将安慰剂条件与无治疗条件进行比较，可以估计出安慰剂效应。

要想了解这项元分析的结果，就应该先了解由治疗、安慰剂、自然病程带来的各种效应（见图7-2）。在图7-2中，自然病程是朝着改善的方向发展的，虽然改善并不必然发生，一些疾病会自然恶化（如癌症）或趋于稳定（如某些关节炎）。在医学中非常重要的效应是特殊效应，即在治疗结束时含有效成分的治疗与安慰剂带来的效果之间的差异。只有具有特殊效应的药物才会被美国食品与药品监督管理局批准上市。那么，如何证明这一效应的存在呢？首先需要无法分辨治疗和安慰剂，其次治疗要双盲，而心理治疗试验无法满足这两个条件（Wampold, Minami, Tierney, Baskin, & Bhati, 2005）。我们已经介绍过，心理治疗中的安慰剂效应是安慰剂与自然病程的差异。所以，赫罗比亚松和高茨（2001）通过估算安慰剂治疗和无治疗的效应差异来估计安慰剂效应。[1]

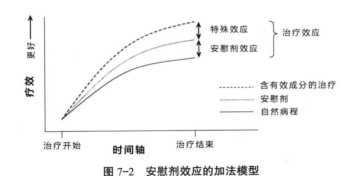

图7-2　安慰剂效应的加法模型

注：引自 The placebo is powerful: Estimating placebo effects in medicine and psychotherapy from clinical trials, B. E. Wampold, T. Minami, S. C. Tierney, T. W. Baskin, and K. S. Bhati, 2005, *Journal of Clinical Psychology, 61*, p. 838, 版权归属 John Wiley and Sons（2005）。

赫罗比亚松和高茨（2001）分析了114项研究之后，基本得出了安慰剂"无效"的结论。他们分析了每项研究中主要的"客观"或"主观"效果，并且在分析效果时更青睐用"是-否"二分法来评估的效果（如抽烟-不抽烟），而不是那些连续性数据评

---

① 图7-2中所展示的模型是一个加法模型，其中治疗效应与安慰剂效应是相互独立、可累加的。也就是说，治疗的总效应等于特殊效应加安慰剂效应，也即治疗与疾病的自然病程之间的差异。但是，加法模型的假设不一定是正确的（Benedetti, 2011; Kirsch, 2000; Kirsch, Scoboria, & Moore, 2002），这个问题将在本章后面讨论。

估的效果。结果发现，在采用二分法（如死亡或康复）评估效果的研究中，安慰剂效应在统计学上没有达到显著性水平。然而，那些用连续性数据评估的研究，存在较小但显著的安慰剂效应（$d = 0.28$），其中"主观评估"的效果（$d = 0.36$）比"客观评估"的效果（$d = 0.12$，并不具有统计学显著性）更大一些。在障碍种类中，疼痛治疗的安慰剂效应最大（$d = 0.27$）。基于这些结果，他们认为："总之，我们发现很少有证据证明安慰剂能带来强大的临床效果。"

因为赫罗比亚松和高茨的研究得出的结论与大家认为安慰剂有效的结论相反，因此，他们提出的证据受到了质疑。瓦塞（Vase）、赖利（Riley）和普赖斯（Price）（2002）指出，赫罗比亚松和高茨研究中涉及的试验目的是检测含有效成分的治疗的效果，因此，并不是用于检测安慰剂效应的最佳设计。根据瓦塞等人的说法，试验中给患者提供的指导语尤为重要，这些患者被告知说，根据随机原则，他们可能会也可能不会拿到安慰剂，即他们有 50% 的可能性不会拿到含有效成分的药物。然而，即使是那些专门检测安慰剂作用机制的研究，通常也会引导被试相信他们拿到了含有效成分的药物，然后将其反应与没有拿到该药物的被试的反应做比较。瓦塞等人（2002）对 23 项用安慰剂作为止痛药物的临床试验及 14 项检测安慰剂镇痛机制的研究进行了元分析，仅使用疼痛强度作为指标，结果发现，与机制研究中的安慰剂效应量（$d = 0.95$）相比，临床试验研究中的安慰剂效应量（$d = 0.15$）相当小。

赫罗比亚松和高茨（2006）发现了瓦塞等人在编码和分析时出现的若干错误，并严厉批判了瓦塞等人的结论。但是赫罗比亚松和高茨（2006）后来又报告说，即使纠正了所有的错误，机制研究中依旧产生了相当大的安慰剂效应量（$d = 0.51$），远高于那些临床试验中的安慰剂效应量（$d = 0.19$）。

瓦姆波尔德及其同事（2005）也从很多方面批评了赫罗比亚松和高茨（2001）的研究。与瓦塞等人（2002）的意见一致，瓦姆波尔德等人同意赫罗比亚松和高茨［也见赫罗比亚松与高茨（2004）更新的研究］分析的许多试验并不是专门设计用于检测安慰剂效应的。例如，2004 年更新的一项试验比较了治疗新生儿疼痛的不同治疗方法（即注射或用奶嘴喂食葡萄糖、蔗糖或两种方法同时使用）、安慰剂（即注射无菌水）及无治疗的镇痛效果有何差异（Carbajal, Chauvet, Couderc, & Oliver-Martin, 1999）——

目前没有任何一个安慰剂作用理论预测给新生儿注射无菌水会产生镇痛作用。瓦姆波尔德等人重新分析了赫罗比亚松和高茨分析过的试验，考虑了可能会对安慰剂条件起调节作用的重要变量。

- 第一，根据帕帕科斯塔斯（Papakostas）和达拉斯（Daras）（2001）的标准："一般来说，存在焦虑和疼痛，有自主神经系统的参与，涉及免疫生物化学过程的情况，安慰剂更容易生效；而面对急性发作疾病（如心脏病发作）、慢性退行性疾病或遗传性疾病时，安慰剂更难生效"。因此，瓦姆波尔德等人根据疾病对安慰剂效应的适应性，将待治疗的疾病分成了不同类别。
- 第二，在瓦塞等人（2002）研究的基础上，瓦姆波尔德等人检验了研究设计，以确定不同的设计是否会影响安慰剂效应的大小。
- 第三，假设安慰剂效应可以累加，将安慰剂效应的大小与治疗效果的大小进行比较，就可以确定由安慰剂产生的效果到底有多大（见图 7-2）。
- 第四，将那些依据患者的报告做出的评价定义为主观的（注意：赫罗比亚松和高茨没有定义何为"主观的"、何为"客观的"），只对研究中的主观的和客观的安慰剂效应进行组内比较，以排除由组间比较产生的各种混淆。

瓦姆波尔德等人（2005）重新分析的结果大致显示，期望（在不知情的情况下）安慰剂起效时，就能够检测到安慰剂效应。当疾病对安慰剂有适应性（疾病类型符合上述存在焦虑和疼痛，有自主神经系统的参与，涉及免疫生物化学过程的情况），并且试验设计恰当，安慰剂效应显著大于零（$d = 0.29$）。正如之前所预测的，当疾病对安慰剂的适应性降低时，安慰剂效应量会变小。最后，主观的和客观的安慰剂效应的大小并没有差异。最有意思的是，当疾病对安慰剂有适应性而且试验设计恰当时，所得的安慰剂效应（$d = 0.29$）比治疗的总效果（$d = 0.24$）还要大一点，这意味着治疗所产生的效果完全是由安慰剂带来的（再强调一遍，前提是假设安慰剂效应是可以累加的）。毫不奇怪的是，赫罗比亚松和高茨又发现了瓦姆波尔德等人重新分析时犯的错误，一场激烈的争论就这么展开了（Hróbjartsson & Gøtzsche, 2007a, b; Hunsley & Westmacott, 2007; Wampold, Imel, & Minami, 2007a, b）。对这场争论的审慎解读需要一个历史视角，即安慰剂是现代医学和心理治疗的医学模型都讨厌的东西[1]。

现在，我们来讨论一下医疗实践中使用最广泛的一种药物——抗抑郁药。每年，医生会开出约 2.7 亿张抗抑郁药的处方，尽管因仿制药的出现，抗抑郁药的总销售额下降，但在 2008 年其销售额还是达到了 120 亿美元。为了获得美国食品与药品监督管理局的批准[2]，每一种抗抑郁药都必须在两项临床试验中证明其药效独立于安慰剂效应（即图 7-2 所示的，特殊效应要具有显著的统计学差异）。多年来，根据这一独立药效原则，美国食品与药品监督管理局批准了许多抗抑郁药，但主要问题是，许多试验其实并不能证实这种抗抑郁药的优越性，但对美国食品与药品监督管理局来说，这不是他们关心的问题。此外，美国食品与药品监督管理局非常关注抑郁症的主要指标，通常使用临床医师用的汉密尔顿抑郁量表评估，而忽视患者对诸如生活质量量表（quality-of-life measures）之类的自我评价（Spielmans & Kirsch, 2014）。多年来，通过《信息自由法案》（Freedom of Information Act），欧文·基尔希（Irving Kirsch）及其同事请求并获取了已发表的和未发表的旨在检测治疗与安慰剂效应的试验的数据（Kirsch, 2002, 2009; Kirsch et al., 2008; Kirsch, Moore, Scoboria, & Nicholls, 2002; Kirsch & Sapirstein, 1998; Kirsch, Scoboria, & Moore, 2002），数据分析结果在其一篇题为《皇帝的新药：推翻抗抑郁药迷思》（The Emperor's New Drugs: Exploding the Antidepressant Myth）的对抗抑郁药的起诉书中有充分的讨论。这里我们感兴趣的不是关于如何使用抗抑郁药的争议，而是抑郁症治疗中的安慰剂效应。因此，这里简要讨论近年来对抗抑郁药进行的元分析。

---

[1] 另一项有趣的元分析回顾了 13 项临床试验，试验分为对疼痛进行针灸治疗、安慰剂针灸治疗、无针灸治疗三种条件（Madsen, Gøtzsche, & Hróbjartsson, 2009），该项元分析得到了与瓦姆波尔德等人于 2005 年得出的相似的结论。针灸治疗与安慰剂针灸治疗所产生的效应之间存在一个较小但显著的差异（d=0.17），安慰剂针灸与无针灸治疗所产生的效应之间存在一个中等的有统计学显著性的差异（d=0.42）。这个结果再一次说明了即使不是全部，大部分效果也应归因于安慰剂效应。尽管针灸并不是常用的治疗疼痛的方法，还有很多内容详实的元分析对经过批准和广泛使用的疗法进行了分析。

[2] 美国食品与药品监督管理局如何批准精神科药物，关于这一问题的更具体和详实的讨论可参见斯皮尔曼和基尔希的书。

基尔希等人（Kirsch et al., 2008）得到了提交美国食品与药品监督管理局审批的四种新型抗抑郁药的临床效果的试验数据。作为药物上市许可审批程序的一部分，美国食品与药品监督管理局要求制药公司报告所有的对照试验，不管这些试验结果是否已经发表（Spielmans & Kirsch, 2014），因此这些数据没有受到发表偏倚的影响。由于这些试验没有包含无治疗这一控制条件，因此只比较了治疗期间安慰剂条件和治疗条件所产生的效应。就临床医师用的汉密尔顿抑郁量表测得的改善结果来看，抗抑郁药和安慰剂的加权平均数分别为 9.60 和 7.80；也就是说，安慰剂产生的效应比药物条件下产生的效果的 80% 还大。就效应量来说，药物条件下的前-后测效应为 1.24，安慰剂条件下的前-后测效应为 0.92，二者相差 0.32。把这些试验结果汇总起来还是能够看到抗抑郁药优于安慰剂——不过，用药物效应减去安慰剂效应后，所得的值很小，如果再考虑到抗抑郁药的副作用，那抗抑郁药的临床意义在哪？这是一个需要讨论的问题（Kirsch, 2002, 2009, 2010; Kirsch et al., 2002; Spielmans & Kirsch, 2014）。在这里，我们还可以清晰地看到，安慰剂对抑郁症产生了强大的影响。从情境模型看，这表明如果治疗师使患者产生了对症状改善的期望，（为疾病）提供了一个（生物学的）解释及相应的行动（服药——尽管服的是一种没有治疗作用的化学惰性药物），并且患者能与一位带着共情去倾听的药物提供者建立关系，那么所有这些都会改善心理健康的状态，而且与抑郁症常规药物治疗的效果相接近。

关于安慰剂效应，最后列举的一项元分析研究的是患者对药物治疗的遵循度与其死亡率之间的相关性（Simpson et al., 2006）。因为约有四分之一的患者不遵循治疗方案，所以检验那些遵循和不遵循方案的患者的效果非常重要。这里给出了包括安慰剂条件在内的八项试验；其中六项试验的治疗都是有益的（即药物比安慰剂产生的效应更大），另外两项治疗是有害的（药物比安慰剂产生的效应更小）。这些试验涉及的疾病要么是心脏病，要么是糖尿病，通常认为这两种疾病受安慰剂的影响很小。此外，试验结果（死亡率）是一个不会受到患者自我报告影响的客观指标。

这项元分析的结果如图 7-3 所示。有益药物试验组中，遵循度更好的患者的死亡率比遵循度更差的患者的死亡率要低，这个结果并不令人意外。然而，在那些对安慰剂遵循度更好的患者身上也能观测到类似的死亡率降低的现象，尽管那些被归类于有益的药物比安慰剂产生的效应更大一些。那么，可以说是"强力的"安慰剂产生了这一结果，也可以说那些对药物治疗遵循度更高的患者通常是"更好的"患者，因为他们有更良好的健康习惯——根据作者的说法，是一种"健康的遵循者（healthy adherer）"效应导致的结果。

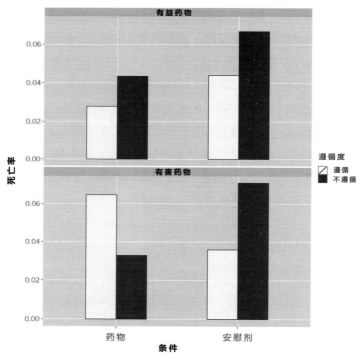

图 7-3　不同遵循度水平上，服用有益药物、有害药物和安慰剂的死亡率

注：引自 A meta-analysis of the association between adherence to drug therapy and mortality, S. H. Simpson, D. T. Eurich, S. R. Majumdar, R. S. Padwal, S. T. Tsuyuki, J. Varney, and J. A. Johnson, 2006, *BMJ: British Medical Journal*, p. 3-4.

　　有害药物实验组的结果特别有意思。对有害药物遵循度更好的患者的死亡率比遵循度更差的患者的死亡率更高，这一结果也并不令人感到意外。但在安慰剂条件下，对安慰剂遵循度更高的患者的死亡率，比其他所有条件下的患者的死亡率都低，这意味着相信自己服用的药物是有益的（即遵医嘱服药，即使服用的是安慰剂）也会对死亡率产生强大的影响。在这里，"健康的遵循者"效应是不太可能存在的，因为它并没有抵消有害药物产生的负面效应。这一元分析的重要意义在于，它指出了就治疗来说，如果没弄清楚患者认为是什么起到了治疗作用，那么我们很可能会得出错误的结论。本章在后面还会讨论这个问题。

安慰剂作用理论

第一个需要检验安慰剂效应的领域与疼痛治疗有关，包括自然产生的疼痛（例如术后疼痛）或实验诱发的疼痛（例如将手臂浸没在冰水中）。如前一节所述，无论在临床还是在实验环境中，安慰剂对疼痛的影响都是存在的。现在已经能确认，纳洛酮是一种阿片类拮抗剂，能够减少安慰剂止痛药的效应（Benedetti, 2009; Price et al., 2008），这在某种意义上证明了内源性阿片类物质的释放是一种生理化学机制，从而反驳了那些认为安慰剂效应是由被试主观报告产生的观点。有意思的是，通过在止痛药给药中使用的"公开-隐藏"范式，可以发现安慰剂作用机制的证据。在"公开-隐藏"范式中，感觉疼痛的患者（通常是在做完手术后）或者是亲眼看到一位专业人员为自己施用止痛药（公开），或者完全不知晓自己已经服用了止痛药（隐藏）。使用这一范式的研究一致表明，对阿片类和非阿片类止痛药和帕金森症患者来说，公开给药比隐藏给药能产生更显著的效果（Price et al., 2008）。阿曼齐奥（Amanzio）、波洛（Pollo）、马吉（Maggi）和贝内代蒂（Benedetti）（2001）进行了一例实验诱发疼痛的研究，结果发现非阿片类止痛药酮咯酸的公开给药具有类似的更显著的效果。该实验有趣的部分是，尽管酮咯酸不是阿片类止痛药，但它依然消除了公开给药时酮咯酸所产生的效果，这表明了止痛药的公开给药所产生的更显著的效果是由内源性阿片类物质的释放产生的，而该内源性物质的释放又来源于被试对自己被给予了止痛药的意识，所有这些都表明，整个用药过程中有期望的参与。我们将看到，期望似乎是安慰剂效应的主要机制。

第二个问题，安慰剂作用可能包含一个条件反射的成分。假设一粒药丸含有某种确实会产生某种生物效应的有效成分，药丸本身（即它的外观、味道和气味）是无条件刺激，但由于它与生物效应配对出现，它就变成了条件刺激（CS）。有证据表明，经过几次实验后，安慰剂可以通过这种条件反射机制产生效果（Ader, 1997; Benedetti, 2009; Price et al., 2008）。这种条件反射式的安慰剂效应也可能在类人猿身上发生。然而，安慰剂效应的条件反射模型还是存在一些问题。首先，人类的经典条件反射会受到期望的调节，这是行为心理学中一个长期存在且令人恼火的问题。其次，有一些实验证据证明了期望的重要作用。在一项经典的实验中，蒙哥马利（Montgomery）和基尔希（1997）研究了条件反射和期望效应。他们在被试身上诱发皮肤疼痛（与深度疼痛相对的，在皮肤表面发生的疼痛），然后涂抹安慰剂乳霜。涂抹乳霜的同时，减少疼痛刺激的强度从而使疼痛减轻，整个过程被试并不知情。这样，安慰剂乳霜就成为条件刺激。被试被随机分配到两个条件组中——第一组被试被告知是实验操作减轻了疼痛强度，乳霜里没有止痛成分，而第二组被试没有被给予任何解释。结果发现，乳霜的安慰剂效应只发生在第二组，这个结果表明对疼痛减轻产生于何处的了解比条件反射反应更加重要。贝内代蒂（2011）据此证据并结合其他一些证据做出以下结论：

> 这一点非常重要，因为它表明，哪怕在条件反射过程中，期望也起着重要作用。换句话说，期望和条件反射并不是相互排斥的——它们可能代表了同一枚硬币的两面。

第三个需要考虑的问题是，各种医疗实践都是植根于文化当中的。一粒药丸、一次预防接种、一位穿着白色外套的医生，都是在某些文化中强有力的文化符号。而在某种文化中强有力的东西在另一种文化下可能毫无意义。而实际上，安慰剂在不同文化中会有不同的作用（Morris, 1997, 1998）。

各项安慰剂作用机制研究的结果所引发的问题与前面讨论过的加法假设有关。关于治疗的临床试验，图 7-2 所描述的模型假设、治疗的特殊效应是累加在安慰剂效应上的一个值。这个假设实际上也涉及独立性问题——由安慰剂产生的效应独立于治疗所产生的效应。欧文·基尔希（2000）质疑了这个假设，也有证据表明这两个效应既不是相互独立的，也不是可以累加的。还有一个问题是，安慰剂效应不只一个。由期望产生的安慰剂效应和由条件反射作用产生的安慰剂效应，也许可以在效应大小上对它们进行比较，但二者有不同的作用机制。如普赖斯等人（2008）总结的那样：

> 事实上，如果对安慰剂的反应是通过强烈的期望线索诱发的，那么纳洛酮可以阻断这种反应；（但是）相反……如果对安慰剂的反应是通过非阿片类物质的先

验条件诱发的，那么纳洛酮就不起作用。

事实是，相同的安慰剂可能会以不同的方式影响不同的感觉，如普赖斯等人总结的：

> 对身体健康的志愿者进行的药理学研究发现，由实验诱发缺血性手臂疼痛，然后施用安慰止痛药，会发现与之相伴的心率下降。阿片类拮抗剂纳洛酮会逆转安慰剂的止痛效果及与之相伴的心率下降，而 β 受体阻滞剂普萘洛尔会拮抗安慰剂引起的心率降低，而不会影响到安慰剂本身的止痛效果。

在一项有趣的研究中，孔健（Kong J.）等人（2009）探究了期望与治疗是如何相互作用的。首先，告知所有被试一个错误的信息：对手的"经络侧"进行针灸会产生镇痛效果，而针灸手的另一侧"非经络侧"则没有镇痛效果[1]；这样，被试就会对自己接受针灸治疗后——不管其后接受的是真的还是假的（安慰剂）针灸治疗——经络侧的疼痛减少抱有高期望（高期望侧），而对非经络侧的疼痛减少抱有低期望（控制侧）。同时用热源引发被试的疼痛感觉，并悄悄降低手的经络侧的疼痛刺激，而对手的非经络侧的疼痛刺激保持不变，来强化被试的期望。然后，用热源引发被试的疼痛感觉，将被试随机分成两个组，一组接受真针灸治疗，一组接受假针灸治疗（安慰剂），记录被试接受治疗前后对疼痛程度的评分和整个过程的核磁共振（fMRI）数据[2]。与其他许多针灸研究的结论一致，无论被其接受的是假的还是真的针灸治疗，被试都报告了针灸的镇痛效果，但是真假两种条件下被试报告的疼痛程度没有差异。而且，在手的经络侧发现的镇痛效果比在非经络侧发现的更好，这明显是由被试的期望造成的。鉴于期望的重要性以及以前的针灸研究的结果，这个结论并不出人意料。令人好奇的是，核磁共振数据表明，整个过程中有不同的神经网络的参与：

> 在真针灸治疗组，高期望侧与控制侧的核磁共振数据之间只有极小的差异。然而，假针灸治疗组的核磁共振数据则涉及了更复杂的神经网络，尤其是额上回

---

[1] 实际上，针灸治疗对手的任何一侧都有镇痛效果。——译者注

[2] 为方便理解，此处的实验过程根据孔健等人（2009）研究有添加。——译者注

的一些区域。这些结果表明，在不同情况下期望会涉及不同的神经机制。

也就是说，虽然是由相同的实验操作诱导出的对镇痛的期望，并且主观上也报告了同等的疼痛缓解，但是接受了真 / 假针灸治疗后，镇痛的期望效应背后的生效机制可能是不同的。因此，治疗和期望之间存在交互作用，这不禁让人怀疑特殊效应（由治疗产生）与安慰剂效应（由期望产生）二者是否真的是相互独立的。

安慰剂作用机制的一个重要问题与患者和治疗者之间言语互动的重要程度有关。显然，无需治疗者在场，仅通过某些操作条件就能诱发安慰剂效应；一些特定的象征符号，诸如药丸或注射器就可以诱发安慰剂效应。但是，这并不是说，治疗者与患者之间的互动在安慰剂效应中不重要。这是一个重要的问题，因为情境模型强调，在心理治疗中对改善的期望来自治疗师与当事人之间的互动。目前证据似乎也表明，言语暗示以及治疗者的性格特征都是产生安慰剂效应的重要因素。

在一项经典研究中，患者被告知的内容非常重要。这些患者因为肺癌的缘故刚刚做完一场开胸手术，要对他们的术后疼痛进行治疗（Pollo et al., 2001）。所有的患者都输液，并可要求加入阿片类止痛药（即丁丙诺啡）。在治疗一开始，所有患者输入的液体都是生理盐水，他们被随机分配到下面三个组，每个组接受不同的口头指导语：

1. 第一组患者没有接受任何口头说明（自然发展组）；
2. 第二个组患者被告知他们接受的是止痛药或安慰剂（经典的双盲指导语）；
3. 第三个组患者被明确告知他们接受的是止痛药（欺骗性指导语）。

如果患者需要，可以增加止痛药；因变量是患者在三天内提出的加药次数。在整个实验中，只有患者接受的口头指导语是不同的。双盲组患者要求加药的次数明显比自然发展组患者要求的更少，而欺骗组患者要求加药的次数比双盲组患者还要少。这个结果又一次证实了"双盲指导语会使安慰剂产生的临床效应被低估"的说法。然而，重要的是，它也表明了对患者的指导语会产生戏剧性效果。

对肠易激综合征（irritable bowel syndrome, IBS）患者进行安慰性针灸治疗的研究很好地揭示了治疗过程中的关系产生的作用（Kaptchuk et al., 2008）。在基础医疗系统中，肠易激综合征是一种常见疾病，它会对安慰剂起反应，因此很适合进行安慰剂研究。在这项研究中，研究者通过将患者分配到下列三个条件来操纵患者与针灸师的关系：

1. 等待条件，作为自然发展控制组；
2. 有限互动条件，这个组的患者会接受针灸师的假针灸治疗（安慰剂），而且与针灸师之间只有有限的互动；
3. 增强互动条件，这个组的患者会接受针灸师的假针灸治疗（安慰剂），同时针灸师会提供一种"温暖的、共情的、自信的、以患者为中心的关系"。

在有限互动条件下，针灸师与患者只有非常短暂的会面（不到五分钟），针灸师会解释说他"知道该怎么办"，但由于研究的性质不允许自己与患者交谈，针灸师放置好安慰剂针后，就依惯例，将患者留在房间里20分钟。在增强互动条件下，初次会面时间延长至45分钟，针灸师会与患者交谈，交谈时针灸师要严格遵循访谈结构，其中涉及四个内容领域、五种风格要素。四个内容领域包括与症状相关的问题、肠易激综合征与生活方式的关系、肠易激综合征与人际关系的关系，以及患者如何理解他的疾病成因与疾病的意义。整个会谈通过积极倾听、在患者反思时适时沉默、自信地交流、积极地期望，传递出一种温暖、友好的态度。但是，禁止给出具体的认知或行为干预、教育或咨询。之后20分钟的针灸施治的程序与有限互动条件组相同。两个组在接下来的三周时间都接受了假针灸治疗。这项研究有四个因变量：

1. 整体改善；
2. 症状充分缓解；
3. 症状严重程度；
4. 生活质量。

研究结果见图7-4，显然，增强互动关系优于有限互动关系，但即使是有限的互动关系也优于无治疗条件；这些效应在生活质量上最为显著。

之后的追踪分析检验了患者及针灸师的性格特征是否能预测安慰剂反应（Kelley et al., 2009），结果发现患者性格的外倾性与安慰剂反应有明确的相关关系。尽管45分钟的互动都是遵循一定结构的，但仍发现显著的针灸师效应——事实上，针灸师的差异所产生的效应是其他不同实验条件所产生的效应的两倍。研究者对录像带的分析发现，

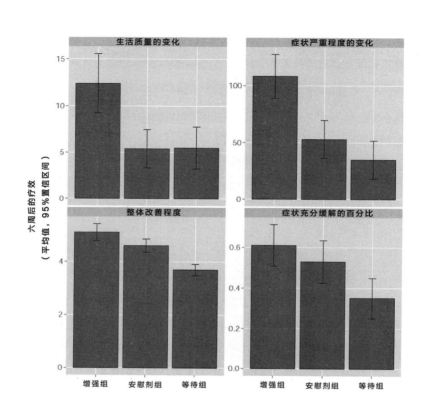

图 7-4　治疗结束后六周，等待组、有限互动组、增强互动组的效果

注：改编自 Components of placebo effect: Randomized controlled trial in patients with irritable bowel syndrome, T. J. Kaptchuk, J. Kelley, L. A. Conboy, R. B. Davis, C. E. Kerr, E. E. Jacobson, ⋯ A. J. Lembo, 2008, *BMJ: British Medical Journal*, 336（7651），p. 1001。

更有效的针灸师促进了互动关系，类似于根据心理治疗模型得出的理想的健康保健互动模型。这项研究的结果，不论是增强互动条件产生的效应——尤其是在生活质量上产生的效应——还是针灸师效应，都与情境模型的预测相一致。

　　基于许多安慰剂研究及涉及安慰剂的研究提出的证据，大多数理论家将期望置于这些模型的中心位置。在回顾并参与了大量的安慰剂研究之后，普赖斯等人（2008）提出一个新的模型来解释产生安慰剂效应所必需的条件。根据这一模型，安慰剂效应的关键在于：

1. 对获得缓解或获得某种快乐的愿望；

2. 诱发一种期望，通过安慰剂可以实现 1 中提出的目标（缓解或快乐）；

3. 出现情绪唤起。

在第 2 章给出的心理治疗定义中，我们强调了当事人在寻求某种治疗，这种治疗可以满足普赖斯等人模型中的愿望这一要素。此外，期望处在情境模型的核心位置，治疗师的解释创造了期望，并与患者在接受治疗前对"治疗也许是有帮助的"这一信念相互作用。

根据基尔希的观点（Kirsch, 2005; Kirsch & Low, 2013），安慰剂是通过反应预期的变化起效的：

> 反应预期是对自动化的主观反应的预期，比如抑郁、焦虑、疼痛等的变化。基尔希认为，反应预期是自我确认的。我们生活的世界是模棱两可的，大脑的功能之一就是快速消除歧义，以便迅速做出反应。我们能做到这些，在某种程度上是通过形成期望来实现的。因此我们在任一时间点所经历的，都是我们受到的刺激与我们对这些刺激的信念与期望共同作用的结果（Kirsch, 1999; Michael, Garry, & Kirsch, 2012）。
>
> 引自 Kirsch & Low, 2013, p. 221

根据基尔希的观点，安慰剂和心理治疗都会改变患者的反应预期。这样一来，患者将会改变他的期望，不再认为在某些经历或情境下必然会发生某种后果。情境模型预测，这种反应预期的变化是跨治疗流派的核心心理过程——心理治疗的有效性部分依赖于这一主要机制。

现在我们把注意力转向在心理治疗中使用安慰剂的研究，看看能从中学到什么。这有助于我们理解在心理治疗产生助益时，期望和归因是如何在其中起作用的。之后我们将清楚地看到，这些研究不同于那些将心理治疗所产生的效果与某个看似像安慰剂的控制条件所产生的效果进行比较的研究。

在使用安慰剂的心理治疗中确立归因的重要性

我们将重点回顾两项研究，一项是 1978 年的（Liberman, 1978），一项是最近的（Powers, Smits, Whitley, Bystritsky, & Telch, 2008），这两项研究的结果是一致的，同时也提供了一种历史视角。在 1978 年的研究中，伯纳德·利伯曼（Bernard Liberman）和杰尔姆·弗兰克对控制感很感兴趣，控制感被定义为"对个体的内部反应与相关的外部事件的控制"，这个概念与基尔希的反应预期的概念没有太大区别。根据利伯曼和弗兰克的说法，心理治疗是一种获得健康的控制感的手段，尤其是在那些对患者来说已构成问题的生活方面。治疗活动与患者对自己表现的归因之间的相关关系，是非常关键的治疗成分，而且对我们将要介绍的这个实验的设计和解释来说，它也非常重要。利伯曼假设，完成一项治疗任务并把任务表现归因于自身的努力，与完成同样的治疗任务并把任务表现归因于外部的资源，前者会更有助益。为了验证这一假设，利伯曼将约翰·霍普金斯（Johns Hopkins）大学门诊部的神经症患者随机分配到了下面两个条件：一个是控制感条件，在这一条件下，治疗产生的助益将被归因为自身的努力；另一个是安慰剂条件，在这一条件下，治疗产生的助益被归因于外部的资源（在本研究中，外部资源是安慰剂）。在治疗开始前、治疗结束，以及治疗结束后三个月追踪时（这一测量点对本项实验来说非常重要），都使用霍普金斯症状检查表进行结果变量的测量。

在诊所中给患者进行的治疗可能看起来很奇怪。患者的治疗包括完成下列三项任务：

1. 尽可能快地辨别不同的颜色刺激；

2. 一项使用主题统觉测验的卡片进行的认知任务，患者要回答与他们所见相关的内容和情绪方面的问题；

3. 基于生物反馈，来调整在有压力的和无压力的条件下及视、听刺激下产生的生理反应。
   患者都获得了反馈，不管他们实际表现如何，都告诉他们其任务表现一直在进步。

在控制感条件下，告诉患者"完成这些任务能够让患者更好地控制重要的身体和心理能力，而这种增强的控制感能让他更好地处理自身的问题"，治疗产生的助益被归因于患者自身的努力。在安慰剂条件下，给患者一颗安慰剂药丸，并告诉患者药物将提高他们的身体和心理能力，药物会帮助他们感觉更良好，完成任务是为了测量他们的能力和药物效果。因为研究者想让患者只对治疗任务而不是对治疗师的行为进行归因，所以在治疗中患者不与治疗师建立关系，只是在治疗结束后，会对患者进行一次录音，治疗组也会给患者写一些鼓励性的话语（治疗组不知道患者被分配在哪个条件下）。

这项研究的结果支持了归因于自身努力会产生效力这一假设。尽管治疗没有包含任何被视为有治疗作用的成分，但在治疗结束时，两个组的患者都获得了改善。然而，当治疗结束后，安慰剂条件组的患者不再服药，该组患者的症状复发率比控制感条件组的患者更高。与之前安慰剂研究的结论一致——但在这里是通过对心理问题的治疗证明了—— 一个人对治疗效果的信念会影响治疗获益。当然，有趣的是，整个治疗没有包含任何已知的科学成分，但是当患者被引导去相信这些任务是有效的时候，他们获益了。如利伯曼所说："鉴于约翰·霍普金斯大学医学院高级治疗师的地位和声望这些要素，其介绍使得患者更容易接受这些解释。"

第二项研究（Powers, Smits, Whitley, Bystritsky, & Telch, 2008）涉及对幽闭恐惧症患者的一次性会谈治疗，之前的研究认为这种治疗是很有效的。表现出幽闭恐惧症症状的患者被随机分配到三种条件下：等待组、心理安慰剂组、暴露疗法＋安慰剂药丸组。实验有意思的地方是，给予暴露疗法＋安慰剂药丸组被试的解释。该组被试被随机给予了下面三种解释中的一种：

1. 药丸含一种镇静性草药的提取物，会让暴露疗法更容易进行；
2. 药丸含一种刺激性草药的提取物，会让暴露疗法更困难；
3. 药物是一种安慰剂，对被试没有任何影响。

无论被给予哪种解释，每个组的被试都能够按计划完成暴露疗法。但是，获得镇静性草药解释的被试在治疗结束后还是感到恐惧（复发率为39%），而获得另外两种解释的被试在治疗结束后不再感到恐惧（两个组的复发率都是0）。镇静性草药组的被试对自身忍耐禁闭的自我效能感，在其恐惧的复发中起到了中介作用。这些结果印证了利伯曼1978年的发现，无论是利伯曼研究中不含治疗成分的假治疗，还是鲍尔斯等人研究中含有经科学验证过的有效成分的治疗，都将成功地完成治疗任务归因于外部的资源，会使效果不能持续。显然，建立"是自身的努力带来了改善"这样的信念是至关重要的；也就是说，对治疗的归因是很重要的，或者说，对治疗的归因比治疗本身还要重要。

心理治疗中关于期望的研究

检验心理治疗中期望的作用会非常麻烦。在医学研究中，可以通过口头指导语诱导出被试的期望，然后给予被试某种物理化学的药剂或某种简单的治疗（比如之前讨论过的针灸），这样操作能够让两种成分（期望的唤起和真正的治疗）相互独立，本章之前回顾的大多数安慰剂研究都是这么操作的。而在心理治疗中，向患者解释他的疾病以及治疗的基本原理，让患者参与治疗活动，通过这些方式让患者产生期望，这些本来就是治疗的一部分。因为很难操作（患者）对治疗的期望，在这一领域进行的实验研究很少。这一困境让研究者只能通过患者的自我报告及其与效果的相关关系来评估期望，而这种做法又引发了在本章前面几节讨论过的众所周知的问题，包括在测量之前通过改善患者的症状来诱导积极的期望。此外，研究者通常会在治疗师向患者解释治疗原理前去测量患者的期望。

尽管存在这些问题，还是有一些全面的综述（Greenberg, Constantino, & Bruce, 2006）和元分析（Constantino, Glass, Arnkoff, Ametrano, & Smith, 2011）得出了同样的结论：患者的期望能够预测心理治疗的效果。涵盖 46 项研究、8016 位患者的元分析发现，期望变量与效果的相关很小（$r= 0.12$, 相当于 $d=0.24$），但这个值具有统计学显著性。这项元分析的作者注意到在心理治疗中期望测量方法的质量都不太高：

> 事实上，在我们分析的 46 项研究中，我们将其中 31 项研究（67.4%）编码为"较差"的期望测量方法。问题包括但不限于：量表只有一道题目（one-item scale）；使用的测量方法会混淆期望与其他成分；使用的量表会混淆效果与治疗期望；使用的测量方法用同样的问题去测量预期的效果与实际的效果；使用主观投射性的测量手段去评估对效果的期望……期望常常只在治疗刚开始或治疗早期被评估。

> 引自 Constantino, Arnkoff, Glass, Ametrano, & Smith, 2011, p. 189

我们在第 2 章中曾说明过，本章前面部分讨论安慰剂时也提到过，对心理治疗的期望产生于对疾病的解释和对治疗的介绍说明。然而，只有当患者接受这些解释时，才会有期望的产生（Wampold & Budge, 2012; Wampold, Imel, Bhati, & Johnson Jennings, 2006）。如前所述，情境模型预测，解释必须产生于某一特定患者的——用维果茨基（Vygotskyian）的术语来说——最近发展区，也就是说，解释与治疗必须与患者的文化信仰相一致。根据这一观点，如果一项循证治疗与患者的文化群体是相适应的，那么这项治疗会更有效；这一结论与医学模型的预测相反，医学模型假定，只要治疗处理的是某种疾病背后的心理缺陷（这一缺陷被假定为不会受到文化的影响），那么治疗就应当是有效的。有许多对文化适应性治疗的效果进行检验的元分析（Huey, Tilley, Jones, & Smith, 2014）。2011 年，贝尼什、昆塔纳（Quintana）和瓦姆波尔德（2011）对那些只直接对比文化适应性治疗与真正的循证治疗的研究做了元分析后发现，文化适应性治疗效果更好（对所有的测量结果来说，$d = 0.32$），这一结果与以前的元分析结果一致（Huey et al.）。在对文化适应进行编码时，贝尼什等人编码的标准是，给予患者的解释是否与患者身处的文化对心理疾病的信念（他们将其称为疾病迷思）相一致，而没有根据其他的文化适应性指标，比如语言来编码。结果发现，疾病迷思作为调节变量在统计学上显著——相对于其他的文化适应性指标，那些涵盖了疾病迷思的文化适应性治疗的效果比循证治疗的效果更好（$d = 0.21$）。这一证据看起来与情境模型的预测是一致的。

其他共同要素

如第 2 章所述，多年来，许多共同要素得以确认。尽管这些要素并不十分明晰，但许多要素一直在被研究，包括共情（Elliott, Bohart, Watson, & Greenberg, 2011）、目标一致 / 合作（Tryon & Winograd, 2011）、积极关注 / 肯定（Farber & Doolin, 2011）、一致 / 真诚（Kolden, Klein, Wang, & Austin, 2011）。表 7-3 汇总了这些要素与效果的相关性的元分析结果。尽管对这些要素的分析不像之前对工作同盟进行的分析那样复杂和混乱，但是，这些要素的效应量还是令人印象深刻。

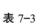

表 7-3 共同要素的效应量

要素	研究（个）	患者（人）	效应量 d	在效果变异中所占的百分比（%）
共同要素				
同盟 [1]	190	>14 000	0.57	7.5
共情 [2]	59	3599	0.63	9.0
对目标的共识 / 合作 [3]	15	1302	0.72	11.5
积极关注 / 肯定 [4]	18	1066	0.56	7.3
一致 / 真诚 [5]	16	863	0.49	5.7
对治疗的期望 [6]	46	8016	0.24	1.4
情感行为疗法的文化适应 [7]	21	950	0.32	2.5

注：[1] Horvath et al.（2011a, b）；[2] Elliott et al.（2011）；[3] Tryon & Winograd（2011）；[4] Farber & Doolin（2011）；[5] Kolden et al.（2011）；[6] Constantino et al.（2011）；[7] Benish, Quintana, & Wampold（2011）

在第 6 章中，关于治疗师效应的突出问题之一是：有效的治疗师有哪些特征和行为。如本章之前所讨论的，高效能的治疗师与低效能的治疗师相比，能够更好地与不同的患者建立起同盟。不幸的是，正如评论者指出的，就这个问题进行的研究，尤其是那些能将治疗师变量和患者变量分开的研究，数量太少（Baldwin & Imel, 2013; Beutler et al., 2004），对工作同盟的研究也有类似的问题。然而，这样的研究已经开始陆续出现，并揭示出与情境模型的内在变化机制相关的有意义的结果。

在一项具有里程碑意义的研究中，安德森、奥格斯与帕特森（Patterson）以及兰伯特和维美徐（Vermeersch）（2009）确认了一系列能够预测治疗师对当事人治疗效果的人际关系技能。通常的心理治疗设计，要么通过观察治疗师与当事人的治疗互动，要么通过自评手段，来检验心理治疗的各个层面。但是这种研究策略是有问题的，因为当事人会影响治疗师展现出来的技术，这在第 8 章会详细讨论。因此，在确认治疗师的行为时，必须考虑当事人的差异（Baldwin et al., 2007）。与传统的观察治疗过程中的治疗师行为的方法不同，安德森等人为每一位治疗师提供了一个标准刺激—— 一位当事人的视频，然后对治疗师对这一刺激的反应进行编码。研究发现，那些在一系列助长性人际技能（facilitative interpersonal skill）上得分高的治疗师在与实际的当事人进行治疗时，能取得更好的效果。安德森等人提出的助长性人际技能包括语言流畅性（verbal fluency）、人际感知（interpersonal perception）、情感调节与表达（affective modulation and expressiveness）、温暖与接纳、共情、关注他人。也就是说，当对一个实验刺激做出反应时，在这些技能上取得高分的治疗师也会在与实际的患者工作时取得更好的效果。有趣的是，所有这些技能都与在情境模型中描述的方面相关，并且受到了过程变量-效果的相关性的支持（见表 7-3）。

有少量研究检验了治疗师在咨询室外的性格特征，并将其作为治疗师效果的预测指标。反移情的文献表明，治疗师应该反思自己对当事人的反应，以确定这些反应是根据患者的表现做出的合理反应，还是由治疗师的个人议题引起的（Gelso & Hayes, 2007）。2010 年，尼森-利（Nissen-Lie）及其同事（2010）发现，治疗师的自我质疑作为一种对治疗实践的反思，对工作同盟及效果具有良好的预测力。此外，他们发现，当治疗师对当事人有消极的个人反应时，使用人际关系技能会带来负面效果。

一般效应的证据概览

在某些特定条件下应该观察哪些证据，情境模型对此做了若干猜想。许多元分析已经显示，可以被归在共同要素类别下的变量与效果是相关的，而且可以被界定为中等的或更大的相关（在第 8 章中，会给出关于特殊效应的证据，届时也将讨论共同要素效应量的大小）。但是，基于以下原因，要理解这些相关性是比较困难的。

1. 如前面讨论到的，从概念上和经验上来讲，共同要素是什么并不明晰。比如，"就目标与任务达成一致"和"对目标的共识/合作"有重叠，"共情"和"一致/真诚"有重叠。

2. 只有对工作同盟经过广泛深入的检验之后，才能够处理那些对"心理治疗中共同要素非常重要"的结论所造成的威胁。

3. 基于情境模型所做的预测比简单的"共同要素非常重要"要复杂得多。

如第 2 章所述，情境模型与在心理治疗及社会科学的其他领域中发现的研究证据是一致的。更严格地说，很少有人能从情境模型的预测中发现足够的反证，以抛弃该模型。审视与情境模型的三条路径相关的证据是很有帮助的。

第一条路径涉及与能提供共情和关怀的治疗师进行人际互动能够获得什么助益。回想一下，第 2 章指出，社会联结对心理健康来说非常必要（Baumeister, 2005; Cacioppo & Cacioppo, 2012; Cohen & Syme, 1985; Lieberman, 2013）——真切的孤独感比吸烟、肥胖、缺乏运动、环境污染、过量饮酒对健康的危害更大（Holt-Lunstad, Smith, & Layton, 2010）。要证明"要让心理治疗产生助益，真实关系是至关重要的"这一点就更加困难了。不过，在本章中，我们提供了证据来证明，真实关系能够比同盟更好地预测心理治疗的效果。此外，共情——人类的社会联结中的一项关键变量（de Waal, 2008; Niedenthal & Brauer, 2012; Preston & de Waal, 2002），与心理治疗研究中的所有其他变量相比，与效果的相关更高。在心理治疗中，对照组仅仅与治疗师产生了一点人际互动，从中产生的治疗助益，常常接近于那些最好的循证治疗带来的助益（见第 8 章）。同样，如在本章之前讨论到的，在安慰剂治疗的基础上增加了与针灸师的共情互动，患者获得的助益也增加了。最后，像上一节讨论到的，高效能的治疗师的行为，包括温暖、接纳、共情、关注，是更密切的人际关系的关键特征。毫无疑问，即使没有和咨询师建立真实关系，人们也能在生活中做出改变（Cuijpers, 1997; Liberman, 1978）；情境模型只是说在心理治疗中，患者与治疗师之间的人际联结产生了某些治疗助益。

情境模型的第二条路径涉及当患者接受对其症状与治疗的解释时所产生的期望。本章回顾了关于工作同盟的研究，明确了合作关系在心理治疗中的重要性，而合作关系又表明患者接受解释和治疗。重要的是，更高效能的治疗师能够与不同的患者建立工作关系。虽然对心理治疗中由期望带来的助益进行研究很困难，但元分析还是发现了期望与效果的相关。也许，对期望的效力的最佳证据来自对安慰剂的研究，本章对此做了广泛深入的回顾。重要的是，在社会人际互动的背景下能产生尤为强大的期望。此外，相隔 30 年的两项研究（Liberman, 1978; Powers, 2008）表明，个体对治疗的归因对维持心理治疗带来的助益至关重要。

情境模型的最后一条路径涉及投入治疗活动会为当事人带来健康的和更为理想的改变，这一条路径也涉及工作同盟。就治疗任务达成共识，对于投入并完成这些治疗任务至关重要。对于各种不同的疗法，同盟都能够预测其效果，这表明撇开疗法的差异，投入治疗活动中去是非常重要的。正如下一章将要回顾的，那些不包含任何治疗行为的治疗，不如那些包含治疗行为的治疗有效。然而，对最后一条路径来说最为重要的问题是，某些治疗行为（那些处理与患者的困难相关的特定缺陷的治疗行为），是否比另外一些更有效，并且这些特定成分是否就是心理治疗能产生助益的主要原因。这样的证据很难被同化到情境模型中。然而，如第 5 章所述，所有以治愈为目的的治疗似乎同样有效。在下一章，将讨论特定成分的问题。

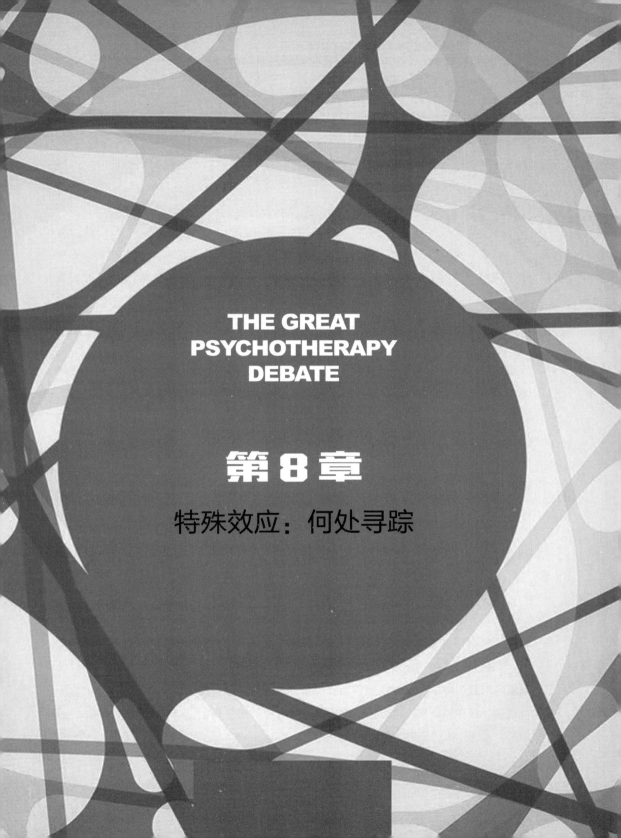

THE GREAT
PSYCHOTHERAPY
DEBATE

第8章

特殊效应：何处寻踪

本章，我们将考察特殊效应存在的证据——在一个有效治疗中，真的是据称的作用成分产生了治疗效益吗？检验某一特定成分重要性最直接的方法是成分研究（component study）。在这种研究设计里，研究者将某一关键成分从一个现有疗法中移除，或者在一个现有疗法中加入某一成分，以考察移除或加入的成分产生的效应。接着，我们将回顾尝试采用某种"安慰剂"控制来考察特殊效应的研究设计，很显然，安慰剂形式的设计不足以达到此类研究目的。然后，我们会讨论将疗法与特定心理缺陷的患者相匹配的研究设计。同时，我们会考察治疗师的胜任力和对疗法的遵循度，因为在医学模型里，这些是与特定成分相关的重要的辅助。最后，我们要看一看旨在确立特定疗法中介机制的尝试，包括对既定治疗方案的遵循度，但是此前很少有人对相关文献进行过整理，因此，这使我们在呈现此部分时有些困难。

成分研究

研究设计问题

成分研究有两类。

第一类是研究者将特定成分从某一疗法中移除，以考察治疗效果是否会如期被削弱。此研究设计被称为分解设计（dismantling design），即通过将一个有效的治疗进行"分解"来鉴别其有效成分。在分解研究中，如果某一关键因素被移除后，治疗效果相应地被削弱了，那就证明该因素确实具有治疗作用。此结果一旦出现，即可作为特定成分存在的证据，也可进一步支持心理治疗的医学模型。博尔科韦茨（Borkovec, 1990）曾这样描述分解研究的优势：

分解设计有一个重要特征，那就是不同对比条件之间通常都是共同要素居多。治疗组和对照组唯一的不同仅在于治疗组包含一个特定元素，除此之外两组当事人的发展史、成熟度和非特定因素均处于同等水平，并且还有同样的治疗程序。这种设计更像是除某一元素外，其他元素均保持恒定的理想实验……相比于完全不含特定成分的治疗，治疗师通常对包含特定成分的治疗更有信心，实施起来更少犹豫。两组治疗师的受训经验相同，对含有特殊因素的完整治疗的治疗经验也相同……在理论层面，这些结果告诉我们治疗过程的哪些元素对改变过程贡献最大……在应用层面，一旦确定了哪些元素对疗效没有影响，治疗师便无须在治疗中使用它们。

关于分解研究，研究者已经在临床研究报告中进行了深入讨论（Heppner, Kivlighan, & Wampold, 2008; Kazdin, 2002）。

第二类证明特定成分的研究设计是加法设计（additive design），即在一个现有的"治疗包"中加入一个成分（Borkovec, 1990）。我们一般会在理论上相信，加入一个特定成分能够增强治疗效果：

这类研究的目标通常是根据实证和理论研究的证据来开发更有效的疗法。这些证据表明，每一种疗法（或成分）都有起作用的一面，因此它们的结合可能比单独的一个疗法（或成分）能够产生更好的效果。在研究设计方面，分解设计和加法设计如出一辙。至于使用哪一种，部分取决于研究者的推论方向以及与治疗技术和诊断问题相关的文献。

引自 Borkovec, 1990, p. 57

现在，我们来回顾一下从成分研究中得到的证据。

来自成分研究的证据

首先，我们要呈现一项经典的分解研究，随后再介绍两项元分析。在前述章节，我们曾提到一项研究，雅各布森等人（1996）使用分解设计研究认知疗法对抑郁症的治疗，目的是"检验由贝克、拉什、肖和埃默里（1979）提出的改变理论能否解释认知行为疗法治疗抑郁症的效果"。为此，研究者将重度抑郁症患者随机分配到以下三种治疗条件中的一个：

1. 完整的认知行为疗法，包括行为激活、自动化思维矫正及核心图式矫正（modification of core schemas）；

2. 行为激活和自动化思维矫正；

3. 只有行为激活。

他们预测："根据抑郁症的认知理论，认知行为疗法的疗效应该显著优于自动化思维矫正的疗效，自动化思维矫正的疗效则显著优于行为激活的疗效"。但很意外，研究结果和预期相反，三种治疗条件的疗效并无显著差异，而且各种辅助都无法解释这一意外结果："尽管治疗师们严格遵循治疗方案，都明显偏好认知疗法，并且完全具备提供认知疗法的胜任力，但无论是在治疗期结束之时，还是六个月后的追踪，都没有任何证据能够表明，完整的认知行为疗法效果比任何一种不完整的认知疗法（即缺少认知疗法的某一个或某几个成分）的效果更好"。雅各布森等人对此做了如下总结：

> 根据贝克和他的同事于 1979 年提出的抑郁症认知模型，直接矫正消极图式是最大化治疗效果和预防复发的必要条件。可这些研究结果与他们的假设恰恰相反。还有一点需要注意，本研究中的治疗师是忠于认知行为疗法的，所以研究中极有可能存在忠诚效应，即这些治疗师使用认知行为疗法会产生更好的治疗效果，可研究结果却恰恰与之相反（Robinson, Berman, & Neimeyer, 1990）。这么一看，这些结果就愈发惊人了。

面对这一出人意料的结果，认知行为疗法的改变机制就需要重新思考了：

> 如果认知疗法的两个成分——行为激活和自动化思维矫正与完整的认知行为疗法同样有效，且都能改变那些引起个体改善的必要因素，那么理论和治疗实践都需要修正。

这项经典研究的结果对认知疗法的特定成分治疗抑郁症之特异性提出了质疑。如果该结果在其他成分研究中得以重复，那么心理治疗的特异性就更值得怀疑了。阿恩（Ahn）和瓦姆波尔德（2001）对 1970—1998 年间发表的心理治疗成分研究进行了元分析，最终纳入了 27 项研究。这些研究都试图将某一特定成分分离，以检验包含该成分的治疗是否比不含该成分的治疗效果更好。该元分析仅使用每个研究的合并效应量。具体算法是，运用此前提到的研究内聚合法（within-study aggregation method），将所有因变量（即目标变量和非目标变量）合并为一个效果变量，然后比较每项研究中两个治疗组（含特定成分的治疗 VS 不含特定成分的治疗）合并后的效果变量，计算出每项研究的效应量（Hedges & Olkin, 1985; Wampold et al., 1997b）。最后再计算这 27 项研究的合并效应量，结果发现合并效应量为 -0.20。虽然效应量与我们预测的方向相反（即实际结果是不含特定成分的治疗效果优于含特定成分的完整治疗），但该效应并不显著。此外，这些研究的效应量是同质的，说明不存在影响两组之间疗效差异的调节变量。也就是说，加入或移除某个据称有效的成分，并不能提升治疗效果。看来，医学模型的预测错了。

但是，阿恩和瓦姆波尔德（2001）的这项元分析研究存在以下几个问题。

1. 没有区分目标变量和非目标变量。一般而言，治疗的特定成分应该直接影响目标变量的观测值，所以成分研究只能揭示特定成分对目标变量的影响。当然，倘若该成分还包含一些关注总体幸福感的丰富活动，那将目标变量和非目标变量合并分析的这一做法也算有据可循。

2. 将分解研究和加法研究混在一起分析了。

3. 研究的文献资料最新也不过只到 1998 年，现在看来已经过时。

贝尔（Bell）、马库斯（Marcus）和古德拉德（Goodlad）（2013）重复并扩展了上述研究，将 1980—2010 年间发表的研究均纳入分析，最终囊括的研究数量是阿恩和瓦姆波尔德截止到 1998 年可纳入的研究数量的三倍。此外，他们分别检验了分解设计和加法设计，并区分了目标变量和非目标变量。表 8-1 总结了他们的分析结果，所有检测到的效应量都非常小，几乎可以忽略（范围在 0.01~0.28 之间）。只有加法研究中目标变量的效应量（结案和六个月后的追踪）达到了显著性水平。除了这一点，该研究的其他结果与阿恩和瓦姆波尔德（2001）的研究结果一致。可见，检验特殊效应最重要的证据，来源于针对目标变量的分解研究。按理说，拿掉据称是针对某种特定缺陷的特定成分，应该削弱最终的治疗效果，但该元分析并未发现这种效应（即 $d=0.01$）。

最大的效应量（加法研究中追踪时的目标变量）对效果变异的解释力也不足 2%[1]。如何在理论上解释一个增加的成分会提升目标变量在追踪期的结果？贝尔等人称之为"休眠效应（sleeper effect）"[2]，但也有可能是人为因素（FLückiger, Del-Re, & Wampold, 2015）。另外，本章后面将会讨论一个可能解释该结果的研究。贝尔等人为心理治疗的实践提出了建议："如果这个增加的成分不会显著增加治疗成本，那就值得我们为之努力。"贝尔等人的研究结果与阿恩和瓦姆波尔德的研究结果差异不大，可见研究结果相当稳健，无需考虑调节变量的影响，比如疗法本身的特性。

表 8-1　　　　　　　　　　　成分研究中的效应汇总

变量	K	D	95% CI
分解研究			
结案			
目标	30	0.01	（-0.11, 0.12）
非目标	17	0.12	（-0.04, 0.28）
追踪			
目标	19	0.08	（-0.07, 0.22）
非目标	11	0.15	（-0.05, 0.36）
加法研究			
结案			
目标	34	0.14	（0.03, 0.24）
非目标	24	0.12	（-0.02, 0.25）
追踪			
目标	32	0.28	（0.13, 0.38）
非目标	24	0.14	（-0.00, 0.28）

注：引自 Are the parts as good as the whole? A meta-analysis of component treatment studies, E. C. Bell, D. K Marcus, and J. K. Goodlad, 2013, *Journal of Consulting and Clinical Psychology, 81*（4），p. 728，版权归属 American Psychological Association, 2013. 许可使用。

----

[1]　参阅第 3 章表 3-1，当 d=0.30 时，R^2=0.02，表示解释力为 2%。从表 8-1 来看，此时 d=0.28，故解释力不足 2%。——译者注

[2]　休眠效应指的是某个治疗成分在治疗期间尚未发生作用，但在治疗结束时到追踪期间，其效应逐渐增强（见本章"中介变量与改变机制的证据-认知疗法"部分）。——译者注

在成分研究方面，阿恩、瓦姆波尔德（2001）与贝尔等人（2013）的两项元分析都无法为特殊效应的存在提供令人信服的证据。后者仅在加法设计中发现了特殊效应对目标变量的微弱影响，其他结果则更难有什么说服力了。

心理治疗研究对共同要素的控制：
医学与心理治疗研究使用安慰剂设计的逻辑

在医学研究中，双盲随机安慰剂对照组设计可以用来检验特异性。在心理治疗研究中，研究者也试图利用安慰剂对照组设计来确定各种心理治疗的特异性。但很遗憾，接下来我们会看到，这些方法尚不足以证明不同疗法中特殊效应的存在。

在医学领域，医学模型存在两种效应：一种是由特定的治疗过程产生的物理化学效应，被称为特殊效应；另一种是由治疗过程附带产生的心理效应而非物理化学作用，被称为安慰剂效应。医学界已经认识到安慰剂效应的存在，但在大多数情况下都对其兴趣索然（参阅第 7 章）。在医学领域，研究者可以将某种药物治疗与安慰剂进行比较来确定其特殊效应的存在。为了确保研究效度，安慰剂组除了不含药物治疗的特定成分之外，在其他所有方面都要与药物治疗完全相同。例如，要想确定某个口服药丸的疗效和特异性，对照组的安慰剂必须具有和它相同的大小、形状、颜色、味道、气味和质地，如此才可将两者进行比较。活性药丸含有理论上据称能够治疗某一疾病的化学成分，安慰剂则不含该成分，除此之外两者别无二致。事实上，安慰剂就是众所周知的"糖丸"。需要说明的是，只有当患者、实验者和评估者均不知道患者的服药情况时，药物和安慰剂效果等值的情况才能维持。因此，医学研究中的安慰剂设计是双盲的，患者、实验者（或治疗管理者）和评估者都不知道某个患者服用的是药物还是安慰剂（实际上是三盲）。医学领域的研究者认识到，患者、治疗管理者和评估者的期望都影响测量到的治疗效果。因此，保持双盲对医学研究的完整性和有效性至关重要。要想达到双盲的效果，研究者必须确保有效药物和安慰剂药丸无法区分（Wampold, Minami, Tierney, Baskin, & Bhati, 2005）。

医学研究中的安慰剂设计逻辑很简单。如果结果显示，药物的效果优于安慰剂，那么特定成分的疗效就得以确定。因为药物和安慰剂的唯一区别就是是否含有特定成分，其他效应则都经过了严格控制，以确保两组在逻辑上完全等价。例如，期望效应是经过控制的，因为患者和实验者均不知道患者是否接受了药物治疗。[①]

在心理治疗领域，医学模型的拥护者使用"安慰剂"形式的设计，声称一个既定疗法的特有成分是该疗法起效的原因。可惜，在心理治疗研究中使用与医学研究类似的安慰剂设计这一做法是有缺陷的。因而"安慰剂形式的设计可用来确定特殊效应"的说法就显得很不合理。在讨论心理治疗的安慰剂问题之前，我们应该注意，"安慰剂"这一术语已不再流行，取而代之的是一些更时髦（也更模糊）的术语，如替代性治疗（alternate treatment）、非特定治疗（nonspecific treatment）、注意力控制（attention control）、最小化治疗（minimal treatment）、支持性心理咨询（supportive counseling）、非指导性咨询（nondirective counseling）或支持性心理治疗（supportive therapy）。这些治疗的逻辑相同，研究者都试图控制治疗的附带方面。我们一般用"伪安慰剂"（pseudo-placebo）一词来指代上述心理治疗研究中所用的各类对照。

我们很难对心理治疗中的安慰剂下定义，因为特殊效应和一般效应都来源于心理过程（Wampold et al., 2005; Wilkins, 1983, 1984）。在医学领域，特殊效应的基础是物理化学过程，安慰剂效应的基础是心理过程，并且安慰剂的成分是不存在争议的，因为人们对哪些成分具有物理化学的治疗效果，哪些成分不具备物理化学治疗效果有着普遍共识。例如，含有乳糖的安慰剂药丸可以用作抗艾滋病药物的对照组，因为所有合理的物理化学理论都认为，乳糖对艾滋病没有任何治疗作用，而且乳糖并非治疗艾滋病的必需品。因此，用乳糖做安慰剂非常合适，即便安慰剂和药物的乳糖含量有所不同也不会威胁到研究效度。然而，心理治疗中的安慰剂必然含有治疗过程所需的某些必要成分，而从许多心理学理论来看，这些成分至少对心理障碍具有部分疗效。最明显的例子就是治疗师和当事人之间的关系。咨访关系在技术上是必要的，因为心理治疗的定义本身就包含关系（参阅第 2 章）。此外，大多数改变理论都承认关系的重要

[①] 医学领域的双盲安慰剂研究是否真正做到了盲法，该问题仍然存疑。患者似乎会根据自己预期的副作用来确定自己是否服用了真正的药物。与此同时，患者准确猜到自己在服药也会影响治疗效果（Fisher & Greenberg, 1997）。更复杂的是，药物治疗和心理期望的交互作用，让人对生化和心理方面的可加性产生了质疑（Benedetti, 2011）。

性，即便是苛刻的行为主义者也将其视为改变的必要非充分条件。

由于伪安慰剂中不得不包含必要的具备疗效的成分，这就要求这一成分在治疗组和安慰剂组两种条件下必须有可比性。举例来说，为了从逻辑上确保研究效度，治疗组和安慰剂组的咨访关系必须相当。但治疗关系仅仅是必须平衡的成分之一，其他还包括当事人对治疗的信任、当事人对即将在治疗中获益的期望、治疗师的技能、当事人对治疗的偏好，以及治疗师对治疗获益的信念。回想本书的第 5 章，雅各布森声称相比于领悟取向的婚姻治疗，行为取向的婚姻治疗的确存在一些不足，因为行为治疗的"非特定"元素要比领悟取向的婚姻治疗少（Jacobson, 1991）。安慰剂也是如此，除非确保安慰剂和治疗中的非特定成分完全对等。但无论从理论层面还是实践层面，我们都不可能创造出非特定成分的质和量完全等价于心理治疗的伪安慰剂。

许多研究者从心理治疗的一系列附带方面来定义伪安慰剂。例如，鲍尔斯（Bowers）和克鲁姆（Clum）（1988）如此界定伪安慰剂：

> 是非特异性治疗……有两个主要成分：一个是对当事人问题的讨论；另一个是对个体即将得到有效的治疗这一信念的操作。

博尔科韦茨（1990）则认为：

> 也许对安慰剂条件最好的描述是，它涉及与治疗师的接触，尽管治疗师本人（或研究者）坚信，相对于其他包含常见的心理治疗有效成分的治疗条件，自己提供的治疗效果非常有限，但是当事人认为治疗师使用的方法对自己是有益的。

此外，还有研究者仅仅从期望、咨访关系、支持或其他相关因素的角度来定义伪安慰剂。显然，在心理治疗中定义和使用安慰剂对照组，使其与治疗组在理论方法的所有附带方面等价，要么很难做到，要么根本就做不到。因此，研究者只好诉诸于确保治疗组和安慰剂组在一个或几个共同要素上等价。

设计一种伪安慰剂来控制治疗的所有附带方面，这不仅在实践中不可能实现，在逻辑上也行不通。在心理治疗研究中使用安慰剂设计的逻辑问题，可以通过医学研究中的双盲设计来解释。回想一下，医学研究中的双盲设计要求患者和研究者均不知道一位既定患者接受的是治疗还是安慰剂。但是在心理治疗研究中，其中"一盲"必然是不存在的。很明显，理论上治疗师必然知道自己正在提供什么治疗；他们还必须接受培训，确保能严格遵循治疗方案来提供有效治疗和伪安慰剂治疗。正如塞利格曼（1995）所言："每当你听到有人要求进行心理治疗的双盲研究时，一定要捂紧你的钱包。"

治疗师知道自己正在提供真正的心理治疗还是安慰剂治疗，这个事实对检验心理治疗的情境模型至关重要。前面说过，情境模型的要素之一是治疗师相信治疗是有益的。伪安慰剂由治疗师（实验者）设计，他们并不打算使其具有治疗作用；那些训练有素的、提供安慰剂的治疗师也会知道这一点："安慰剂组治疗师的期望、宽慰和热情可能与提供有效治疗的治疗师有着天壤之别"（Borkovec, 1990，P.54）。关于治疗师的忠诚度问题，我们在第5章已经讨论过了。

事实证明，在实验中无法保持盲法会对效果的评估有相当大的影响。卡罗尔（Carroll）、朗萨维尔（Rounsaville）和尼奇（Nich）（1994）进行了一项研究，尝试估计在那些与临床功能评估相关的心理治疗和药物治疗研究中，盲法被打破的频率以及对当事人的评估的影响。研究者将可卡因依赖患者随机分配到四个条件组的其中一个：

1. 复发预防＋地昔帕明①组；
2. 临床管理（心理治疗安慰剂）＋地昔帕明组；
3. 复发预防＋安慰剂药丸组；
4. 临床管理＋安慰剂药丸组。

临床评估者不知道患者的分组情况，并且将自己的分组情况告知评估者的被试也被从研究中剔除。结果，评估者猜出了一大半被试的真实分组情况，正确率显著高于随机猜测水平。对于心理治疗组的被试，评估者对分组猜测的正确率达到了77%。最终结果显示，评估者的主观评估更倾向于认为"真正的心理治疗组更有效"，客观测量则并未发现这一偏差。可见，评估者不仅能够通过一些规律猜到心理治疗组的被试，还会在随后对治疗效果的主观评价上"偏袒"包含有效成分的心理治疗。

---

　　① 　地昔帕明是一种抗抑郁药，有阻滞草胺类神经介质如去甲肾上腺素或5-羟色胺回收的作用。——译者注

最后，从情境模型的视角来看，伪安慰剂设计有一个无法避免的致命缺陷。在情境模型中，期望是通过为当事人提供一个对自身问题和疗法（不仅仅是治疗原理）的解释而产生的。此外，治疗可以促使当事人投入到能够帮助自己实现治疗目标的实际行动中，而解释和治疗性行动都属于共同要素。

因此，基于上述原因和先前的讨论，在比较真正的心理治疗和伪安慰剂治疗时，无论研究设计有多精密，都无法产生足以反映某个特定的特殊效应重要性的结果。它只是简单地将具有特定结构、原理、解释和治疗行动的治疗（在情境模型看来这些是确保心理治疗有效性的固有特征）与另一个不含上述特点的"治疗"之间的差异作为衡量指标。

通过回顾几项使用伪安慰设计的研究，我们会发现一个颇具说服力的事实——安慰剂设计不能控制心理治疗的附带因素。我们先来思考一下博尔科韦茨和科斯特洛（Costello）（1993）的研究，他们运用安慰剂对照组设计，来确定放松训练和认知行为疗法对广泛性焦虑障碍的治疗效果。放松疗法和认知行为疗法都以治愈为目的，均包含许多特定成分，而研究中被称作非指导性治疗（nondirective therapy, ND）的安慰剂不含这些成分。在三种条件下，治疗师都会将治疗原理告诉当事人。为了让非指导性治疗的基本原理听起来合理且可信：

治疗师告诉当事人，非指导性治疗是在安静、轻松的气氛中探索生活经验，目的是促进并深化对自我和焦虑的理解。治疗是一个改变焦虑体验，提高自信心的心灵旅程。治疗师的角色是作为促进改变的治疗性媒介，为当事人的自我反思提供一个安全的环境，帮助他们澄清并聚焦于自身的感受。描述当事人的角色时，则强调他们个人的努力，通过内省和情感体验来发掘自己新的优势。

上述指导语要求治疗师创造一个"接纳的、非评判的、共情的环境，不断引导当事人关注自己的原始感受，并借助支持性语言、反应性倾听和共情性沟通，促使当事人允许并接纳自己的情感体验"。但是，治疗师不能传达出任何直接的意见、建议或应对方法。

初次会谈结束后，研究者评估了当事人对治疗可信度的感知和对治疗改善的期望，发现这些变量在不同的治疗组之间没有显著差异。他们也评估了治疗过程中几个时间点的关系结构，同样没有发现显著差异。此外，研究者还评估了当事人对治疗的主观体验，结果发现非指导性治疗组的当事人体验到了更深层次的情绪加工。

尽管该研究中的非指导性治疗优于其他大部分研究中的伪安慰剂，但它仍有许多不足。首先，治疗师在研究者的实验室接受培训，而研究者是放松疗法和认知行为疗法这两种疗法的拥护者。其次，每位治疗师都提供了所有疗法，他们肯定知道这种非指导性治疗并非以治愈为目的，他们也知道研究者是忠诚于这些有效治疗的（参阅第4章）。此外，作者也承认这种非指导性治疗确实不是真正的心理治疗："我们选择一个简单的、反应性倾听式的非指导性治疗模式，只是为了提供一种非特殊条件来达到控制目的；我们的目的并不是要做一个对比研究，以比较最佳的体验疗法和认知行为疗法的效果。"因此，大多数在非指导性治疗中很常见的干预方法都被禁止在本研究中使用，治疗师既不能为当事人提供任何建议和意见，也不能与当事人讨论如何应对他们的焦虑。虽然第一次会谈结束后，当事人对治疗的可信度和期望与其他治疗组相当，但考虑到非指导性治疗组的治疗师有一些"禁令"，目前尚不清楚此结果是否会在整个治疗过程中继续维持。非指导性治疗安慰剂不同于将其他两组治疗的有效成分移除后的疗法，它是另外一种形式的治疗——简化版的体验疗法。提供该治疗的治疗师不仅知道其并非以治愈为目的，而且忠诚于与之相比较的其他疗法。

尽管如此，博尔科韦茨和科斯特洛仍旧总结道："从这些结果可知，行为治疗（即放松疗法）和认知行为疗法均含有治疗广泛性焦虑障碍的有效成分，这些有效成分独立于非特定因素"。但是，除了伪安慰剂组之外，还有一些问题使这个结论站不住脚。首先，当事人在初次会谈结束时的期望与效果之间的相关平均为 0.43。[①]也就是说，几乎有 20% 的效果变异可以用初次会谈结束后所评估的一个简单的共同要素（即期望）

---

① 需要注意，这项研究的作者并没有尝试检验这三个组的期望没有差异是如何影响治疗效果的。作者报告了期望和可信度的评分没有显著性差异（$P > 0.20$）。但是，将 55 名被试和 $P = 0.20$ 转换为相关系数后，此时 $r=0.27$（Rosenthal, 1994, equation 16-23），已经足以说明含有有效成分的治疗和非指导性治疗之间的效果差异显著，特别是因为期望的评分与效果的相关如此之高。众所周知，即便协变量与结果无显著关系，仍可能对其有很大影响（Porter & Raudenbush, 1987）。

来解释。放松疗法与非指导性治疗差异的平均效应量为 0.50，说明疗法导致的疗效差异约占效果总变异的 6%（参阅表 3-1）。这意味着，假如非指导性治疗确实控制了放松疗法和认知行为疗法的所有附带方面，那么一个在治疗早期就可以测量的共同要素对效果总变异的解释量，将是其他所有特定成分对效果总变异的解释量之和的三倍以上！其次，这些结果中还有一个异常现象，使人们对特定成分的必要性产生了怀疑。认知行为疗法包含放松疗法的所有成分以及额外的认知成分，但结果显示放松疗法和认知行为疗法的疗效等值。这很清楚地说明，认知行为疗法中的特定成分并非使治疗有效的必要条件（与上文提到的成分研究类似）。然而，放松训练的频率和训练中通过放松引起焦虑都与治疗效果无关，这一结果又让放松疗法中的特定成分大打折扣。最后，研究者发现，12 个月后，即便数据分析剔除了那些寻求额外治疗的当事人，这三种治疗的效果仍然无显著差异。可见，就算该研究是安慰剂设计研究的典范，也只能为特殊效应的存在提供非常微弱的证据。

博尔科韦茨和科斯特洛的研究将伪安慰剂等同于有效治疗减去其中的特定成分。尽管这一做法没能排除有效治疗的附带因素，但他们的研究旨在构建一种伪安慰剂设计，算是一个值得称赞的尝试。我们再来看一个并不明智的做法。在一项治疗患有抑郁症的艾滋病患者的研究中，研究者将安慰剂称为"支持性心理治疗"，并与人际关系疗法进行比较（Markowitz et al., 1995）：

> 支持性心理治疗被定义为：既不是人际关系疗法，也不是认知行为疗法，而是类似于罗杰斯的当事人为中心疗法，在此基础上增加了与抑郁症和艾滋病有关的心理教育。与人际关系疗法不同的是，支持性心理治疗不会向患者明确解释治疗起效的机制，也不会将治疗重点放在特定的主题上。虽然支持性心理治疗可能会因为禁止治疗师使用人际和认知技术而受到限制，但它绝不是无效的，特别是在由富有同理心、技术娴熟、经验丰富且足够专业的治疗师提供治疗的情况下。人际关系疗法的会谈是 50 分钟 / 次，一共进行 16 次，需要花费 17 周，而支持性心理治疗则是 30~50 分钟 / 次，会谈次数在 8~16 次之间，具体根据患者的需要而定。

在这里，不同治疗组在以下方面明显不同：

1. 是否提供对治疗基本原理的解释；

2. 治疗的结构；

3. 每次治疗的时长；

4. 治疗的持续时间。

结果不出所料，支持性心理治疗的效果不如人际关系疗法。研究者将这些差异归因于特定成分："我们的研究结果和临床直觉一致，针对抑郁症的特殊治疗比非特殊治疗取得了更好的治疗效果"。

福阿、罗特鲍姆、里格斯和默多克（1991）也使用了安慰剂对照组设计。这项研究的水平介于博尔科韦茨和科斯特洛（1993）的"值得称赞"和马科维茨等人（1995）的"毫不明智"之间。福阿等人比较应激接种训练（stress inoculation training, SIT）[1]、延时暴露和作为安慰剂的支持性心理咨询对因近期遭遇强奸导致的创伤后应激障碍的治疗效果。支持性心理咨询包括以下内容：

> 支持性心理咨询与其他疗法一样，遵循九次会谈的模式。第一次会谈通过初始访谈收集信息；第二次会谈向患者解释治疗的基本原理；后续会谈，教授患者一般的问题解决技巧。治疗师要扮演非指导的、无条件支持的角色。家庭作业包括让患者坚持写日记，记录日常遇到的问题和解决问题的尝试。如果在会谈中谈到了当时遇害的场景，治疗师就重新引导患者聚焦于当下的日常问题。整个治疗过程不包括暴露或焦虑管理。

> 引自 Foa et al., 1991, pp. 171-718

显然，支持性心理咨询不是真正的心理治疗，因为"在没有其他成分的情况下，很少有人会接受将咨询中不让妇女讨论她们最近遭遇的强奸事件作为治疗方法"（Wampold, Mondin, Moody, & Ahn, 1997a, p. 227）。再者，该研究的治疗师要接受福阿的督导，而她本人忠诚于应激接种训练和延时暴露。最后，该研究并未考察被试是否相信支持性心理咨询，也没有考察他们是否预期自己会通过支持性心理咨询获益。即

---

[1] 应激接种训练是认知与行为结合的治疗方法，由唐纳德·梅钦鲍姆于 1975 年提出，是由技能训练和其后的练习组合而成的。——译者注

便如此，福阿等人（1991）仍用支持性心理咨询来"控制非特定治疗的效果"。

　　本节，我们讨论了伪安慰剂的一些基本问题。从理论和实践的角度来说，心理治疗的安慰剂无法控制心理治疗的附带方面。不少文献都对伪安慰剂的问题进行了更全面的讨论（Baskin, Tier-ney, Minami, & Wampold, 2003; Brody, 1980; Budge, Baardseth, Wampold, & Flückiger, 2010; Critelli & Neumann, 1984; Grünbaum, 1981; Horvath, 1988; Laska, Gurman, & Wampold, 2014; Shapiro & Morris, 1978; Shepherd, 1993; Wampold et al., 2010; Wampold et al., 2005; Wilkins, 1983, 1984）。但有趣的是，鉴于该领域的一些发展趋势，心理治疗实验的控制经历了以下演变过程。首先，通常赞助基金要求，即使某种治疗是伪安慰剂，其治疗过程也要有操作手册，而且治疗师要严格遵循操作手册实施治疗，所以研究者会刻意设计伪安慰剂治疗。[①] 其次，自从瓦姆波尔德等人（1997b）区分了真正的心理治疗和无效的心理治疗（参阅第 5 章），研究者已经尝试增加一些必要的特性，以便使对照组满足真正的心理治疗的要求。在许多情况下，安慰剂治疗由"罗杰斯式当事人为中心的心理咨询"或者"支持性心理治疗"的一些成分构成，主要参照罗杰斯（1951a）的一些形式。但是，可能满足情境模型要求的治疗与被视为以治愈为目的的治疗之间的界限并不清晰，正如马科维茨、曼伯（Manber）和罗森（Rosen）（2008）所说：

> 为了控制患者与治疗师的接触及治疗中的非特定元素，心理治疗实验越来越多地将实验处理与另一种形式的心理治疗而非与等待对照组做比较。在心理治疗研究中，被视为控制条件的一个典型例子是简明支持性心理治疗（brief supportive psychotherapy, BSP），研究者在随机对照实验中将其作为对照组来与实验组进行比较。简明支持性心理治疗包含心理治疗的"共同要素"（Frank, 1971），而共同要素构成了所有心理治疗的核心，并被视为解释了诸如认知行为治疗、人际关系疗法等有效的特殊疗法的效果总变异的一大部分（Wampold, 2001; Zuroff & Blatt,

---

　　① 参阅麦考恩（MacCoon）等人于 2012 年精心设计的关于正念减压疗法的伪安慰剂研究。他们严格设计了对照组，使其在结构方面与正念减压疗法相当。总体上，两组患者报告的治疗效果没有显著性差异。但是，患者明显偏好正念减压疗法，而且对照组的治疗是由一个致力于研究正念的小组实施的。

2006）。这些共同要素包括：情绪唤起，一位有理解力且有同理心的治疗师，一套结构化和仪式化的治疗，成功的体验，以及为患者提供治愈的希望和乐观的态度。这些因素相当有效，有时甚至让作为控制条件的简明支持性心理治疗表现得"过于好"，以至于其疗效与其他更精细的治疗效果不相上下（Markowitz, Kocsis, Bleiberg, Christos, & Sacks, 2005; Hellerstein, Rosenthal, Pinsker, Sam-stag, Muran, & Winston, 1998; McIntosh et al, 2005）。因此，有人提出简明支持性心理治疗不仅可以作为控制条件，还可以作为一种真正的心理治疗（Hellerstein, Rosenthal, & Pinsker, 1994）。

尽管有人称简明支持性心理治疗是"一种结构化和仪式化的治疗"，但它尚缺少情境模型所需的许多方面：

> 简明支持性心理治疗的治疗师按照未公开发表的治疗手册为患者提供治疗。该手册基于支持性心理治疗原则（Pinsker, 1997; Navalis et al., 1993），强调反应性倾听和情绪唤起。治疗师允许由患者决定每次会谈的焦点，尽可能激起并澄清患者的情绪，并为他们提供共情性反馈。治疗师仅强调每次会谈主题的连续性，不提供其他任何治疗结构。在治疗的理论框架方面，除了隐含地承认患者情绪的重要性外，避免做其他任何说明。此外，他们还避免使用可能与有效治疗相同的认知和行为以及人际问题解决技术。

尽管存在一些问题，我们应该认识到伪安慰剂治疗确实或多或少包含了情境模型的一些方面。伪安慰剂足以让当事人充分信任并坚持治疗。虽然治疗师知道他们提供的治疗并非以治愈为目的，但他们与当事人建立并维持着一定程度的治疗性关系。由于治疗师很自然地希望帮助那些遭受痛苦的当事人，他们可能在伪安慰剂治疗中一直对当事人持共情的态度。从情境模型来看，伪安慰剂主要通过第一条路径使当事人发生改变，即建立真实关系，或许还有利用解释和其他治疗行动建立些许期望。因此，我们可以预期伪安慰剂的疗效介于无治疗和真正的心理治疗之间。如此一来，医学模型和情境模型都假定，安慰剂治疗比无治疗有效，但不如真正的心理治疗。这些预料之内的结果在区分两个研究纲领的进步性方面并不是特别有说服力。然而，研究者却常常做出这样的结论：疗法 A 的效果优于伪安慰剂，证明疗法 A 的成分在治疗特定疾病上有特异性。这显然是错误的。正如下面将看到的，我们难以判断某个治疗有效是因为其含有情境模型的成分（即以治愈为目的），还是仅因为其是一种看起来很像真正治疗的伪安慰剂，所以有些证据实在难以进行解释。

伪安慰剂研究的元分析

考虑到情境模型和医学模型对伪安慰剂疗效的预测本质上别无二致，我们就简单对这些元分析做一个回顾，当然其中还有一些比较有趣的解释。

鲍尔斯和克鲁姆（1988）回顾了在 1977 到 1986 年间发表的 69 项研究，这些研究至少包含一个以治愈为目的的行为治疗组，还包含一个对照组，这个对照组被称为安慰剂组、注意组或非特殊对照组。每项研究均比较了安慰剂组和有效的心理治疗组中患者对治疗的信任度。结果显示，治疗组相比于无治疗组的总疗效为 0.76，与第 4 章中绝对疗效的元分析结果一致；治疗组和安慰剂组之间差异的效应量为 0.55，这表明安慰剂组优于无治疗组 0.21 个效应单位。在另一项安慰剂效应的元分析中，巴克（Barker）、芬克（Funk）和休斯敦（Houston）（1988）仅将安慰剂治疗使患者产生符合预期的改变这类研究纳入分析，最终包含 17 项研究，涉及 31 种疗法，结果发现治疗组和伪安慰剂组之间差异的效应量为 0.55，伪安慰剂组和无治疗组之间差异的效应量为 0.47，表明真正的心理治疗的效果明显优于富含改变预期的伪安慰剂治疗，而伪安慰剂治疗的效果也优于无治疗。

1994 年，兰伯特和伯金回顾了 15 个元分析研究，得出了如下效应量：

- 心理治疗 VS 无治疗：0.82；
- 心理治疗 VS 伪安慰剂：0.48；
- 伪安慰剂 VS 无治疗：0.42。

这些效应与情境模型和医学模型的预测一致，我们并没有从中得到多少新的东西。但是，下面几项元分析则饶有趣味。

史蒂文斯（Stevens）、伊安（Hynan）和艾伦（Allen）（2000）考察了 80 项研究，这些研究都包含一个完整的心理治疗组、"共同要素控制"（common factor control, CF）

对照组和无治疗组。"共同要素控制"包括"虚假反馈、渐进性肌肉放松、安慰剂药丸、非指导性心理咨询、与未受过训练的'治疗师'会谈以及小组讨论"。该研究的结果与兰伯特的结果完全不同：

- 心理治疗 VS 无治疗：0.28；
- 心理治疗 VS 伪安慰剂：0.19；
- 伪安慰剂 VS 无治疗：0.11。

鉴于共同要素控制对照组的异质性[①]，这些结论引起了一些关注。然而，史蒂文斯等人考察了共同要素控制对照组干预的可信度，惊讶地发现共同要素控制的可信度并不影响其干预效果。此外，他们还考察了共同要素控制干预对其他结果的影响，包括主观幸福感、症状和生活功能。这时我们可能会期待共同要素控制会对主观幸福感的影响更大，有效的心理治疗会对症状的影响更大，就像情境模型提出的那样（参阅第2 章），事实上我们并没有发现这种影响。只是，研究者并未检验不同疗法对症状的关注程度（如认知行为疗法 VS 心理动力学疗法）。尽管如此，史蒂文斯等人发现，即便患者认为共同要素控制干预是可信的，共同要素对照组的效应也非常小，这与情境模型的预期相反。

我们可以从史蒂文斯等人（2000）的元分析中清晰地看到，心理治疗研究中的安慰剂对照组形式差异非常大。巴斯金等人（2003）通过观察对照条件与有效的心理治疗在结构上的等价性，来考察这些对照组的适当性。对照条件被界定为在结构上与有效的心理治疗等同，前提是它们在以下几个方面没有差异：

1. 会谈的次数；

2. 每次会谈的时长；

3. 会谈的形式（如团体或个体）；

4. 治疗师所受的训练；

5. 治疗中的干预是否对于每个当事人来说都是个人化的；

6. 当事人可以讨论与治疗相关的主题（比如是否允许创伤受害者谈论他们的创伤）还是只

---

① 此处指在纳入元分析的不同研究中，共同要素对照组所含的成分差异很大。

能谈论中性的主题。

巴斯金等人纳入了 21 项研究，计算了有效的心理治疗与伪安慰剂的效应量。其中有八项研究的结果显示，伪安慰剂与有效的心理治疗效果存在差异，有效的心理治疗的效果更好（d=0.47, 95% CI =［0.31, 0.62］)，与兰伯特和伯金（1994）在类似研究中估计的效应量相差无几。然而，在 13 项与有效的心理治疗结构等同的伪安慰剂研究中，有效的心理治疗与伪安慰剂的效果差异不显著（d = 0.15, 95% CI =［0.01,0.29］），与兰伯特和伯金的结果相异。这意味着，有一些有趣的（和未知的）因素在影响结构等同的对照组的效果。然而，这些结果都表明，当伪安慰剂得以更好地设计时，其疗效会接近有效的心理治疗。

尽管我们在前面已经讨论过，伪安慰剂设计不足以检验特定成分的效应，但仍然不断有人援引有效的心理治疗和伪安慰剂之间的差异结果，来证明特殊效应的存在。一个极端例子是最近的一项关于认知行为疗法治疗抑郁症的元分析（Honyashiki et al.），研究者比较了认知行为疗法、无治疗和伪安慰剂（作者称之为心理安慰剂）三组治疗抑郁症的效果。该元分析包含 13 个比较认知行为疗法与无治疗的实验，六个比较认知行为疗法和伪安慰剂的实验，以及一个比较伪安慰剂和无治疗的实验。所有伪安慰剂治疗都不含任何结构、目标设定和切实的治疗性干预，仅提供一些最低限度的共情性回应，有时甚至连这也没有。所有的对照组都对治疗师的行为进行限制。比如，我们将一个对照条件定义为"治疗师不能真诚地共情，避免使用行为干预策略"。在这种条件下，如果患者开始说："我女儿不喜欢我，因为她从来都不会来看我"，治疗师则会问："你有几个孩子？"（Honyashiki et al., 2014）。研究者将认知行为疗法与伪安慰剂的效果对比进行了配对元分析（即六个实验直接比较了这两种情况）和网络元分析（参阅第 5 章），发现认知行为疗法均未显示出比伪安慰剂更好的疗效，但作者找到了一些认知行为疗法和伪安慰剂对照组之间的效果差异在治疗过程中逐渐变大的证据。考虑到伪安慰剂的虚假成分，这一结果并不令人惊讶。尽管认知行为疗法和伪安慰剂之间没有显著差异，这应该引起认知行为疗法治疗抑郁症的倡导者们的关注。但随着时间的推移，估计（治疗效果）的结果逐渐偏向认知行为疗法，作者据此声称，该元分析确定了认知行为疗法在治疗抑郁症上的特殊效应。事实上，作者进一步提出该结果让人对渡渡鸟效应产生了强烈的质疑。

第 5 章已经提到，一些元分析的结果表明某一类型的治疗效果略微优于所谓的"支持性治疗"（Braun, Gregor, & Tran, 2013; Cuijpers et al., 2012）。也正如第 5 章所讨论的，心理治疗中的这类"支持性心理治疗"可能实际上就是伪安慰剂。从情境模型来看，它的确缺少某些使其完全具备治疗性的成分。基于上述元分析的结果和本节的讨论，我们可以得出两个结论。

- 第一，从逻辑和实证的角度说，使用伪安慰剂设计的研究几乎没有提供任何能够支持特异性存在的证据。无论伪安慰剂是否得以巧妙设计，它们的治疗效果都与循证疗法相差无几。此结果应该让我们对利用特定成分解决特定心理缺陷的必要性产生怀疑。
- 第二，同样也是显而易见的，如果治疗完全没有结构，也没有治疗目标和治疗行动，即使治疗师对患者共情，也依然是不够的。正如杰罗姆·弗兰克几十年前所指出的，心理治疗需要一套治疗原理和一套治疗程序（迷思和仪式）。

患者变量与治疗的交互作用

医学模型声称，治疗特定缺陷需要特定成分，因而一些疗法会比其他疗法更有效。不过，第 5 章回顾的许多研究都表明，几乎没有任何证据支持某种真正的心理治疗的效果一定优于其他任何心理治疗。如果医学模型确实能够解释心理治疗的效果，那就必须借助一些辅助来解释不同疗法对特定障碍的统一疗效。其中一个辅助与《精神障碍诊断和统计手册》诊断有关：

那些使用类似《精神障碍诊断和统计手册》的标准来选择被试的效果研究，始终未能发现显著的治疗效果差异，这便无法帮助我们理解心理疾病的病因，也无法为选择疗法提供参考。以美国心理健康研究所抑郁症治疗合作研究项目（Elkin, Parloff, Hadley, & Autry, 1985）的结果为例，这项耗资数百万美元的研究项目最终发现，不同治疗对抑郁症当事人的疗效只有微小差异（Elkin et al., 1989）。这并不奇怪，症状分类体系假设，一位抑郁症患者患有抑郁症，是很让人抑郁的事①。然而，许多成熟理论都可以解释抑郁症的病因（如生物学、行为学、认知—行为学、人际关系理论等）。如果有人假设抑郁的症状可能是由众多病因引发的，并且任何一群抑郁症患者可能包含各不相同的病因，那么对比效果研究便注定只能得到相同的结果，因为药物治疗可能对那些有生物学病因的抑郁症患者起效，但对那些因缺乏人际关系技能等原因而抑郁的患者则无能为力，等等。到目前为止，几乎没有证据可以证明，《精神障碍诊断和统计手册（第4版）》目录中的某种疾病存在共同的病因学路径，可以用来描述该疾病唯一的成因或对治疗唯一的反应。甚至被用于揭示潜在问题的症状群的独特性概念，也很少得到证据的支持。《美国国家共病研究报告》发现（*National Comorbidity Study, NCS*）（Kessler et al., 1994），有一半以上曾被诊断为一种疾病的对象，至少还可以被诊断为另一种疾病。

引自 Follette & Houts, 1996, p. 1128

这一观点非常明确：我们常用的诊断分类与具有同等心理／生理病因的疾病实体并不一致，所以不同疗法在治疗这些由多种因素导致的障碍时，会产生相似的效果。也就是说，从病因的角度来看，患有相同障碍的当事人实际上是异质的。因此，无论诊断结果如何，都需要用不同的特定成分来治疗特定缺陷。

当事人病因的异质性表明，对于那些已被证明障碍是由 A′ 导致的当事人来说，一个针对特定病理过程（A′）的特定治疗（疗法 A），要比针对其他病理过程的其他治疗具有更好的治疗效果。这就是有调节的因果假设。如果医学模型是正确的，那就应该从那些基于理论基础将疗法与当事人相匹配的研究中，发现疗法和心理缺陷的交互作用。需要指出的是，这只是一个"弱"交互作用，更强的交互作用已经被研究者成功预测。例如，霍夫曼（Hofmann）和洛尔（Lohr）于2010年指出了出现治疗特异性的条件："疗法 T1 比疗法 T2 在治疗症状 S1 方面更有效，但是在治疗症状 S2 方面则不然"。

---

① 原文是 "A depressive is a depressive is a depressive."，此处作者以 "depressive" 的多重含义和词性，做了一个文字游戏。——译者注

治疗与心理缺陷交互作用的证据

接下来，我们会看到，支持治疗与心理缺陷之间存在交互作用的证据还非常薄弱。早期的叙述性综述指出，克隆巴赫（Cronbach）和斯诺（Snow）（1977）对当事人资质与治疗的交互作用（aptitude by treatment interactions, ATIs）进行了开创性研究，此后一段时间里，研究者非常重视该问题。但是，预测治疗与当事人心理缺陷交互作用的证据仍旧极其稀少（Clarkin & Levy, 2004; Dance & Neufeld, 1988; Garfield, 1994; Smith & Sechrest, 1991）。再者，尽管在 20 世纪八九十年代，研究者在心理治疗中发现的资质与治疗的交互作用引起了轰动，但最新版的《伯金和加菲尔德心理治疗与行为改变手册》（Bergin and Garfield's Handbook of Psychotherapy and Behavior Change）一书（Lambert, 2013）的当事人变量章节（Bohart & Wade, 2013）还是没有包含任何对治疗与患者缺陷交互作用的讨论。研究者不关注这种交互作用，也许是因为两大检验治疗与心理缺陷交互作用的实验并未找到任何证据来支持这一猜想。

许多年来，人们一直在猜测，当事人特征与治疗的交互作用可能存在于物质滥用领域，因为治疗物质滥用的方法看起来有许多种，如十二步提升疗法、认知疗法和动机增强疗法（motivation enhancement therapies, MET）等。为了检验对此交互作用的各种假设，美国国家酒精滥用和酒精中毒研究所（National Institute on Alcohol Abuse and Alcoholism, NIAAA）[①]资助了一项合作临床试验——异质性当事人-酗酒疗法匹配项目，包括 952 名接受门诊治疗的当事人和 774 名接受康复治疗的当事人，被试（即所有接受门诊治疗和康复治疗的当事人）均被分配到认知行为疗法、动机增强疗法和十二步提升疗法三个组的其中一组（参阅第 5 章）。该研究涉及的当事人特征包括酒精依赖程度、认知缺损、概念化水平、性别、意义诉求、动机、精神疾病严重程度、反社会人格、饮酒的支持性因素，以及饮酒的类型。研究者根据理论和已有研究，提出了 16 个匹配假设（即当事人与治疗的交互作用），其中一些很明显是有调节的因果假设，比如认知缺损程度可以预测被试对认知疗法的反应性。但是，其他假设是否可以作为当事人与治疗之间存在有调节的因果关系的证据，尚不明确。鉴于该研究旨在检验匹配效

---

① 美国国家酒精滥用和酒精中毒研究所属于美国国家健康研究所，主要支持和开展有关酗酒及其相关问题的原因、后果、治疗及预防的生物医学和行为研究。——译者注

应，研究者特别关注与交互作用相关的设计问题，其中很重要的一点是，要有足够数量的患者才能有足够的统计效力来检验交互作用的存在。

异质性当事人-酗酒疗法匹配项目的研究结果表明，在大多数情况下，三种疗法对门诊患者和康复期患者都同等有效，这和第 5 章讨论的一样。研究者仅在这 16 个匹配假设中发现了一个显著结果：在精神疾病严重程度较低的门诊患者中，接受十二步提升疗法者比接受认知行为疗法者酒精戒断维持的天数更多。显然，对于理论上应该存在交互作用却缺乏足够的证据支持这一现象，应该这样解释：缺乏足够的证据来证明，治疗酒精依赖的特定成分对不同类型的当事人效果不同。总之，异质性当事人-酗酒疗法匹配项目付出了巨大的努力来检验由理论推导的交互作用，但能够支持这些交互作用假设的证据非常有限。

紧随异质性当事人-酗酒疗法匹配项目之后的是英国酒精治疗实验（UK Alcohol Treatment Trial, UKATT）, 700 多位当事人参与，采用多中心随机对照实验方法，考察动机增强疗法和强度更高且基于社交网络的社会网络支持疗法（social and behavior network therapy, SBNT）对酒精依赖的治疗效果（UKATT Research Team, 2007）。结果显示，不同疗法的治疗效果相差无几，这与异质性当事人-酗酒疗法匹配项目及艾梅尔、瓦姆波尔德、米勒和弗莱明（2008）的元分析的结果一致。研究者详细检验了五个特殊交互作用的假设，其中有三个属于治疗与当事人缺陷的交互作用，分别是：

1. 社交网络较弱的当事人能够从社会网络支持疗法中获益更多；
2. 改变的准备水平较低的当事人能够从动机增强疗法中获益更多；
3. 愤怒情绪较强的当事人能够从动机增强疗法中获益更多。

鉴于有多个实验涉及了不同的追踪时间点，只有少数几个显著的交互作用可以被视为"多重比较、随机发生的结果，任何对多重检验的校正都会导致在 5% 的置信水平上原本显著的结果变得不再显著"，而且其中两个显著性结果还与匹配假设相反。英国酒精治疗试验研究团队对此总结如下：

> 我们没有发现假设的匹配效应……问题在于由不同的健康研究机构开展的两项大规模严格的多中心随机对照实验（即异质性当事人-酗酒疗法匹配项目和英国酒精治疗实验），均未能证明存在任何有临床意义的治疗效果增加效应。因此，我

们似乎有必要考虑另一种可能性——我们一直在追寻的匹配效应实质上并不存在。

1969 年，保罗提出"对于特定问题的个体来说，由谁在什么环境下实施什么治疗会使效果更好？疗效是如何产生的？"。之后，通过研究治疗与当事人特征的交互作用来支持治疗的特异性，已成为心理治疗中医学模型的基石。在随后的 30 年间，几乎没有任何证据支持源于理论推测的当事人缺陷与治疗的交互作用。霍夫曼和洛尔于 2010 年提出的强交互作用假设，即"疗法 T1 比疗法 T2 在治疗症状 S1 方面更有效，但是在治疗症状 S2 方面则不然"，根本没有得到证实。

在我们看来，史密斯和西科莱斯特（Sechrest）（1991）对心理治疗研究中当事人特征的观察具有先见之明，这一观察处处渗透着拉卡托斯的科学哲学思想（Lakatos, 1970; Lakatos & Musgrave, 1970; Larvor, 1998）：

> 尽管目前关于资质与治疗的交互作用的研究得出了相当一致的否定结论，但研究者对此猜想的探究依然没有削减……如果疗法与治疗效果无关，那么疗法必然与其他变量存在交互作用。接下来要做的就是去找到并呈现出这些交互作用……对于元分析学家来说，资质与治疗的交互作用研究运动可能是研究项目退化的一个征兆。如果某个研究项目符合下述条件之一，就可以看作退化的：
> 1. 无法产生新预测或无法成功验证；
> 2. 以过于复杂的特设方式处理实验中的异常现象，而非澄清这些令人感兴趣的问题（Gholson & Barker, 1985）。
> 也许心理治疗的研究者应该认真、冷静地反思自己理论的核心假设，而不是在一个摇摇欲坠的理论基础上建立一个复杂的资质与治疗的交互作用结构。

治疗与当事人交互作用的其他证据

治疗与当事人缺陷的交互作用是医学模型的一个辅助命题，用来解释不同疗法的治疗效果具有明显的一致性。虽然这一辅助缺乏证据支持，但这并不意味着所有的治疗与当事人特征的交互作用都不存在。[①] 情境模型预测，当事人可能会基于个人特征，

---

① 利伯曼（参阅第 7 章）发现了患者的控制欲水平和内部 / 外部归因控制之间的交互作用。

如人格、文化态度、价值观、身份、背景和人口统计学信息等，偏好某些类型的治疗，并且在此治疗中获得更好的治疗效果。我们从第 7 章呈现的证据可以看到，对于少数族裔的当事人来说，具备文化适应性的治疗比不具备文化适应性的治疗更有效，这就是治疗（是否适应文化）与当事人（文化背景）的交互作用。虽然本章关注的重点是支持特异性存在的证据，但此处呈现的治疗与当事人特征交互作用的证据，事实上与情境模型的预测一致。

2011 年，约翰·诺克罗斯（John Norcross）出版了《有效的心理治疗关系：基于证据的回应性》（*Psychotherapy Relationships that Work*: *Evidence-based Responsiveness*）一书（Norcross, 2011），其中一章"为特定患者量身定制治疗关系：最有效的是什么"呈现了使心理治疗适应当事人类型的元分析研究。下面，我们简要讨论其中两种交互作用的证据（文化适应性问题可参阅第 7 章）。

第一个假设是，人格特征中存在阻抗的当事人，会从结构化程度较低的治疗或指导性较少的治疗师处获益更多；而人格特质中没有阻抗的当事人，则会从结构化治疗和具有指导性的治疗师处获益更多（Beutler & Clarkin, 1990; Beutler & Harwood, 2000; Beutler, Harwood, Michelson, Song, & Holman, 2011）。博伊特勒、哈伍德（Harwood）和米歇尔松等人（2011）对 12 项研究进行了元分析来检验该假设，并发现了很大的效应量（d=0.82）。第二个假设是，当事人的应对方式可能与治疗存在交互作用（Beutler & Harwood, 2000; Beutler, Harwood, Alimohamed, & Malik, 2002; Beutler, Harwood, Kimpara, Verdirame, & Blau, 2011）。具体而言，外控型当事人会从聚焦症状的治疗中获益更多，而内控型当事人则会从领悟取向的治疗中获益更多。博伊特勒、哈伍德和金帕拉（Kimpara）等人（2011）基于对 12 项研究的回顾，报告了该交互作用具有中等效应量（d=0.55）。虽然上述两个交互作用的效应量都很大，但这其中仍存在一些基本问题。

1. 原始研究是如何评估交互作用的；
2. 元分析是如何对这些交互作用进行编码的。

这些结果对于验证情境模型并不重要，但有一点很明确，那就是当事人的人格特征或人口学特征与治疗特征交互作用的想法很有趣。此外，尽管博伊特勒的元分析提供的证据存在瑕疵，但它与医学模型重点关注当事人的心理缺陷而非人格特征并不一致。据此，我们可以设想出一种认知疗法，它同样以认知功能紊乱为理论基础，但是治疗师可以用指导性程度较低的方式去实施治疗，以便适应特定类型的患者。

遵循度与胜任力

前述各个章节均已表明，遵循度和胜任力是医学模型用以解释临床试验结果的辅助。要想对某一疗法的有效性做出正确的结论，据称能够治疗特定障碍的特定成分就必须由治疗师按照治疗方案（即遵循度）熟练地（即胜任力）提供给当事人。总的来说，这两方面被称为治疗的完整性或保真度。正如我们刚才讨论的，许多临床试验都因为治疗的完整性问题（主要是基于遵循度）而备受抨击，无论其是否发现不同疗法之间存在差异。这也导致现在的心理治疗临床试验必须评估并报告遵循度和胜任力。

理论思考

第 2 章谈到，遵循度是指"治疗师使用干预手册所规定的干预和方法以及避免使用手册所禁止的干预方法的程度"（Waltz, Addis, Koerner, & Jacobson, 1993, p. 620）。虽然医学模型要求治疗师要遵循治疗方案，并预测遵循度是治疗生效的必要条件，情境模型也要求治疗师为当事人提供与治疗原理相一致的治疗成分。但很显然，情境模型对治疗成分的看法没有那么武断，也能够接受折中主义，只要某治疗具备说服力、连贯一致，且治疗原理是以心理学理论为基础。著名的共同要素方法拥护者索尔·加菲尔德（1992）在讨论一项针对折中主义治疗师的调查结果时，描述了遵循度在情境模型中的角色：

> 这些折中主义治疗师往往强调，他们使用了他们认为最适合当事人的理论或方法。其实，我们应该根据当事人的问题选择治疗程序，而不是试图使当事人遵循某种特定的治疗形式。所以，折中疗法允许治疗师使用各种技术，这在大多数方面和我的观点类似……这种方法旗帜鲜明地反对"使用心理治疗手册来培训治疗师，让他们严格遵循某种特定的治疗形式，以保证被评估的心理治疗的完整性"这一做法。

（p. 172）

因此，情境模型不要求治疗师遵循治疗手册，也不认为遵循度与治疗效果有关。但是采取情境模型的视角的治疗师在治疗中必须要有令人信服的治疗原理，并且治疗行动与原理一致。设想一下，治疗师正面对一位患有创伤后应激障碍的当事人，这位当事人没有心理学头脑，但他以科学的视角来看待世界，并将治疗师视为给自己提供治疗的医生。治疗师虽然有许多方法可以选择，但他认为延时暴露（Foa, Hembree, & Rothbaum, 2007）更容易被该当事人接受，并且接下来以符合延时暴露基本原理的方式为该患者提供治疗。这位支持情境模型的治疗师的观点是，治疗效果取决于许多与福阿等人手册中的暴露无关的因素。① 所以，尽管该治疗师并不在意治疗过程是否严格遵循了治疗手册，但治疗大体与治疗方案一致。因此，情境模型认为治疗要保持一致性和连贯性，但治疗师无须在技术上遵循治疗方案。

华尔兹等人（1993）认为，胜任力是指"进行治疗的技能水平，其中技能是治疗师综合考量治疗情境，并恰如其分地回应这些情境变量的程度"。该定义强调提供特定成分的技能，而非治疗师的一般胜任力：

> 从这个定义来看，胜任力以遵循度为前提，但能做到遵循并不意味着具备胜任力。此定义已经抛弃了一般治疗胜任力的概念，转而关注治疗师执行某种既定治疗的胜任力……我们认为，胜任力的概念应该来源于治疗手册及其详细指明的改变理论。

以医学模型的观点来看，胜任力包括熟练地提供既定治疗的特定成分。但情境模型预测，具备胜任力的治疗师富有人际技能，能够与不同类型的当事人合作，能够表达共情，并且能够有效地让当事人投入到治疗行动中。这两种观点的共同之处是，都强调治疗师解释治疗的基本原理的技能。②

---

① 例如，有证据表明延时暴露中的暴露时间与效果无关，患者对会谈中刺激的习惯化可能也不是治疗成功的必要条件（van Minnen & Foa, 2006）。同样，还有证据表明，治疗同盟中未被处理的破裂能够预测延时暴露治疗的消极效果（McLaughlin, Keller, Feeny, Youngstrom, & Zoellner, 2014）。

② 这种区分可能将干预进一步细分，如动机访谈中治疗师的共情是该疗法的核心特定成分（Moyers & Miller, 2013）。

需要注意的是，遵循度和胜任力通常被视为治疗师的个人特征——治疗师能否充分地遵循并娴熟地执行治疗方案。直到现在，当事人对治疗师遵循度和胜任力的评估的影响依然被忽视，这就是我们接下来要讨论的问题。

遵循度与胜任力的证据

如上文所述，临床试验通常需要评估并报告遵循度和胜任力。有些研究指出，遵循度和胜任力与治疗效果相关。韦布（Webb）、德鲁贝伊斯和巴伯（2010）对这些研究进行了元分析，基于28项研究的分析结果发现，遵循度与治疗效果之间的合并相关系数很小且不显著（$r=0.02$, 95% $CI=[-0.07, 0.10]$）；基于16项研究的分析结果发现，胜任力与治疗效果之间的合并相关系数也很小且不显著（$r=0.07$, 95% $CI=[-0.07, 0.20]$）。显然，这些结果与医学模型的预测相悖，而医学模型的拥护者却如此坚定地推崇遵循度作为辅助，这不得不让人心生质疑（Beck & Bhar, 2009; Bhar & Beck, 2009; Clark, Fairburn, & Wessely, 2008; Perepletchikova, 2009）。

但是，我们不能贸然将上述很小且不显著的效应量，作为心理治疗中遵循度和胜任力重要性的真实反映，我们还应考虑到该元分析的局限。首先，纳入元分析的研究样本量都非常小。其次，这些研究的效应并不同质，故其中存在需要被解释但未被解释的变异。对此，韦布等人（2010）通过检验几个调节变量做了进一步解释。当然，疗法可能是一个重要的调节变量——遵循度可能在有聚焦点的治疗中（如认知行为疗法）比在非结构化治疗中（如心理动力疗法）更为重要。但是，疗法对遵循度或胜任力都没有调节作用。这些问题似乎直指"胜任力-治疗效果的相关大小在不同治疗之间存在微小的差异"，因为胜任力似乎对抑郁症的治疗更为重要（抑郁症治疗 $r=0.28$）。再者，控制遵循度和症状之间的关系（即控制早期症状的改善，参阅第7章从同盟的角度讨论此问题）并不影响该效应量的大小。而当我们考察这项元分析的原始研究时发现，尽管研究者在治疗过程的不同时间点测量了遵循度和胜任力，有时用早期、中期或晚期的观测值来代表，有时用不同时间点的平均值来代表，但是他们并未考察由测量时间点不同而造成的影响。最后，这些研究严格控制了同盟后发现，胜任力与治疗效果之间的相关更小，但该结果并未在组内比较中得到验证。

韦布等人（2010）的元分析有一个令人惊讶的发现——胜任力与治疗效果无关。此结果会动摇人们对"什么是胜任力"的信心，因为许多人都认为"胜任"意味着取得卓越的治疗效果（Tracey, Wampold, Lichtenberg, & Goodyear, 2014），并就此问题展开讨论。考察胜任力是如何被定义和测量的，能够帮助我们澄清这一点。先来回想一下，华尔兹等人（1993）用特定治疗来界定胜任力，指治疗师实施特定治疗的能力，而不是治疗师在一般情况下有多胜任。大多数胜任力评定量表使用了特定治疗（therapy-specific）的概念，并由特定治疗的专家评定。韦布等人的大部分研究也使用特定治疗来定义胜任力。因此，他们的研究结果可以如此解释：某种特定治疗的胜任力与治疗效果无关。再回想一下第7章提到的，又会发现治疗师在特定"共同要素"上的胜任力的确与治疗效果相关，如与不同类型的患者建立同盟或者具有高水平的助长性人际技能。最后还有一点令人不安，那就是专家评定的治疗师的胜任力与治疗效果无关。

人们对同盟-治疗效果相关性（参阅第7章）的担忧，同样也适用于遵循度和胜任力与治疗效果之间的相关性。最突出的问题之一，就是遵循度和胜任力是治疗师个人特征这一假设（Baldwin & Imel, 2013）。华尔兹等人（1993）在严格界定遵循度和胜任力时意识到，包括当事人个人特征和治疗过程中发生的事情在内的治疗情境非常重要："在当事人喜爱他们的治疗师并且在治疗中有较大改善时，治疗师就容易看起来很胜任"。韦布等人（2010）的元分析只评估了遵循度和胜任力与治疗效果之间的总体相关性，而忽视了治疗师或当事人各自的影响。正如第7章对同盟的讨论，要想将患者和治疗师的效应分解出来，至少需要在治疗师和患者两个水平上进行复杂的统计分析。一些研究发现，患者会影响遵循度和胜任力的评定（Barber et al., 2006; Imel, Baer, Martino, Ball, & Carroll, 2011）。事实上，困难的患者，无论是因其最初的严重性、共病，还是人格，都会让治疗师看起来不那么"胜任"，因此，他们治疗的效果也比较差。但是，此时胜任力与治疗之间的相关实际上是由患者而非治疗师引起的。

一项典型研究尝试分解了治疗师和患者分别对遵循度、胜任力与治疗效果相关性的贡献度。博斯韦尔（Boswell）等人（2013）通过多位点随机对照实验，考察了276

位惊恐障碍患者从 21 位治疗师处接受认知行为疗法的过程与效果，并在治疗过程中评估了治疗师的遵循度和胜任力，以及患者的症状，由此建立了三水平模型：治疗过程的观测数据嵌套于患者，患者嵌套于治疗师（即水平 1：患者的观测数据；水平 2：咨询师的不同患者的观测数据；水平 3：治疗师）。博斯韦尔等人没有考察治疗结束时的效果，而是检验了治疗师在某次特定会谈中的遵循度和胜任力与患者在下次会谈中报告的症状之间的关系，结果与韦布等人的发现一致，遵循度与之后的症状水平之间的总体相关并不显著（ $r = 0.08$, 95% $CI=$ [-0.02,0.07]），而胜任力与之后的症状水平之间存在弱相关，且达到了显著性水平（ $r=0.15$, 95% $CI=$ [0.05,0.25]）。

至此，结果变得更加复杂了，但这些总相关性已被阐明。无论是在治疗师之间还是在治疗师内，对遵循度和胜任力的评估都存在显著变异，这与以往的研究一致。也就是说，一些治疗师的遵循度更高，他们的胜任力也被评定为比其他治疗师更高；同样，治疗师在为一些患者提供治疗时的遵循度和胜任力，似乎都比为另一些患者提供治疗时更高。意外的是，治疗师遵循度和胜任力水平在治疗过程中逐渐下降。从患者特征来看，在治疗开始时，患者的特质性人际攻击水平与治疗师的遵循度和胜任力水平相关，即患者的特质性攻击水平越高，治疗师的遵循度与胜任力水平就越低。特质性攻击解释了同一治疗师在遵循度上的多数变异和在胜任力上的部分变异。在对遵循度和胜任力与治疗效果之间的相关性进行分解时，无论是在不同治疗师之间还是在同一治疗师的不同患者之间，对遵循度和胜任力的评价都与患者恐惧症状的严重程度无关。"这说明就算使用最近端^①的指标，并且在多层模型中考虑变异因素，遵循度和胜任力两者与治疗效果之间的相关性也相当微弱"（ Boswell et al., 2013, pp. 449-450 ）。我们再回到"胜任力和治疗效果之间相关显著"这一结果，当这种相关性在不同治疗师之间和同一治疗师之内进行分解后，我们会发现不同治疗师之间的胜任力与治疗效果呈负相关（回归系数 =-0.17），这意味着被认为更具胜任力的治疗师，其治疗效果反而更差，虽然回归系数并不显著。相反，同一治疗师在不同患者之间的胜任力与治疗效

---

① 此处"最近端的指标"是指以"恐惧症状的严重程度"作为衡量治疗效果的指标。对于惊恐障碍患者来说，它是判断治疗是否起效的一个最直接的指标；与此相对，远端指标可能涉及一些非目标变量，如生活质量的提升等。——译者注

果呈正相关（回归系数 =0.76）。虽然该系数在统计学上也不显著，但这确实表明，相较于不同治疗师之间的胜任力变异，同一治疗师在不同患者之间的胜任力变异对胜任力和治疗效果之间的相关性贡献更大。[①]

综上所述，博斯韦尔等人的研究结果及韦布等人（Webb et al., 2010）"遵循度和胜任力对治疗效果零影响"的发现，都突显出在一个持续的双方互动中，确立治疗师行动对当事人效果的影响有多么复杂。为了理清遵循度和治疗效果的关系，鲍德温和艾梅尔（2013）建构了一个患者和治疗师之间可能存在的层级关系图（如图 8-1 所示）。鲍德温和艾梅尔（2013）对该问题进行了详细讨论，我们在此需要强调几个非常重要的问题。第一，遵循度与治疗效果的关系取决于患者，即图 8-1 中的第一列和第三列，这与情境模型的假设基本一致。而医学模型假设治疗师对治疗模型的遵循度越高，治疗的效果就应该越好，即图 8-1 中的第一行，但同一治疗师在不同患者之间的胜任力与治疗效果的关系如何就不得而知了。第二，博斯韦尔等人的发现基本符合"好的患者"板块，观察到的遵循度与治疗效果之间的关系取决于患者，而非遵循度本身的效力（即治疗师的遵循度越高，治疗效果不一定越好）。第三，正如韦布等人所指出的，遵循度和治疗效果之间的负相关也可能源于患者，如"治疗师的坚持性"板块。具体来说，医学模型预测治疗师可能会因患者正处于痛苦的挣扎之中且渴望得到改善而使用更具体的干预（即遵循度更高）。从根本上说，治疗师正试图为患者提供强度更大的治疗。在这里，遵循度较高的治疗师对患者的治疗效果也更好，但同一位治疗师在治疗不同的患者时，遵循度越高反而治疗效果越差。虽然目前尚未找到任何证据可以证明上述结果，但有一点很清楚，那就是探究遵循度与治疗效果之间的真实关系，需要复杂的建模和更庞大的样本量。只是，对人类行为进行编码的工作强度实在太大且过于繁杂，我们目前尚无法得到那么大规模的样本（Atkins, Steyvers, Imel, & Smyth, under review; Imel, Steyvers, & Atkins, 2015）。

---

① 尽管这种差异，即情境效应很容易检验，但作者并没有检验这两个系数之间的差异（参阅 Snijders & Bosker, 1999）。

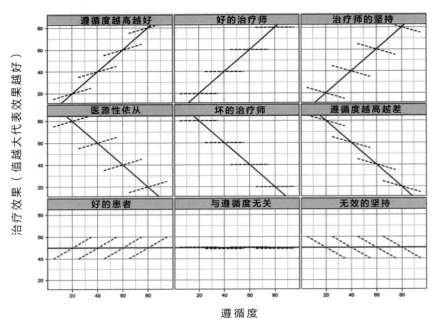

图 8-1　遵循度与治疗效果的可能关系

注：实线表示治疗师水平的关系（即不同治疗师之间的遵循度水平与治疗效果的关系），虚线表示患者水平的关系（即同一治疗师在不同患者之间的遵循度水平与治疗效果的联系）；引自 S. A. Baldwin & Z. E. Imel, Therapist effects: Findings and methods, 2013, in M. J. Lambert（Ed.）, *Bergin and Garfield's handbook of psychotherapy and behavior change*, 6th ed., p. 288. 版权归属 2013, Wiley。

结论：遵循度与胜任力

医学模型预测，遵循度和胜任力与更好的心理治疗效果相关。事实上，这两个变量尤其是遵循度，构成了医学模型的核心辅助，是解释临床试验结果所必需的。很可能如果治疗师没有严格按照治疗方案规定的程序实施治疗，研究者就不能对该治疗的效果下结论。不过，证据似乎表明，在临床试验中观测的遵循度和胜任力与治疗效果并无关联，这让我们对遵循度和胜任力在心理治疗中有效性的猜想产生了怀疑。

考虑到同盟是情境模型的一个核心结构，将同盟的证据与遵循度和胜任力的证据进行比较可能会对我们大有帮助（参阅第 7 章）。在众多研究中，同盟与治疗效果稳健相关。将患者和治疗师对同盟的贡献进行分解后发现，只有治疗师对同盟的贡献能够预测治疗效果。换言之，相对于其他治疗师，那些能够与患者更好地形成同盟的治疗师会取得更好的治疗效果。大多数对同盟的有效性造成威胁的结果已得到深入探究，迄今为止，同盟经受了最严峻的考验，最终得以幸存，并成为影响心理治疗效果的重要因素。但是，遵循度和胜任力与治疗效果的相关并不稳定，一项综合的元分析并未发现遵循度和胜任力[1]与治疗效果的关联。博斯韦尔等人（2013）的研究发现，胜任力与治疗效果之间相关微弱但显著，而这似乎源于患者对胜任力评估的贡献。换言之，那些胜任力得分通常较高的治疗师并没有取得更好的治疗效果。我们在第 7 章呈现的一些证据表明，真正让治疗师更加胜任（即治疗效果更好）的因素正是情境模型的核心要素，比如形成强有力的同盟、使用助长性人际技能等。

此外，还有很多资料可供我们对遵循度和胜任力深入思考。博斯韦尔等人（2013）发现，"在遵循度和胜任力导致的所有变异中，超过一半的变异可以在单次会谈这一水平得到解释，这说明治疗的保真度是由情境造成的"。这对于医学模型的拥护者来说，是一个必须解决的问题，同时也强调了治疗师需要"持续性督导或案例会商以确保可持续发展"（Boswell et al., p. 451）。如果以可靠的遵循度和胜任力得分作为最终目标，那么该结论还可以理解。但如果遵循度和胜任力确实不是取得更好治疗效果的重要因素，那为什么还要用这些干预措施（即督导和案例会商）来让与治疗效果无关的变量达到"满意"水平呢？这实在令人费解。有趣的是，研究者发现能够预测治疗效果的实际上是遵循度得分在不同会谈之间的变异。也就是说，能够在每次会谈中灵活调整遵循度的治疗师可以取得更好的治疗效果（Owen & Hilsenroth, 2014）。博斯韦尔认为他们的研究结果支持了这一观点："这种相互影响的实例使用复杂的方法，为反应性（responsiveness）[2]假设提供了统计学支持，尽管这一支持还不够直接（Stiles et al.,

---

① 原文为"同盟"（alliance），从前述和后续内容，以及文中提到的原始研究推测，此处是作者笔误，应该为"胜任力"（competence）。

② 斯泰尔斯等人在 1998 年发表的一篇论文中指出："包括心理治疗在内的人类互动是系统性反应，治疗师和当事人的行为受到新情境（包括对彼此特征和行为的感知）的影响，反馈和相互影响无时无刻不在发生。因此，'心理治疗变量之间存在线性关系'可能并不可信。'回应性'有助于说明当事人特征、治疗师特征和过程变量在心理治疗中的重要性，即便它们可能与治疗效果之间不存在线性关系。目前，研究者对回应性的研究以质性方法为主，难以进行量化研究"。故此处说，博斯韦尔等人的研究为回应性假设提供了统计学支持。——译者注

1998)"。

本书第 1 版还回顾了一篇时间更久远的文献，认为对治疗方案的遵循度很高可能会产生不利的结果（Castonguay, Goldfried, Wiser, Raue, & Hayes, 1996; Henry, Schacht, Strupp, Butler, & Binder, 1993; Henry, Strupp, Butler, Schacht, & Binder, 1993 ）。我们来看其中一个研究，其问题在于将遵循度视为必须实现的目标。卡斯顿圭等人（1996）将遵循度界定为治疗师对抑郁症患者认知歪曲（称为"内省结果"）的关注度，比较了工作同盟和情绪体验两个共同要素对遵循度的相对预测能力。这项研究的四位治疗师均接受了 6 至 14 个月的培训，然后为 30 名患有抑郁症的当事人提供认知疗法，并在整个研究过程中接受督导。研究者在治疗前期评估了三个预测变量（即工作同盟、体验和内省结果），然后考察其与治疗中期和治疗后的效果评分之间的相关，并控制了每个变量的治疗前评分。总的来说，这两个共同要素与治疗效果显著相关，与预期相同；但是治疗师对内省结果（即作为一种特定成分）的关注与抑郁症状呈正相关。也就是说，治疗师越关注当事人的认知歪曲，当事人的抑郁症状水平就越高。而后者的关系似乎可以用工作同盟来解释，因为当我们将工作同盟得分纳入时，认知歪曲与抑郁症状之间的相关就消失了。对低同盟水平与高内省结果的代表性案例的描述性分析，可以得出如下结论：

> 虽然治疗师直接处理了同盟问题，但是他们没有探究这些问题的潜在来源，反而试图通过增加对认知治疗模型的遵循度，来解决同盟出现的问题。……例如，因为当事人在治疗原理及相关任务方面与治疗师的分歧越来越多，一些治疗师试图通过说服当事人接受认知疗法的合理性和有效性，来处理同盟中存在的张力。

因此，当事人出现对治疗的阻抗（即目标和任务的一致性很低）时，倘若治疗师仍然试图提高对治疗方案的遵循度并说服当事人顺从，必然会适得其反。这表明遵循度和治疗效果之间可能存在曲线相关，遵循度太高或太低都是有害的。事实上，如第 7 章所述，巴伯等人（2006）发现同盟水平较高时，遵循度与治疗效果无关，但当同盟水平较低时，中等水平的遵循度能够使治疗效果最好，这一结论为情境模型的猜想提供了证据支持。

中介变量与改变机制

研究设计问题

最近，心理治疗研究领域的著名学者艾伦·柯斯丁阐明了我们应该如何理解心理治疗何以起效的核心逻辑：

> 一项随机对照实验表明，相比于无治疗，心理治疗可以引起治疗性改变。据此，我们可以说治疗引起了改变，这是科学研究经常使用的逻辑。但是，这个证据只能说明治疗引起了改变，并不能说明为什么治疗引起了改变，也不能说明改变是如何发生的。

> 引自 Kazdin, 2009, p. 419; 也见 Kazdin, 2007

柯斯丁定义了原因、中介变量和机制，以区分我们理解心理治疗的不同方式（如表 8-2 所示）。

表 8-2　　　　　　　　　　中介变量与改变机制

概念	定义
原因	一个引起并为治疗效果或改变负责的变量或干预
中介变量	一个可以在统计上解释自变量和因变量之间关系的中间变量，但未必能解释变化发生的过程。此外，中介变量可能是一个或多个变量的代表性指标，或是一个总体的概念，不一定为了解释改变机制。中介变量可以指向可能的机制，但它本身未必是机制
机制	效应的基础（即可以解释改变的过程或事件；改变发生的原因或改变产生的方式）

注：引自 Understanding how and why psychotherapy leads to change, by A. E. Kazdin, 2009, *Psychotherapy Research,* 19（4-5），p. 419. 版权归属 The Australian and New Zealand Association of Psychology and Law，许可使用，Taylor & Francis Ltd, www.tandfonline.com on behalf of The Australian and New Zealand Association of Psychology and Law。

接着，他又描述了确立中介变量和改变机制需要的证据（如表 8-3 所示）。显然，这些要求是非常严格的。因此，正如柯斯丁和其他人（如约翰松和霍格兰德）所言（Johansson & Høglend, 2007），尽管心理治疗的过程研究历经了数十年，建立改变的中介变量和改变机制的证据还是非常少。

表 8-3 证明中介变量与改变机制的要求

证据	定义
强关联	证明心理治疗性干预 A 和假设的中介变量 B 之间，以及假设的中介变量 B 和治疗性改变 C 之间有强关联。关系的强弱可以用效应量或方差的占比来衡量，但在统计方面通常可以用中介分析来说明 A 和 C 之间的关系取决于 B
特异性	证明干预、假设的中介变量及治疗效果之间关系的特异性。理论上，许多看上去合理的构念并不能解释治疗性改变，但是单单假设的中介变量这一概念可以解释
一致性	不同研究、样本和条件下的重复性结果（即关系一致）有助于推导出中介变量。如果出现关系不一致的情况，可以有两种理解：一是关系不一致并不能证明假设的改变机制不成立，可能是不同研究对调节变量的操作化不同造成了关系不一致；二是关系不一致确实证明假设的改变机制不成立，没能驳斥其他重要概念对疗法与效果关系的解释。跨研究一致性可以极大地帮助我们判断是否应该纳入某个中介变量
实验操作	直接操纵某个假设的中介变量，观察对结果 C 的影响
时序性	揭示假设的中介变量与结果时间线或发生顺序（即中介变量的改变处于结果发生之前）
梯度	逐渐增加剂量或逐步增强假设的中介变量的"活性"，结果变量随之改变，可以确定特定的中介变量。没有发生剂量反应（例如定量的或全一无的梯度）或存在非线性关系都不能拒斥中介变量，但会增加对其推断的难度
可信度或连贯性	一个可信、连贯且合理的过程来准确解释该构念是什么，是如何导致改变的。过程中的每一步（从构念到改变）可以被直接检验

注：引自 Understanding how and why psychotherapy leads to change, A. E. Kazdin, 2009, *Psychotherapy Research,* 19（4-5），p. 420. 版权归属 The Australian and New Zealand Association of Psychology and Law，许可使用，Taylor & Francis Ltd, www.tandfonline.com on behalf of The Australian and New Zealand Association of Psychology and Law。

　　为了说明建立改变机制的复杂性，我们以认知疗法治疗抑郁症为例。图 8-2 呈现了认知疗法改变机制的假设和五个备择假设。假定的改变过程是认知疗法能改变认知，进而缓解抑郁。

- 第一种备择假设是，认知疗法不影响认知，但通过其他方式缓解抑郁。
- 第二种备择假设是，认知疗法确实可以影响认知，但认知改变并不会缓解抑郁，认知疗法是通过另一种机制起效的。
- 第三种备择假设是，其他不以改变认知为目的的疗法确实会改变认知，进而缓解抑郁。

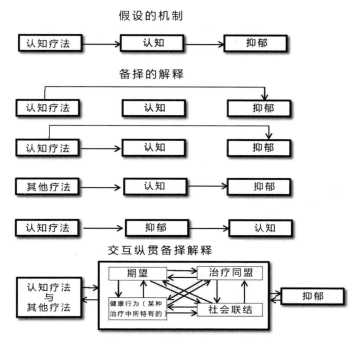

图 8-2　认知疗法治疗抑郁症的可能改变机制

- 第四种备择假设是，认知疗法是一种缓解抑郁的有效干预方式，它先改变了抑郁症状，近而导致了认知改变。
- 第五种备择假设源自情境模型。

柯斯丁（2007, 2009）指出，建立中介机制的其中两个标准是特异性和时序性。除交互模型外，所有模型都只考虑一个或一类中介变量（此处为认知），并将其视为静止不变的，因为它们是在一个或几个时间点测得的，并且因果关系也是单向的。如我们所见，患者的个人特征和投入，以及治疗过程都影响着治疗方式，许多特殊和共同要素在治疗过程中相互作用，症状的发展也影响着各种治疗过程。每种（有效的）治疗都有一系列治疗性元素。成功的治疗涉及患者投入到治疗活动并从中获益，所以在大多数情况下，某个既定治疗中所谓的中介构念往往表现得与假设一致，因而所有的治疗都会通过此假设的机制起效。柯斯丁认为，对中介机制真正有效的检验是，同一项研究中的两种疗法都能通过各自假设的中介变量起效，而不能通过另一疗法的中介变量起效。当然，对交互纵向模型（reciprocal longitudinal model）的检验需要复杂的方法（如纵向多层模型），这些方法是切实可行的，目前也开始纳入使用。但是，接下来我们会看到，中介变量和改变机制的证据尚未整合到一起进行研究。

中介变量与改变机制的证据

认知疗法

对中介变量和改变机制证据的讨论主要集中在认知行为疗法治疗抑郁症以及认知行为疗法治疗各种障碍的研究。围绕这个焦点进行讨论的主要原因是，这一类研究历史悠久且持续不断。显然，认知疗法是治疗抑郁症的有效疗法（参阅第4章和第5章），也是有史以来经过最多验证的心理治疗。为了证明这些治疗获益的中介变量是认知改变，既需要证据支持这个中介模型，也需要证据表明治疗获益并非来自图8-2中的任何一个备择模型。

第一种需要排除的备择假设是，认知疗法并不能改变认知。也就是说，认知疗法没有改变认知，而是通过其他机制缓解了抑郁。这个备择假设早早就被黄天宝（Tian Po Oei）和弗里（Free）（1995）的元分析排除掉了。该元分析回顾了43项抑郁症治疗的研究，涉及多种疗法，且所有研究都测量了认知风格，其中最常用的认知测量工具是功能紊乱性态度量表（Dysfunctional Attitude Scale）和自动化思维问卷（Automatic Thoughts Questionnaire）。这两种测量工具可以用来评估认知疗法中理论上需要改变的认知。结果发现，认知改变与认知疗法存在相关，从而巩固了认知疗法的特异性。毫无疑问，认知疗法、认知和抑郁是相互关联的，现在的问题是理解这些相互关系的本质。

第二种需要排除的备择假设是，认知改变是认知行为疗法独有的，或者说认知改变是旨在改变认知的疗法所特有的。黄天宝和弗里（1995）的元分析也检验了非认知疗法与认知改变的关系，结果发现认知疗法和其他疗法在对认知的影响方面并没有显著差异。此外，他们还发现，药物治疗导致的认知改变与这两类心理治疗相当。但是，后一个结论受到了考察认知行为疗法和抗抑郁药物治疗抑郁症的神经通路研究的挑战

（DeRubeis, Siegle, & Hollon, 2008）。总之，目前的证据还不足以确定，在治疗抑郁症时，认知行为疗法和其他认知疗法具有改变认知的独特作用。

对认知疗法治疗抑郁症的特异性的另一个挑战，来自本章开头部分讨论的雅各布森等人（1996）的成分研究。该研究强有力地证明了认知干预并非认知改变的必要条件。让我们回忆一下该研究中的三种干预：

1. 行为激活；
2. 行为激活 + 与自动思维相关的应对技能；
3. 完整的认知疗法，包括行为激活、应对技能以及识别和矫正功能紊乱的核心图式。

行为激活不包含认知成分，而后两者则包含认知成分，只有完整的认知疗法旨在改变功能紊乱的核心图式。

结果与预测相反，同另外两种认知干预一样，行为激活也改变了负性思维和功能紊乱的归因风格。总的来说，这三种治疗效果相同。这让人们有理由相信，专门设计用来改变认知的成分并不是改变认知和缓解抑郁所必需的。

另一种备择假设是，认知疗法是一种治疗抑郁的有效方法，但认知改变是抑郁缓解的结果，而非原因（见图 8-2）。在本书的第 1 版中，我们引用了伊拉迪（Ilardi）和克雷格黑德（Craighead）（1994）的文章，他们在文章中指出："认知行为疗法中大部分的症状改善发生在治疗的前三周，而假设的认知改变机制不太能够解释认知行为疗法中的早期改善，因为为了缓解抑郁思维而专门设计的特殊技术在前几次会谈后才会正式引入。"但是，此结论受到了托尼·唐（Tony Tang）和德鲁贝伊斯（1999）的挑战。他们指出，伊拉迪和克雷格黑德回顾的许多研究在治疗早期每周有两次会谈，而认知干预可能发生在抑郁改变之前。同样，德鲁贝伊斯及其同事（DeRubeis & Feeley, 1990; Feeley, DeRubeis, & Gelfand, 1999）做了两项严谨的研究，发现抑郁的改变发生在治疗师开始处理核心问题之后，而这正是认知疗法的特殊之处。后来，斯特伦克（Strunk）、库珀（Cooper）、瑞安（Ryan）、德鲁贝伊斯和霍伦（2012）发现，抑郁症患者在认知行为疗法中学到的认知技能与抑郁的复发率存在相关关系。具体而言，对从认知行为疗法中获益的患者来说，获得认知应对策略以及在会谈中使用认知技能，与一年后更低的复发率相关，甚至在考虑了患者治疗结束的症状水平和随着治疗过程的症状改变之后，结果也是如此。这个结果非常有启发性，因为它表明随治疗过程而习得的特殊技能，对于维持从心理治疗中的获益非常重要。这也许可以解释贝尔等人（2013）提出的"休眠"效应。"休眠"效应指的是某个治疗成分在治疗期间尚未发生作用，但在治疗结束时到追踪期间，其效应逐渐增强（Flückiger et al.）。

这里讨论的最后一个备择假设是，多种疗法都能影响一个交互系统，进而影响抑郁症状。交互系统对认知疗法的效果有许多解释。其中一个解释是弗里和黄天宝（1989）提出的，认为认知疗法会引发适应性的认知风格，进而影响大脑中儿茶酚胺的平衡，而药物治疗也可以恢复儿茶酚胺的平衡，从而改变适应不良的认知。伊拉迪和克雷格黑德（1994）根据他们对认知疗法改变时机的综述，认为认知疗法（以及其他疗法）之所以可以快速改变抑郁是因为当事人的重新振作：

> 在认知行为疗法（或任何其他疗法）中，非特殊过程可能在治疗早期就起到了突出的中介作用，而不是在治疗中后期才出现。正如弗兰克所观察到的，"许多患者在治疗中改善迅速，间接支持了'非特殊过程在临床改善中起到中介作用'这一假设，表明他们的改善是由于治疗情境本身安慰人心的方面，而非特殊的治疗程序。"

> 引自 Ilardi & Craighead, 1994, p. 140

根据伊拉迪和克雷格黑德的说法，那些在治疗早期就能重新振作的当事人，能够成功应用认知行为疗法教授的认知技术，从而康复。另一个交互过程可能涉及行为激活，正如雅各布森等人（1996）的发现——认知行为疗法的行为激活成分足以引起抑郁的改变。

交互系统的最后一个解释是，多种融合在一起的原因因素中的一个引起了改善。霍伦、德鲁贝伊斯和埃文斯（Evans）（1987）在讨论贝克对认知行为疗法中的认知的观点时，阐释了一个融合模型以及该模型的内在逻辑问题：

> 贝克是否认可一个基于各成分互为因果的交互模型，尚不清楚。他可能支持认知过程和抑郁之间的相关关系，或者支持认知过程与生理过程之间的相关关系，

或者支持抑郁与生理过程之间的相关关系。在最近一部专著中，贝克（1984b）认为："思考没有引起神经化学的变化，而神经化学的变化也不会引起思考。神经化学变化和认知变化是从不同视角对同一个过程的考察"。贝克虽然支持这些过程间的同一性，但看起来他也排除了其中有中介的因果关系。他还认为："治疗师以言语和非言语的方式提供认知疗法，产生了认知-神经化学变化"（Beck, 1984b, p. 118）……在这样一个模型中，抑郁的任何改变，无论是如何引起的，总是和某些认知过程的改变因素相关……贝克修订后的这个一元模型，可能否认了治疗成分相互独立的假设，排除了任何有中介的因果关系，因为贝克认为这些成分不过是从不同角度描述同一现象而已（A. T. Beck, March 27, 1986）。

交互纵向模型对特异性影响深刻。因为这个模型意味着任何疗法中改变的原因机制都是相同的。也就是说，任何有效的治疗事实上都会影响到与抑郁相关的各种成分所构成的一元系统。那么，就不大可能出现不同疗法对当事人有不同影响的情况。比如，认知疗法与人本主义疗法对抑郁症患者的影响就是相同的。采纳一个交互模型，就是从根本上宣称特异性是模糊不清的。

我们在这里要讨论的最后一项研究十分复杂，它检验了认知行为疗法治疗焦虑与抑郁的四个中介模型。在自然设置中，伯恩斯（Burns）和斯潘格勒（Spangler）（2001）用接受了 12 周认知行为疗法治疗的 521 名患者的样本作为证据，比较了四个竞争的中介模型：

1. 功能紊乱的态度（dysfunctional attitudes, DAs）的改变导致了治疗过程中抑郁和焦虑的改变（认知中介假说）；
2. 抑郁和 / 或焦虑的改变导致了功能紊乱的态度的改变（情绪激活假说）；
3. 功能紊乱的态度和负性情绪互为因果效应（循环因果关系假说）；
4. 功能紊乱的态度与情绪没有因果关系，而是有第三个变量同时影响功能紊乱的态度、抑郁和焦虑（"共同原因"假说）。

与其他研究一致，功能紊乱的态度与焦虑和抑郁相关，治疗过程中功能紊乱的态度的改变也与抑郁和焦虑的改变相关。在确定测量模型的适切性后，用纵向结构方程模型来比较四种假设的中介模型。结果发现，数据并不支持前三个模型，但与共同原因模型匹配良好："总的来说，数据与'在两个时间点上，某未知变量或一系列未知变量都是功能紊乱的态度、抑郁和焦虑的原因'的假设一致……当控制了共同原因后，两个功能紊乱的态度量表的得分与抑郁、焦虑在两个时间点上都不再相关。"作者给出了以下结论：

> 这些发现难以与贝克（Beck, 1983; Beck et al., 1979）的认知中介假说及一些研究者（Haaga et al., 1991; Persons, 1993; Teasdale, 1983）提出的情绪激活假说相协调。最后，本研究也没有支持蒂斯代尔（Teasdale）的循环因果关系假说……这些发现与那些不再强调认知行为疗法的认知中介作用、转而提出一个同步激活模型的理论家们的观点一致。

> 引自 Beck, 1984, 1996, pp. 359–360

后来，朗莫尔（Longmore）和沃雷尔（Worrell）（2007）回顾了认知行为疗法中认知中介的证据，他们最终得出的结论是，并没有充分的证据表明挑战当事人的想法是认知行为疗法起效的原因（Kazdin, 2007; Kazdin, 2009）。毫无意外，这个结果受到了许多认知行为疗法特异性的倡导者的挑战（Hofmann, 2008），当然也有对这些挑战的反驳（Worrell & Longmore, 2008）。暂且不论霍夫曼对朗莫尔和沃雷尔的批评是否合理，他并没有提供可以与之抗衡的证据，用以支持认知改变是认知行为疗法的中介变量。直至现在，关于认知行为疗法之改变机制证据的讨论仍在继续。此刻，最稳妥的结论是，"认知改变在认知行为疗法与效果之间起中介作用"这一点，尚未得到来自中介作用研究的充分证据的支持。

中介作用的证据：来自两种疗法的对比研究

如上文所述，中介机制存在的必要条件之一是特异性，即构念 X 应该在疗法 A 和效果之间起中介作用，而构念 Y 应该在疗法 B 和效果之间起中介作用。不仅如此，厘清中介机制还需使用纵向模型来评估中介变量和症状的时序关系（Kazdin, 2007, 2009）。至今，已经有越来越多的研究设计包含了这些特征。尽管这些研究的数量（包括重复研究）还不足以得出确定结论，但对这三项研究的回顾仍有一定的指导意义。

认知疗法特异性的确立取决于这样的发现：认知疗法影响中介构念 A，另一个疗法影响其假设的中介构念 B，这两个构念应该不同。美国心理健康研究所抑郁症治疗合作研究项目对比了认知行为疗法、人际关系疗法、药物治疗（即丙咪嗪等抗抑郁药物治疗）和临床管理，用测量工具来评估假设的因果机制，结果参阅因贝尔（Imber）等人刊发于 1990 年的文章。正如本章所讨论的，抑郁症的认知疗法是以改变认知歪曲为基础。美国心理健康研究所抑郁症治疗合作研究项目使用功能紊乱性态度问卷测量认知疗法的中介构念假设。人际关系疗法认为，人际关系与抑郁之间存在某种相关，它关注人际冲突、角色转换和社会功能缺陷。因此，我们用社会适应量表（social adjustment scale, SAS）来评估可能对人际关系疗法的疗效具有重要影响的社会过程。丙咪嗪治疗假设是丙咪嗪会影响大脑的化学物质（神经递质和受体敏感性），从而影响植物神经系统和躯体症状，这些影响都可以用情感障碍和精神分裂症变化评分表（schedule for affective disorders and schizophrenia, SADS）的内生量表（endogenous scale）测量。治疗行动的特异性预测每种治疗都会独特地影响其中介构念，也就是说，认知行为疗法、人际关系疗法、和抗抑郁药物治疗（丙咪嗪-临床管理）会分别改变功能紊乱的态度量表、社会适应量表及情感障碍和精神分裂症变化评分量表的得分。研究者发现，仅将完成治疗的当事人的数据纳入分析，那些先前假设的关系能够得到验证的非常少：

> 尽管他们有不同的理论原理、独特的治疗程序，以及不同的治疗过程假设，但是在治疗结束后进行测量时，没有任何一种疗法产生与其理论渊源相关的、清晰且一致的效果。这一结论不仅出现在认知行为疗法和人际关系疗法两种心理治疗中，也出现在抑郁症治疗合作研究项目的药物治疗中，这多少有点让人惊讶。
>
> 引自 Imber et al., 1990, p. 357

这项研究的一个局限就是，评估中介构念的时间点是治疗结束时，因此无法排除构念之间互相作用的过程，而通过这种相互作用，每一种疗法都会影响假设的构念，假设的构念又会影响其他构念。因此，抑郁症治疗合作研究项目没能提供可以证明这三种疗法的特异性的证据。

安霍尔特（Anholt）等人（2008）分析了两个对比认知行为疗法、暴露反应阻断治疗强迫症的实验，其中认知行为疗法组有 31 名患者，暴露反应阻断组有 30 名患者。

研究者每周都会测量患者的强迫思维和强迫行为。研究的假设如下：

> 我们假设，成功的认知行为疗法在改变过程中首先改变强迫思维，因为认知行为疗法的主要目标是解释侵入性思维；一旦强迫思维有所消退，在治疗后期，强迫行为就会减少。相反，暴露反应阻断的变化过程可能首先表现在强迫行为的减少，然后强迫思维会随着对不合理期望的不断驳斥而消退。

这个假设符合柯斯丁（2007, 2009）的特异性标准。但是在整个治疗过程中，两种疗法在强迫思维和强迫行为的改变进展上并没有显著性差异。与假设相反，两种疗法中强迫行为的改变相对于强迫思维的改变，能够更好地预测治疗效果。作者总结道："一个合理的解释是，两种疗法均通过相同的机制起效。"因而不满足柯斯丁的特异性标准。

最近，研究者进行了一个对比认知行为疗法和接纳承诺疗法治疗混合性焦虑障碍（Arch, Eifert, et al., 2012）的大规模实验。在该实验中，研究者将 128 名患者随机分配到两个治疗条件的其中一个。结果发现，治疗结束时，所有测量工具测量的两种疗法的效果都没有显著差异，但是在随后的追踪测量中，部分样本中个别测量工具测得的结果出现了差异。对此，研究者总结道，这两种疗法都是有效的，但它们的治疗效果没有差异。在该实验中，每次会谈都会测量患者的焦虑敏感性和认知解离（cognitive defusion）。

> 我们的研究检验了两个核心问题：
>
> 1. 认知行为疗法和接纳承诺疗法是否会影响各自理论中的中介变量，即在认知行为疗法中表现为"焦虑有害"信念（即焦虑敏感性）的减少，而在接纳承诺疗法中表现为认知解离的增加？
>
> 2. 焦虑敏感性和认知解离的改变是否会对治疗效果起中介作用？
>
> 具体而言，不同疗法提出的特殊的中介变量，是否只在各自疗法与治疗效果间起中介作用（焦虑敏感性在认知行为疗法的治疗效果中起中介作用，而非在接纳承诺疗法中；而认知解离在接纳承诺疗法的效果中起中介作用，而非在认知行为疗法中）？或者相反，治疗的特殊过程在两种疗法与效果之间都会起中介作用（焦虑敏感性和认知解离，在认知行为疗法和接纳承诺疗法的效果中都起中介作用）？
>
> 引自 Arch, Wolitzky-Taylor, Eifert, & Craske, 2012, p. 470

研究者用复杂的多层中介分析（multilevel mediation analyses）方法进行了数据分析。在该研究中，认知解离在认知行为疗法和接纳承诺疗法中都是中介变量，这与安霍尔特等人于 2008 年的单一过程研究的结果类似。总之："研究数据未能为本质不同的疗法的中介路径提供证据"（Arch, Wolitzky-Taylor, et al., 2012, p. 469）。

结论：中介变量与改变机制

约翰松（Johansson）和霍格兰德（HøglEnd）（2007）对心理治疗的中介效应研究进行了批判。自从巴伦（Baron）和肯尼（Kenny）于 1986 年提出了中介效应的数据分析方法，约翰松和霍格兰德选取并评价了 61 个检验心理治疗的中介效应的研究，他们对这些研究质量的评价揭示了许多的问题。比如，一个是大多数研究不足以确立中介变量与结果的时序关系；另一个是中介变量常常未被测量或是测量不当。最后，他们总结道："尽管人们对改变机制越来越感兴趣，但中介变量还未得到充分证实。"

中介效应研究还有一个问题，研究者往往只检验特定治疗的中介变量，而忽略了其他中介变量，包括那些可能是各种疗法共有的变量，如同盟。伯恩斯和斯潘格勒（2001）的研究是为数不多的一个检验竞争的共同要素中介变量的研究（Hoffart, Borge, Sexton, Clark, & Wampold, 2012）。也许，日益精细的中介效应研究终将会满足柯斯丁的标准，从而揭示各个疗法的改变机制。只是，目前的中介研究尚无法提供足够的证据来证明，心理治疗是通过其特定过程而非其他过程来中介的。

特殊效应的证据小结

本章，我们从成分研究、伪安慰剂、患者特征与疗法的交互作用、遵循度与胜任力、改变的中介变量五个领域，考察了检验特殊效应的证据。但是，每个领域中能够支持特殊效应存在的证据都很薄弱，甚至根本不存在。

成分研究是从既定治疗中移除某个关键成分（分解研究）或增加某个据称对治疗有效的成分（加法研究）。两项元分析在这两类设计中没有发现效应，即便有也只是微小的效应（Bell et al., 2013; Ahn & Wampold, 2001）。贝尔等人发现，完整的治疗和缺乏关键成分的治疗并没有显著差异；虽然效应量很小，但是在现有治疗中增加某个成分，确实对目标变量有增强效应。

鉴于心理治疗的性质和对一些因素的控制，我们在理论和实践层面都很难比较某种治疗与心理安慰剂。困难之处在于：

1. 心理治疗实验无法真正做到盲法；

2. 安慰剂和治疗难以真正区分开来；

3. 安慰剂和心理治疗产生的效应属于同一类，即都属于心理层面的效应；

4. 安慰剂的附带成分（如治疗关系）对于传递据称有效的特定成分而言，是有效且必要的。

因此，这种对照被称为伪安慰剂。医学模型和情境模型都对治疗组与伪安慰剂组、无治疗组进行了比较，并得到了类似的研究结果，但双方对导致该结果的原因各执一词。医学模型认为，治疗关系、期望和重新振作会对患者产生有益影响，因此伪安慰剂的效果优于无治疗，但含有特定成分的治疗比伪安慰剂治疗的效果更好。情境模型则认为，某种有效的治疗必须有令人信服的治疗原理和治疗行动，而这些成分是伪安慰剂对照组所缺少的。总体而言，这些预测已经得到元分析的证实，即真正的心理治疗优于伪安慰剂治疗，伪安慰剂治疗优于无治疗。然而，当伪安慰剂治疗被治疗师真诚地给予，允许治疗师对患者表达关心与共情，并且在治疗结构上与治疗组等价时，伪安慰剂的疗效接近含有有效成分的治疗。

医学模型的一个辅助是，诊断掩盖了心理痛苦背后的心理缺陷本质。因此，在一个特定的诊断下，一些疗法会对某类特定缺陷的患者更有效，而其他疗法则对其他特定缺陷的患者更有效。人们又探究了疗法与心理缺陷的交互作用，尚且没有任何一致的发现。但有一些证据显示，疗法与当事人的一些人格变量（如人格性阻抗或应对方式）及文化背景存在交互作用，这为情境模型的假设提供了证据。

医学模型预测，对某种循证治疗的治疗方案的遵循度及治疗师实施某种治疗的胜任力，都与治疗效果相关。但是，目前对治疗师的遵循度和胜任力的测量是有问题的。一方面是患者的特征和行为会影响治疗师表现出的遵循度和胜任力。例如，当治疗师与具有人际攻击性的患者工作时，他看起来就会不那么胜任。另一方面，治疗师的遵循度和胜任力在同一患者的不同会谈中会发生改变。一项关于遵循度和胜任力的元分析发现，这两个变量和效果的相关很小且总体不显著（Webb et al., 2010）。

最后，一些研究还检验了治疗是否通过某些假设的改变机制起效。要知道，在心理治疗研究领域进行中介分析是非常困难的，那么心理治疗改变机制的假设并未得到清晰的证据支持，也不足为奇。所以，我们现在还不能断定"某种特定疗法有其不同于其他疗法的独特的改变机制"。近年来，研究者开始频繁测量治疗过程和效果（比如在每次会谈后，甚至是每次会谈的不同时刻），并且使用了更新的统计方法——增长模型来处理这些数据。因此，我们在今后的研究中是有可能确立改变机制的。只是，这类研究需要检验的机制涉及某些特定过程（如改变功能紊乱的认知）以及那些相关的共同要素（如创造期望）。

研究者已经为确立心理治疗特定成分的重要性而付出了诸多努力。遗憾的是，如本章所述，至今尚未有任何令人信服的证据能够说明，某个特定心理治疗中的特定成分或者心理治疗中一般都有的特定成分，对心理治疗的获益至关重要。

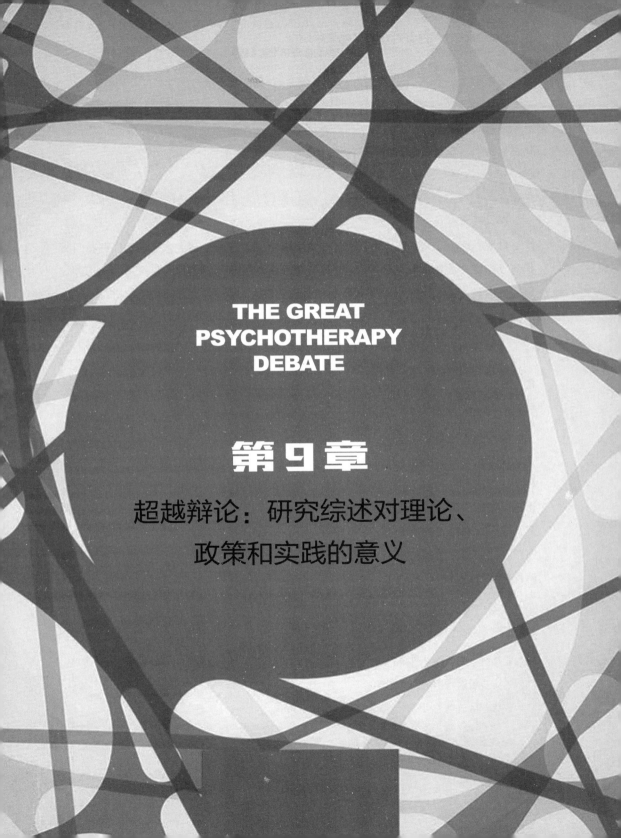

THE GREAT
PSYCHOTHERAPY
DEBATE

第9章

超越辩论：研究综述对理论、
政策和实践的意义

　　自《心理治疗大辩论（第 1 版）》出版以来，心理治疗的研究数量激增。那我们要如何理解这些不断累积的研究证据呢？显然，这些研究结果包含了一些重要的证据，但要从大量证据中理出一条有说服力的故事线并非易事。随着每年呈指数增长的心理治疗实验及元分析的发表（参阅第 4 章），几乎任何观点都可以找到某些支持证据。这就有点悲剧了，我们正陷入一些过去就曾有过的关于心理治疗的争论。例如，当年艾森克曾断言"基于科学的疗法（如行为疗法）具有优越性"，同样的论调现在几乎又一模一样地出现了。比如，罗森茨威格声称所有的疗法同等有效（Wampold, 2013）。显然，证据需要用具有内在一致性的方式进行解析。

　　内在一致性需要这样一个理论，它既可以解释多数证据，又能预测新出现的证据。在这个理论框架下，单个异常现象，乃至多个异常现象，都不足以推翻一个研究纲领。相反，理论可以利用某些辅助进行调整，以容纳这些异常。然而，理论的硬核必须经得起严峻的考验。理论应该能够预测在何种条件下会出现何种现象。在一个进步的研究纲领下，对结论的挑战会引起创新性探究，以检验对理论的威胁，而理论则应该能够预测这些研究结果。相反，一个退化的研究纲领需要很多辅助，并且多数辅助是为解释异常现象而特别创设的，有些甚至经不起推敲。

　　在本书中，我们检验了两个心理治疗研究纲领：医学模型和情境模型。医学模型的硬核（即核心意义）认为，治疗的特定成分是心理治疗起效的核心。具体来说就是：

1. 心理功能障碍是明确的；
2. 治疗针对特定的功能障碍；
3. 症状的改善是因修复该认定的功能障碍引起的。

　　与此相对，情境模型的硬核假定，治疗师与当事人在治疗过程中的关系才是治疗成功的关键。情境模型提出了三条实现心理治疗获益的路径，分别是真实关系、通过对心理治疗的任务与目标进行解释并达成共识而唤起的期望，以及促成某种心理获益发生的进程。正如我们所见，两种模型对于同一条件下的观察结果做出了非常不同的预测。

本章，我们将探讨现有研究证据对理论、政策和实践的意义。

理论意义

情境模型是一个进步的研究纲领

多年来，心理治疗的研究综述都试图区分治疗效果差异的不同来源，比较著名的有兰伯特的饼图（Lambert, 1992）和本书第 1 版提到的瓦姆波尔德的同心圆（Wampold, 2001b），但这类尝试还有以下一些不足。

- 第一，把治疗效果的差异区分为不同来源，这样做的前提是这些来源相互独立，但事实并非如此。例如，兰伯特比较了分别由共同要素和期望导致的治疗效果差异，但我们知道期望本身就是共同要素的核心之一。同样，治疗师效应之所以存在，正是因为更有效能的治疗师做了一些能让他们更有效能的事情，比如他们更擅长建立工作同盟，而这与治疗师效应并非相互独立。
- 第二，不同治疗成分的效果源于非常不同的研究设计，也就是说，研究结果在某种程度上受到研究情境和实验条件的影响。尽管我们对效应量进行了转换，比如从相关系数转换为科恩 d 值，但在比较不同研究的结果时，仍要非常谨慎。
- 第三，任何"区分变异来源"的研究都受到了广泛引用，但研究者在援引研究结果时，却常常忽略上述问题。

尽管对研究结果效应量的解释存在一些问题，但对这些效应进行比较，仍然可以作为我们理解医学模型和情境模型的突破点。我们总结了心理治疗效果研究的元分析和多种心理治疗要素的元分析（如表 9-1 所示）。

表 9-1　　　心理治疗的效应量（通过元分析确立情境模型治疗要素和特定成分）

要素	# 研究	# 患者	效应量 d	占效果总变异的百分比	所在章节
心理治疗（VS 无治疗）					
心理治疗	> 500		0.80	13.8	4
情境模型治疗要素					
同盟	190	> 14 000	0.57	7.5	7
共情	59	3599	0.63	9.0	7
目标一致 / 合作	15	1302	0.72	11.5	7
积极关注 / 肯定	18	1067	0.56	7.3	7
真诚一致	16	863	0.49	5.7	7
期望	46	8016	0.24	1.4	7
循证治疗的文化适应	21	950	0.32	2.5	7
治疗师——随机对照试验	29	14 519	0.35	3.0	6
治疗师——自然主义	17		0.55	7.0	6
特定成分					
疗法之间的差异	295	> 5900	< 0.20	< 1.0	5
特定成分（分解）	30	871	0.01	0.0	8
遵循方案	28	1334	0.04	< 0.1	8
实施特定疗法的胜任力	18	633	0.14	0.5	8

　　同时，我们又用条形图的方式加以呈现，其中条形的宽度反映了估计出该效应量所基于的研究数量（如图 9-1 所示）。情境模型所含要素的效应量大于特殊效应的效应量，两者有时相差一个数量级甚至更多。特定成分的最大估计值是疗法之间的差异，但前面已经讨论过，此估计值只是在理想情况下才可能达到，实际上疗法之间差异的最佳估计值为零。因此，我们可以说，特定成分的效应也几乎为零。至此，我们至少可以说，"共同要素"是影响治疗效果的重要因素。

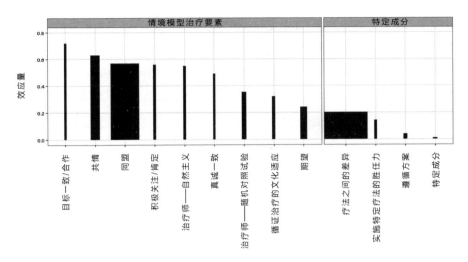

图 9-1　治疗要素的效应量（条形的宽度反映了估计出该效应量所基于的研究的数量）

如前述章节所言，"共同要素"要么被排斥，要么在许多基本方面受到批评。就拿同盟和效果之间的关系来说，尽管这是心理治疗研究中最稳定的发现之一，同盟仍然因为与效果之间的因果关系不明而受到批评。或许是早期的症状改善带来了更好的同盟和更好的治疗效果；或许是患者而非治疗师对同盟的贡献带来了更好的效果；又或许同盟是一些关系疗法的"特定成分"，但对于依赖"非关系"特定成分的疗法来说并不重要……每一个质疑都引发了创新性探究，而"同盟是一个重要的治疗要素"这一猜想，每次都能很好地预测这些研究的结果，最终通过了严峻的考验。

值得一提的是，治疗师的忠诚度是情境模型的重要辅助，用来解释偶尔出现的治疗差异。忠诚度这一辅助是说，如果一位治疗师坚信自己提供的治疗是有效的，那么他的治疗效果会比没有此信念的治疗师更好。正如我们在第 5 章讨论过的，研究者忠诚度会影响研究结果，而这很可能是通过治疗师的忠诚实现的。鉴于一直没有出现重大挑战，情境模型得以保全它的硬核，其辅助也得到了其他证据的支持。

情境模型将心理治疗看作一种社交治疗实践，通过社交途径来帮助当事人缓解各种心理痛苦。在情境模型中，治疗师和当事人关系的影响是核心，这种关系会以直接或间接的方式起作用。即便对情境模型只有粗略了解，也会发现，心理治疗的有效性不单纯源于和患者之间的关系（即只是两个人坐在房间里交谈），即便这种关系是共情性的、充满关怀的、具有助长性的。根据情境模型，治疗师还必须为当事人的问题提供一个解释，并且有和解释相一致的帮助当事人克服或应对问题的治疗行动（即提供相应的治疗）。当事人则需要接受这些并投入到治疗过程当中，但不是简单地与治疗师互动，而是要坚持积极主动地朝向目标努力。下面，我们来回顾一下医学模型和情境模型两个视角下的治疗现状。

医学模型无法解释研究证据

医学模型的硬核强调特定成分的效力。但是，现存证据与此硬核的预测不符。医学模型的核心猜想是，一些成分因其科学性而更有效，因而含有这些成分的疗法也应该更有效。然而，自研究者开始直接比较两种以治愈为目的的疗法以来，几乎没有任何证据可以证明，不同疗法的效果存在差异。考虑到庞大的研究总量，偶然出现一两个异常现象（即不同疗法之间存在差异）也不足为奇。简单来说，大量实际有效的疗法在医学模型看来，是不应该有效的，比如当下为中心疗法、眼动脱敏再加工疗法、限时心理动力疗法（certain time-limited psychodynamic treatments），等等。如果要给医学模型找一个合理的辅助，我们可以这样解释：这些疗法之所以有效，实际上是因为它们含有特定的心理过程，而这些过程早已在其他疗法中得到认可。例如，眼动脱敏再加工疗法只是一种暴露，也就是认知行为疗法的一种形式。但是，这又涉及医学模型的另一个辅助——遵循度。从逻辑上推断，如果看似不同的疗法通过相同的心理机制起作用（例如眼动脱敏再加工疗法和认知行为疗法的作用机制都是暴露），那么治疗师就不必遵循特定的治疗方案，因为暴露可以在不同疗法中以不同的方式进行。通常，研究者会为实验专门挑选治疗师，为他们提供培训和督导，并监督其对治疗方案的遵循度。无论研究结果是否显示不同疗法之间存在差异，都会有人以"遵循度"这一辅助为立足点，对这些研究试验展开批评，大有滥用"遵循度"以质疑研究证据的有效性之势。而更让医学模型的拥护者痛苦的是，治疗师的遵循度似乎与治疗效果无关。因此，遵循度作为医学模型的辅助，其本身的作用就缺少证据支持。更要命的是，尽管治疗师要接受严格的培训和督导，以及其他特殊的临床试验条件，但不同治疗师之间的差异相比于不同疗法之间的差异，对治疗效果的影响更大。

要想确立一个特定成分的重要性，最直接的办法就是使用分解设计，也就是倘若将据称能够解决既定心理缺陷的有效成分从治疗中移除，治疗效果就会如期减弱。然而，两项元分析都表明，移除关键成分并不会削弱疗效。

我们很难断言，不同的疗法之间不存在疗效差异。不过，即便差异存在，也是非常小甚至可以忽略不计的，尤其是相对于其他效应。通常，医学模型都将随机对照试验作为从研究证据得出结论的黄金标准。然而，无论是比较真正的心理治疗，还是分解循证治疗，随机对照试验的结果都未能为特定成分的存在提供有力的证据支持，而特定成分恰恰是医学模型的核心。有一点值得我们注意，大多数医学模型的拥护者都承认关系要素的重要性，但他们辩称关系要素相对于特定成分，不管是效应的量级还是重要性都不够稳健。

疗法的重要性

我们经常会看到类似于有些治疗优于"共同要素"治疗的说法。这里的"共同要素"治疗要求治疗师只能给予共情、温暖和接纳，除此之外不能采取其他任何可以被理解为治疗的行动。这些伪安慰剂治疗常常被命名为"罗杰斯主义治疗（Rogerian Therapy）"，甚至还引用了罗杰斯的一本书，并被归到人本主义疗法中，从而取得"合法性"。但是，这样的"治疗"连"疗法"都谈不上，更不要说是"人本主义"了。任何研究过罗杰斯或看过他工作视频的人都知道，这些"共同要素"治疗与罗杰斯的所说、所做并不是一回事。事实上，罗杰斯对当事人的回应是颇具策略性的（Truax, 1966）。况且自 20 世纪五六十年代以来，人本主义疗法一直在不断地演进和发展（Ellison & Greenberg, 2007; Greenberg, 2010），为何要使用一个流行于 1950 年的治疗呢？再者，在随机临床试验研究中，对照组治疗师通常能够意识到自己实施的是对照组治疗（Markowitz, Manber, & Rosen, 2008）。然而，最大的谬误在于，情境模型和其他共同要素模型（参阅第 2 章）清晰地描述了一些形式的治疗的必要性及其原因。在情境模型中，对障碍的合理解释、与解释一致的治疗、目标和任务达成一致，以及投身于为实现患者的目标而制定的治疗任务，是心理治疗获益的关键。因此，假如疗法

A 拥有令人信服的治疗原理和行动，疗法 B 没有任何结构，也没有任何理论依据可以向患者解释治疗原理，那么当我们看到疗法 A 的效果优于疗法 B 时，也不必感到惊讶。疗法 B 的治疗师通常会避免做一些他们相信具有治疗作用的事情，最终无法帮助患者在生活中做出令人满意的改变（参阅第 8 章）。另外，如果一些真正的心理治疗不尝试引导患者关注自己的困难，并将治疗行动与改善方式联系起来，那它们的治疗效果也会大打折扣，一些人本主义疗法或精神分析疗法可能就是这样（参阅 Poulsen et al., 2014）。

最接近"共同要素"治疗的正统疗法应该是动机访谈。动机访谈"通过以人为中心式的协作性指导，来激发和增强改变动机"（Miller & Roll-nick, 2009, p. 137）。尽管动机访谈强调共同要素，尤其是共情和灌注希望（即创造期望），它还指导治疗师要有策略地对当事人进行干预，从而提高当事人的改变动机、增强当事人的自我效能感、改变当事人的对话方式以及鼓励当事人设置目标（即明确当前状态与理想状态之间的差距）。正如米勒和罗尼克（Rollnick）于 2009 年所言，不能简单地把动机访谈看作当事人中心疗法：

> 动机访谈偏离了传统的当事人中心疗法的概念，它有明确的目标导向，并且有意识地引导当事人做出改变。在动机访谈中，咨询师有策略地倾听、激发当事人，并且选择性地对特定内容做出回应。这些做法被统称为"改变谈话（change talk）"。每次动机访谈会谈期间，咨询师努力增强当事人的改变动机，并减少当事人对现状的防御。

再者，动机访谈明确以治愈为目的，不容易掌握，而且要由受过培训且相信其有效性的治疗师提供（Miller & Rollnick, 2009）。

尽管医学模型和情境模型都强调疗法的必要性，但疗法在两个理论中的地位截然不同。在医学模型中，手册列出的成分的科学性至关重要。正如艾森克在 20 世纪 50 年代所说的那样，包含科学成分的疗法比其他疗法更有效。但我们已经回顾了文献，证明了不同疗法的效果没有差异。此外，还有一些异常现象在医学模型中难以解释，也没有人提出合理的辅助。一些疗法现在已被归类为具有强大实证支持的心理治疗，但它们最初只是作为对照治疗，旨在移除关键的科学性成分。这些疗法包括针对抑郁症的人际关系疗法（Weissman, 2006）、行为激活（Jacobson et al., 1996）以及针对创伤后应激障碍的当下为中心疗法（Frost, Laska, & Wampold, 2014）。前文已经讨论过，当结果显示行为激活和认知疗法对抑郁症同样有效时，雅各布森等人（1996）就指出："这些结果与贝克及其同事（1979）提出的抑郁症的认知模型相矛盾。他们认为，直接矫正消极图式是最大化治疗效果和预防复发的必要条件。如果行为激活……和认知行为疗法，没有触及当事人的消极图式，却和认知行为疗法一样有效，都能改变那些个体改善所必要的因素，那么理论和治疗都需要修改"。然而，现实并非如此，认知行为疗法并没有因特定成分遭到质疑而被抛弃或发生根本性改变，这也和医学模型的主张相反。事实上，出现在循证治疗清单上的疗法，从未因其成分的科学基础受到质疑而被除名。

医学模型的另一个异常现象，是治疗创伤后应激障碍的当下为中心疗法。当下为中心疗法起初不含任何形式的暴露和认知干预，旨在"提供一种可靠的治疗方法（作为对照组）来控制非特殊治疗因素，通过比较治疗组（延时暴露）和对照组（当下为中心疗法）的疗效差异，可将延时暴露超过当下为中心疗法的效果归为特殊效应"（Schnurr, Shea, Friedman, & Engel, 2007, p. 823）。早期用于创伤后应激障碍治疗的对照组既不含暴露成分也不含认知成分，除了共情性回应之外，没有其他任何治疗行动，这类治疗的效果不如循证治疗（Foa, Rothbaum, Riggs, & Mur-dock, 1991）。随后，一项比较当下为中心疗法和循证治疗的元分析结果显示，一旦当下为中心疗法作为一种遵照手册实施的疗法，具有可向当事人解释的可靠治疗原理，以及能够促使其获得问题解决能力的治疗行动，它就变得和那些据称含有科学成分的治疗一样有效了（Frost et al., 2014）。苏里斯（Suris）、林克-马尔科姆（Link-Malcolm）、查德（Chard）、阿恩和诺斯（North）（2013）比较了针对创伤后应激障碍的当下为中心疗法和认知加工疗法（cognitive-processing therapy, CPT）[①]，得出了以下结论：

---

① 认知加工疗法也称认知处理疗法，是一种专门用来处理遭到性攻击的创伤后应激障碍受害者的治疗方式。认知加工疗法的理论基础是创伤后应激障碍的信息加工模型，其潜在假设是创伤后应激障碍症状来自患者对于新旧信息的认知图式之间的冲突，由12次结构化治疗组成，包含了暴露治疗和认知疗法的主要成分。——译者注

当前研究表明，认知加工疗法和当下为中心疗法都能有效减少创伤后症状和抑郁症状。多项随机临床试验研究（McDonagh et al., 2005; Schnurr et al., 2007）也发现，当下为中心疗法更像是一种主动干预，而非旨在控制治疗的非特定成分（如时间和注意力）的对照条件。

医学模型还有一个很麻烦的异常现象，就是针对创伤后应激障碍的眼动脱敏再加工疗法。矛盾之处在于眼动脱敏再加工疗法一边被贴上伪科学的标签，甚至与梅斯梅尔疗法[①]相提并论（Herbert et al., 2000; McNally, 1999），一边又和标准化循证治疗同等有效，甚至被像英国国家卫生与保健优化研究所（the National Institutes of Health and Care Excellence in the United Kingdom）[②]这样的机构所推崇（Wampold et al., 2010）。眼动脱敏再加工疗法已被临床心理学学会（Society of Clinical Psychology）列入"有研究支持 / 有争议"的心理治疗行列。很多证据表明，手册中列出的眼动脱敏再加工疗法的特定成分并不是必需的（Herbert et al., 2000; McNally, 1999），针对抑郁症的认知行为疗法和另外几个疗法也是如此。其实，眼动脱敏再加工疗法除了在某些特定行为的科学性方面实在言过其实，其在缺少特异性的证据方面看起来和其他"主流"的认知-行为疗法别无二致。至于被称为"有争议性"，其中缘由似乎也有些武断。

显然，医学模型没办法解释这些"异常"疗法的疗效。但倘若把这些结果放到情境模型里去看，就显得合情合理了。情境模型认为，不管某一治疗的成分是否具备所谓的科学基础，只要它同时符合三个条件，即有一套可以被患者接受的治疗原理、提供治疗的治疗师相信治疗有效、引导患者参与行动，就一定会有疗效。事实上，治疗可能会引发一连串相互关联的心理过程，其中一些心理过程类似于不同疗法的心理学基础，而它们并非必须要由既定疗法规定的干预内容来引发。梅钦鲍姆是认知疗法的

---

① 梅斯梅尔疗法详见第 1 章。——译者注

② 英国国家卫生与保健优化研究所是英国立法授权成立并独立于政府运行的卫生医疗服务标准制定的法定机构，是世界上最权威的药物和医疗技术评估机构之一，主要负责新药物和医疗技术的评估、设立药物目录内用药和医疗技术的临床使用标准、为英国国民健康服务体系（NHS）提供药物目录的决策参考，以及为医务工作人员提供行医准则，拥有决定药物和医疗技术是否进入国家药物报销目录的法定权力。——译者注

拥护者，他在描述值得赞赏的治疗师行为时，清晰地认识到给患者提供的解释要有说服力（Meichenbaum, 1986）：

> 作为治疗原理的一部分，治疗师根据沙赫特（Schachter）的情绪唤起模型（Schachter, 1966）对每个当事人的焦虑进行概念化。治疗师认为，当事人的恐惧反应包括两个主要因素：
>
> 1. 生理唤醒增强；
>
> 2. 出现一系列焦虑、回避性想法和自我陈述（如由恐惧物引发的厌恶、无助感、被焦虑淹没的恐慌、想逃离的渴望）。
>
> 基于此，治疗师指出，当事人的恐惧似乎符合沙赫特的理论，诸如恐惧这样的情绪状态很大程度上，是由当事人伴随生理唤起而产生的想法所决定的。不过我们需要注意，沙赫特和辛格（1962）的情绪理论仅用于概念化。尽管其理论和研究基础受到了批评（Lazarus, Averill, & Opton, 1971; Plutchik & Ax, 1967），这一套理论还是很容易被当事人接受，因为在这种概念化方式下，治疗计划的逻辑在当事人看来非常清晰。

理论上，治疗不能与药物画等号。因为药物包含惰性成分和特定成分（参阅第 2 章），而治疗必然包含很多相互关联的要素，这与惰性成分极不相同。甚至可以说，任何一种治疗都是许多元素的混合体。

瓦姆波尔德等人（2010）列出了针对创伤后应激障碍的潜在治疗要素，具体如表 9-2 所示。

表 9-2　　　　　　　　成功治疗创伤后应激障碍的潜在重要因素

患者可接受的、令人信服的心理学原理
一套系统的、与原理相一致的治疗行动
发展并监测安全、尊重和信任的治疗关系
对治疗任务和目标达成合作性共识
灌注希望并创造自我效能感

续前表

关于创伤后应激障碍的心理教育
谈论创伤的机会（即讲述故事）
保障患者的安全，尤其是在患者遭受家庭暴力、邻里暴力或虐待的情况下
帮助患者学习如何避免再次受到伤害
确定患者的资源、力量、生存技能、内部和人际资源，建立心理弹性
教授应对技巧
检查事件发生的行为链
暴露（会谈内的暴露和会谈外的现场暴露）
为创伤事件和患者对事件的反应赋予意义
患者将改变归因于自己的努力
鼓励患者建立和利用社会支持
预防复发

注：引自 Determining what works in the treatment of PTSD, by B.E. Wampold, Z.E. Imel, K.M. Laska, S. Benish, S.D. Miller, C. Fluckiger,…S. Budge, 2010, *Clinical Psychology Review, 30(8)*, p. 931. 版权归属 Elsevier, 2010。

大多数创伤后应激障碍治疗都会用到上述绝大多数要素，只是各有侧重，所以研究者很难确定"有效"成分究竟是什么。再者，人们对"各个'品牌'的心理治疗的关键要素是什么"普遍存在很大的分歧。巴德塞特等人（2013）也谈到了这一点：

> 正如拉卡托斯（Larvor, 1998; Lakatos, 1970; 1976）所言，科学和数学包含两个过程。一是确立、发展和 / 或界定分类或概念。举例来说，牛顿力学（newtonian physics）假定了一种称为"引力"的力，数学则把一类事物界定为"多面体"（polyhedra）。二是推断分类或概念之间的关系。牛顿确定了引力与两物体质量的乘积成正比，与两物体之间距离的平方成反比。欧拉（Euler）则推论出多面体的顶点数 V（vertices）、棱数 E（edges）及面数 F（faces）之间的关系为：$V - E + F = 2$。这两个过程紧密相连，分类或概念的形成方式对于评估推论的真实性至关重要，而对推论的验证反过来又能促进分类或概念的完善。再回到刚才的例子，牛

顿的引力公式最初使用的是点质量（point masses）[①]，后来则需要进行修改，同时将物体的体积与质量考虑在内。同样，欧拉的多面体推论逐渐由几何学问题发展为拓扑学问题后，他又将多面体细分为凸多面体和凹多面体两类。虽然研究纲领中的分类和概念会时不时发生改变，但这些改变必须是合理的，并且伴随改变产生的新推论应该是可以被检验的（Lakatos, 1970; 1976）。换言之，科学的进步正是在对正式命题的探究中实现的，不管这些命题是关于概念之间的关系，还是概念本身的性质。1998年拉沃尔在评论拉卡托斯的观点时就曾指出："无论如何，这些核心意义[②]（不管是什么）必须在争论中保持稳定"。

然而，回到心理治疗领域，情况就变得复杂了。哪一疗法应该归入哪一类，一直没有定论。以认知行为疗法为例，有时人们将眼动脱敏再加工疗法归入到认知行为疗法中（Tolin, 2010），有时又不这么做（Ehlers et al., 2010）。埃勒斯（Ehlers）等人（2010）还在认知行为疗法和应激管理疗法（如应激接种训练）之间做了区分。那么问题来了，认知行为疗法的本质特征到底是什么？托林（2010）指出，倘若某个疗法包含以下任何一种成分，即可被归入认知行为疗法的阵营，这些成分有：

1. 放松训练（包括渐进式肌肉放松、冥想或呼吸训练）；

2. 暴露疗法（想象或现场暴露，包括满灌疗法和冲击疗法）；

3. 行为演练（针对社交技能、习惯改变或问题解决的行为训练）；

4. 认知重建（包括使用直接策略来识别和改变适应不良的思维过程）；

5. 操作程序（系统控制行为的强化物和惩罚物，包括行为激活）。

如此一来，虽然两种疗法均被归入认知行为疗法阵营，但很可能它们只是各自拥有认知行为疗法的某些或某个成分，相互之间并没有任何共同特征。例如，移除暴露和认知重建这两个成分的认知加工疗法，原本旨在"逃离"认知行为疗法阵营，但它因为向患者教授解决问题的技能（一种行为干预），又被归入了认知行为疗法之中

[①] 点质量是一个物理学概念，在经典物理学中指质量非零但是体积或长度无穷小的实体，常被用于分析引力场。——译者注

[②] 此处的"核心意义"类似于"研究纲领"中的"硬核"。——译者注

（Bisson et al., 2007）。更有意思的是，认知行为疗法的咨询组织自己都没有把这种情况弄明白！按照美国认知行为治疗师协会（National Association of Cognitive-Behavioral Therapists, NACBT）的说法，"认知–行为疗法并不是一种明确的治疗技术，而是一类存在共同点的疗法的总称"（"什么是认知行为疗法？"第一段）。而行为与认知疗法协会则将认知行为疗法定义为"一组基于科学证据的心理疗法的统称"（关于心理治疗章节，第一段）。

从以上介绍可以看出，心理治疗医学模型的理论地位摇摇欲坠，这在政策、实践和培训领域都给我们带来了启示。正如波珀所说：

> 理性来看，我们不应该"依赖"任何理论，因为没有任何一个理论已经或可能会被证实……但我们应该以当前得到最佳检验的理论作为行动基础。

因此，我们应该更偏好情境模型。抛弃医学模型，并尝试接受情境模型，对于政策和实践都会产生重大影响，尽管这种影响可能并不像人们想象得那样彻底。

政策启示

优先研究的领域

在很多方面，临床试验依然是"黄金标准"。就像第 4 章提到的那样，心理治疗的临床试验数量激增，越来越多的疗法正在通过临床试验进行研究。但是很遗憾，这些标准化心理治疗临床试验只能给我们提供极少的信息，其高昂的成本则令人咋舌。

关于临床试验的局限，本书已经用不同的例子加以论证，此处再简单做一个总结。首先，盲法临床试验（blind clinical trials）是不可能实现的。治疗师总会知道自己正在提供哪种疗法，而且对照组的治疗师通常都知道自己属于对照组，当前正在提供的治疗并非以治愈为目的。即使临床试验想比较两个真正的心理治疗，忠诚度也是个问题（参阅第 5 章）。在所有研究中，参与试验的治疗师都经过了严格筛选，并且通常都要接受额外的培训、督导和其他支持。同样，患者也会知道他们正在接受何种治疗。如果他们被如实告知"可能会被随机分配到不含有效治疗行动的'治疗组'去"，那么一旦某位患者真的被分到这一组，他往往就能准确推断出来。因此，无论是治疗师还是患者，最终都会知晓自己正在提供或接受的治疗是否是真正的治疗。其次，以"共同要素"（有时也称之为伪安慰剂）作为对照组，这从逻辑上就说不通。在医学领域，有效药物和安慰剂单凭肉眼是无法区分的。重点是两者的作用系统也不同，有效药物在生理层面起作用，而安慰剂则在心理层面起作用。然而，在心理治疗研究领域，有效治疗和对照治疗都是在心理层面起作用的。我们很难在一个据称无效的心理安慰剂中加入治疗成分，毕竟包括关系在内的共同要素在治疗组和对照组中有着本质区别。即使名称可能相同，实际也会有很大的差异。另外，治疗师不可能完全脱离所谓的无效成分来实施特定技术（比如，期望的改变被认定为"非特殊"效应，但它很可能正是认知疗法取得疗效的核心）。

现在我们来逐一考察不同类型的临床试验。第一类是比较真正的心理治疗和无治疗对照组（如等待对照组），目的是检验绝对疗效。如第 4 章所述，这些临床试验有力地证明了心理治疗的有效性，且效应量达到了 0.80 左右。成百上千项此类研究显示，任何心理治疗都比无治疗效果更好。确实，我们没能找到无治疗与接受心理治疗的效果没有差异的证据，但这不排除发表性偏倚（publication bias）[①]的原因。第二类是比较两种真正的心理治疗。如第 5 章所述，研究结果一再表明，不同疗法的效果之间不存在差异。第三类是比较真正的心理治疗和伪安慰剂治疗。我们已经看到，这类研究尚不足以将治疗效果归因于特异性。尽管如此，我们在第 7 章也提到，伪安慰剂治疗比无治疗有效，甚至在有些研究中，伪安慰剂治疗的效果接近于包含有效成分的治疗。最后一类是对已经证明包含有效成分的治疗处理进行分解，移除那些据称对治疗成功至关重要的成分，以确立这些成分的特殊效应。然而，正如第 8 章所呈现的，将既定成分从治疗中移除后，治疗效果并未削减。总体而言，以上四类试验有一个共同问题，那就是仅将目标变量放在首位，而忽略了促使患者寻求治疗的种种困扰，包括关系问题、低劣的生活质量以及普遍的痛苦体验，也因此忽略了治疗给这些非目标变量带来

[①] 发表性偏倚又称发表偏倚、出版性偏倚，是指在同类研究中，阳性结果的论文（结果具有统计学意义的研究）比阴性结果的论文（结果无统计学意义的研究）更容易（机会更大）被接受和发表的现象。——译者注

的改变。

本书回顾的很多随机临床试验为我们提供了丰富的证据。研究者借助临床试验，确立了心理治疗的有效性，从而使心理治疗获得了合法地位。最终，心理治疗被大多数西方国家纳入了医疗系统。不过，人们对于将科学基金投放到更多的临床试验中这一做法颇有微词。数以千计的研究都没能告诉我们，哪个针对既定障碍的疗法是可靠的，并且在临床上显著优于其他任何疗法。每当有研究显示两种疗法之间存在差异时，处于下风的疗法的拥护者就开始对该研究大加指责。另外，在本书提到的所有符合心理治疗定义的疗法中，没有哪一种疗法被切实证明为无效甚至有害。可见，心理治疗中的临床试验无法得出任何确切结论，我们也无法预料倘若继续进行这类临床试验，还可以从中了解些什么。

如果继续进行临床试验，势必要付出高昂的代价。洛什卡、杰曼和瓦姆波尔德（2014）指出，1992 年至 2009 年间，由美国心理健康研究所资助的八项研究分别比较了两种真正的心理治疗，但几乎没有得到任何对实践有帮助的结果。总的来说，这些研究的合并效应量几乎为 0，仅一项研究发现了两种疗法的治疗效果存在显著差异。此研究显示，相比于认知行为疗法，人际关系疗法对患有抑郁症的艾滋病患者的治疗效果更好（Markowitz et al., 1998）。但是，没有任何一本临床指南向患有抑郁症的艾滋病患者推荐人际关系疗法，而非认知行为疗法。如此看来，这八项研究似乎并没有为临床实践和科学研究做出什么贡献，反而强化了"不同疗法的效果等值"这一结论。想想看，它们的成本可是超过了 1100 万美元！

当然，我们并不是想说，过程研究就没有任何意义。有人可能会质疑过程研究的贡献，但我们还是要说，这类研究在科学上的回报是巨大的，针对同盟的研究就是一个典型代表。这类研究深受理论影响，将同盟作为一种重要的治疗因素，而同盟也经受住了历次研究的严峻考验，最终得以保留。所以说，与其花费数百万美元来比较不同类型的心理治疗，倒不如把钱用在探究"是什么使治疗有效"上。试想一下，如果我们有足够的资金去考察高效能的治疗师有哪些特点和治疗行动，必定能从中获得大量信息。这样做还能提升护理质量，促使我们更加关注培训。

服务质量的提升

对于提升心理健康服务质量，医学模型和情境模型有着不同的策略。

医学模型的策略

医学模型声称，有些疗法比另一些疗法更有效。尽管尚未有证据支持这一点，治疗师仍旧只能使用那些经过临床试验检验的疗法。钱布利斯等人如是说，:

> 因此，尽管证据支持疗法 A 有效，但这不足以让偏好疗法 B 的治疗师放弃所爱，因为并没有证据表明疗法 B 无效。但是出于伦理考量，在疗法 B 的效果得到验证之前，疗法 A 应该作为治疗师的优先选择。

引自 Chambless et al., 2006, p. 193

这对提升护理质量的启示在于，将循证治疗传播到日常的心理治疗实践中，可以增强治疗效果（Baker, McFall, & Shoham, 2008; Foa, Gillihan, & Bryant, 2013; Karlin & Cross, 2014; McHugh & Barlow, 2012; Shafran et al., 2009）。按此观点，治疗师的治疗效果之所以较差，是因为其没有忠实地使用循证治疗。只要他们开始认真使用这些治疗，效果就会得到改善。虽然听起来很有道理，但这种策略其实存在很严重的问题（Laska et al., 2014）。

传播策略的第一个问题是假设那些治疗效果不佳的治疗师只有使用循证治疗，才可能改善治疗效果。但我们在第 4 章已经讨论过，治疗师在实践中的治疗效果可以达到临床试验的基准水平，且所需的会谈次数比试验中的次数少。而且，当循证治疗在自然设置下进行时，没有证据能够有力证明，循证治疗的效果优于包含心理服务的常规治疗。当然，对人格障碍的治疗可能是个例外。

传播策略的第二个问题是忽视了治疗师个人的影响。按此策略，如果治疗师接受足够的培训，那么所有的治疗师都会取得令人赞赏的疗效。然而，如前所述，即使在专科诊所工作的治疗师接受了国家级专家的循证治疗培训，并接受了其中一位专家的督导，不同治疗师的治疗效果仍旧存在很大差异（Laska, Smith, Wislocki, Minami, & Wampold, 2013）。

传播策略的第三个问题在于，循证治疗是针对特定障碍进行的。因此，治疗师需要学习不同的疗法，才能为不同障碍的患者提供服务，这还不包括共病的情况。麦克休（McHugh）和巴洛（2012）指出了这一点：

> 比如，即便是专科门诊的临床服务机构，临床医师都要接受许许多多治疗方案的培训，以便能使用实证支持治疗为目标患者群体提供治疗。而社区心理健康中心是面向有各种临床表现的患者开放的，治疗师需要接受的治疗方案培训就更多了。想要维持治疗师对每一种治疗的忠诚，这简直是一项巨大的挑战。再者，考虑到教学（如工作坊、书面材料）和胜任力（如督导和反馈）培训的成本，在一个机构实施多种治疗方案并非明智之举。

为了解决这个问题，各种各样的跨诊断治疗应运而生（Barlow et al., 2011）。但到目前为止，这些治疗要么缺乏可行性，要么没能提升护理质量。

传播策略的最后一个问题在于高昂的成本。洛什卡等人（2014）估计，一位治疗师学习一种循证治疗需要花费 4200 美元，这还不包括培训后的咨询以及因遵循度下降而不得不"再培训"的费用（毕竟按照传播策略的假定，治疗师需要这么做）。这对诊所或护理系统来说，成本实在太高。举例来说，从 2007 年到 2010 年，美国退伍军人事务部（Department of Veteran Affairs, VA）[①]在实施循证治疗上的成本已经超过 2000 万美元（Ruzek, Karlin, & Zeiss, 2012）。此外，美国的流行病学调查显示，过去一年，达到《精神障碍诊断和统计手册》诊断标准的人群中，大约有 40% 的人没有接受过任何形式的心理健康服务（Kessler et al., 2005; Wang et al., 2006; Wang et al., 2005）。如果把用于传播循证治疗的资金用在提高心理健康服务的可获得性上，主要是增加治疗师的数量、降低心理健康服务费用等，一定会更有价值。

一般来说，临床医师不愿意改变他们一贯的实践方式，他们在临床实践中没能提供循证治疗，这至少在某种程度上可以说是心理健康服务质量低下的根源（Baker et al., 2008; Lilienfeld, Ritschel, Lynn, Cautin, & Latzman, 2013）。正如贝克等人所说："当前的临床心理学很像曾经的医学，治疗师正在以'前科学'的方式进行实践。"然而，

---

① 美国退伍军人事务部成立于 1989 年，其前身是退伍军人管理局（成立于 1930 年），是为美国退伍军人及家属提供服务的内阁部门。——译者注

若真如我们所言，传播循证治疗不太可能提升护理质量，那我们还有其他选择吗？

情境模型的策略

从情境模型来看，如果治疗师本人是有效能的治疗师，那么不管他为患者提供什么治疗都会取得治疗效益。但这并不是说"治疗师可以率性而为"。相反，情境模型认为，治疗师无论选择什么样的治疗，都有责任帮助患者达到很好的治疗效果，从而提升护理质量。此观点引出了"基于实践的证据"（practice-based evidence）这一概念，也就是使用当事人治疗进展的数据来提升护理质量（Barkham, Hardy, & Mellor-Clark, 2010; Duncan, Miller, Wampold, & Hubble, 2010; Lambert, 2010; Pinsof & Wynne, 2000; Sapyta, Riemer, & Bickman, 2005）。

使用基于实践的证据时，最"像研究"的办法就是向治疗师提供关于患者治疗进展的反馈。一项针对治疗反馈的元分析结果显示，相对于无反馈组，为治疗师提供反馈可以显著增强治疗效果，效应量在 0.50 左右（Lambert & Shimokawa, 2011; Shimokawa, Lambert, & Smart, 2010）。虽然反馈系统的使用尚存在很多问题（Boswell, Kraus, Miller, & Lambert, 2015），但它至少提供了一种替代循证治疗传播的方案。循证治疗传播策略的问题之一，就是忽略了对治疗效果的测量。因此，我们无法得知这些治疗在各种既定情境中的效果到底如何。相反，"基于实践的证据"以实际治疗效果为基础，使用源于真实治疗情境的测量数据来实施"问责"。佛罗里达州棕榈滩（Palm Beach, Florida）[①] 的家庭服务中心（Center for Family Services, CFS）开展了"效果改变管理系统联盟"（partners for change outcome management system, PCOMS）（Miller, Duncan, Sorrell, & Brown, 2005）项目。博汉斯克（Bohanske）和弗兰扎克（Franczak）（2010）指出：

> 例如，相比之前，患者的平均住院时间减少了40%以上，取消预约和无故失约的比率分别下降了40%和25%。最可观的是，在长期住院的群体中，患者几乎没有改善的比率下降了80%！仅一年时间，家庭服务中心就节省了将近50万美

---

① 位于美国佛罗里达州东南部的棕榈滩是旅游城镇，每年都吸引美国乃至世界各地超级富豪到此度假，因此棕榈滩的旅游业相当发达。——译者注

元的资金，这笔钱原本是用来雇用更多的员工以及提供更多的护理服务的。

当然，治疗师也可以同时使用基于实践的证据和循证实践。医学模型的很多拥护者并不反对反馈策略，只是他们在讨论循证治疗时，很少将反馈作为提升护理质量的方式。

如今，基于实践的证据已经扩展到治疗过程。兰伯特（2010）开发了用于测量同盟、改变意愿（readiness for change）和社会支持的临床工具。此外，其他系统也开发了可供个体、夫妻和系统（如家庭）等使用的测量同盟和其他过程变量的工具（Miller et al., 2005; Pinsofet et al., 2009）。

最后一种使用"基于实践的证据"来提升护理质量的方式是，在治疗师层面监测患者的进展。第 6 章已经明确指出，不同治疗师的治疗效果差异很大。更重要的是，那些表现糟糕的治疗师大大拉低了治疗师的平均水平。从政策的角度考虑，任何机构或护理系统的管理者都应该关注治疗师的治疗效果，尤其是对那些一向表现不佳的治疗师。但在实际的管理过程中，对于表现不佳的治疗师应该采取什么措施，甚至单单是测量治疗师的表现这一做法，都存在很大争议，因为它破坏了治疗师的专业自主性。但不管怎么说，考虑到要对患者和费用支付者负责，只要表现不佳的治疗师有改进、提升的机会，这样做看起来就是合理的。在我们看来，治疗师可能会因为各种因素使治疗效果变得糟糕，比如无法与不同类型的患者建立合作关系，无法做出共情性回应，特别是与困难当事人工作时（Moyers & Miller, 2013）。还有一些治疗师能与患者建立"足够好"的关系，但无法提供切实可行且被患者接受的治疗结构。前者可以通过学习如何增进关系来获得提升，后者则可以从学习特定的疗法中获益，比如循证治疗。

从证据的角度来看，有些政策或者举措毫无意义。比如要求治疗师只能提供某一特定的治疗，或者从少数治疗中做选择，这显然与本书呈现的证据背道而驰。在我们看来，对治疗师的"问责"应该依据其取得的治疗效果，而非对特定治疗的坚持。目前，我们已经为一些心理障碍的治疗效果制定了基准，以后也可以针对更多的心理障碍制定类似的标准。其实，只要治疗师或护理系统达到了基准水平即可，我们凭什么还要限定可供其选择、使用的疗法范围呢（下面会谈到一些注意事项）？再者，不同患者有各自偏好的治疗类型。元分析结果显示，相对于那些接受了自己不喜欢的治疗的患者，患者接受自己所偏好的治疗时，治疗效果会更好，而且更不容易出现过早脱落的情况（Swift, Callahan, & Vollmer, 2011）。

这里提到了"脱落"。显然，导致患者脱落的原因可能有很多，但不管出于什么原因，在治疗完成前脱落总归是有问题的。不同研究对脱落率的估计有所不同，据一项系统的综述估计，大概有 20% 的心理治疗患者发生了脱落（Swift & Greenberg, 2012）。如果患者脱落是因为不能接受既定治疗，那就应该为他们提供其他类型的治疗，毕竟没有证据支持哪种疗法比其他疗法更好。让我们再回到钱布利斯等人的伦理准则：

> 因此，尽管证据支持疗法 A 有效，但这不足以让偏好疗法 B 的治疗师放弃所爱，因为并没有证据表明疗法 B 无效。但是出于伦理考量，在疗法 B 的效果得到验证之前，疗法 A 应该作为治疗师的优先选择。

如果所有的治疗都能"平等地获取"证据，这可能是一个非常合理的办法。但是，我们在第 4 章提到，认知行为疗法得到的临床试验检验远远多于其他疗法。出现这种现象部分是因为越来越多的认知行为疗法拥护者活跃在研究领域，这为认知行为疗法取得研究优势创造了条件。实际上，这里面存在着学术霸权。一方面是进行临床试验的治疗需要便于手册化、有时间限制、关注症状，认知行为疗法在这三个方面颇具优势。另一方面，认知行为疗法更容易获得研究经费支持，因为决策机构由认知行为疗法研究者组成，顶级期刊也更倾向于发表那些证明认知行为疗法有效的文章。我们在这里讨论认知行为疗法的霸权，并不是要反对认知行为疗法。客观来讲，认知行为疗法能够有效治疗多种心理障碍，因为在许多患者看来，认知行为疗法是可理解、可接受且有效的。真正令人反感的是不断强调认知行为疗法的优越性、不断努力为认知行为疗法授权，以及大肆宣扬认知行为疗法的"科学性"（相对于其他治疗）。

随机临床试验研究及其元分析的问题在于，只关注对特定障碍的症状的测量，而忽视了对心理健康、幸福感或总体生活质量的测量（Crits-Christoph et al., 2008）。例如，麦克多纳（McDonagh）等人（2005）比较了治疗创伤后应激障碍的两种疗法，一种是作为标准化循证治疗的认知行为疗法，另一种是早先提到的随机临床试验，另外还设置了一个等待对照组。尽管认知行为疗法和随机临床试验在减少创伤后应激障碍症状方面优于等待对照组，但是在减少抑郁、解离、愤怒或敌意等症状，以及改善生活质量方面，这两种疗法并没有获得比等待对照组更好的治疗效果。此外，对于治疗焦点不在症状上的疗法而言，目标症状不是其关注重点。

> 心理动力疗法的目标包括但不仅仅局限于缓解急性症状。心理健康不仅仅是指没有症状；它是一种内在能力和资源的积极存在，使人们能够拥有更多的自由感和更好去生活的可能性。

引自 Shedler, 2010, p. 105

心理治疗领域需要对"什么才是治疗合适的关注点"做一些讨论。受医学模型的影响，我们在建构理论模型时，在很多方面都过于关注症状了。但这种做法实际上也是对医学模型发展趋势的一种误读，因为医学模型非常关注生活质量问题。在真正的医学模型中，如果患者只是症状缓解，但在生活质量、角色功能、人际关系及其他幸福感指标上没有改善，我们就会说，这个治疗是不成功的。要知道，幸福感不仅仅是症状的消除。

一个好的政策应该体现在，有需要的人能够得到护理，并且有诸多有效的治疗可供选择，而不是试图去传播、推广少数几种治疗。

实践意义

情境模型的实践意义范围广泛，涵盖了治疗师、患者和培训等多个方面。这里的很多结论与上述"政策启示"相互呼应，只是两者提出的视角不同。

治疗师视角

治疗选择

正如我们在本章强调过的，没有足够的证据证明某些治疗优于其他治疗。如此看来，治疗师可以按照自己的选择提供治疗。这听起来很吸引人，但我们有必要提出三条警告。

第一条警告是，治疗师提供的治疗必须要一致、可解释，并且能促使患者在生活中做出可取的改变。治疗师仅仅做一些共情性回应，或者采取一系列缺乏内部一致性的治疗行动（这种做法通常被称为"不一致的折中主义"）是不够的。解释和治疗的基本特征包括：

1. 可被患者接受；

2. 引导患者产生其可以控制自己的问题的期望；

3. 让患者投入到某些行动中。

治疗师应该明白，他们有责任确保患者愿意接受治疗，而患者的阻抗可能源于患者本身、治疗师个人或者治疗本身等多个方面。治疗师也需要明白，患者可能会偏好某种治疗，或者发现某种疗法与自身的人格、态度和文化信念更加契合。显然，治疗师在进行治疗时，需要将患者的文化、态度、价值观、经济来源、社会支持以及其他情境变量都考虑在内［参阅美国心理学会实证支持实务工作专家小组（Presidential Task Force on Evidence-Based Practice）2006 年制定的相关政策］。这意味着，治疗师可能需要掌握多种治疗，以便能够根据患者的需求，灵活地为其提供恰当的治疗（Owen & Hilsenroth, 2014）。有证据显示，对治疗方案的刻板遵循是有害的，尤其是在损害治疗师和患者关系的情况下。

第二条警告是，治疗师要对治疗效果负责。我们知道，许多因素超出了治疗师的控制范围，可能会导致有些患者的治疗效果较差。但不管怎样，治疗师至少应该使患者的治疗效果达到同类患者的基准水平。这就要求治疗师要监测患者的治疗进展，保罗·克莱门特（Paul Clement）早在 1966 年就在他的私人诊所开始这样做了。不管治疗师是使用已有的测量工具，还是在治疗互动中评估患者在治疗目标上的进展，都要对治疗效果如何做到心中有数。此警告对包括使用循证治疗在内的所有治疗师都适用。可以说，倘若治疗师没有对治疗效果进行系统性监控，就没有资格说自己在提供合乎当前护理标准与伦理的治疗。

第三条警告是，可以为患者提供的疗法是有限的。寻求治疗的患者希望得到与治疗实践一致的解释，因而为患者提供的既定疗法应该有合理的心理学基础。市面上有一些"疯狂的"疗法（Singer & Lalich, 1996），有些听起来简直像天方夜谭，如再生疗法，有些甚至是有害的。我们认为，这类疗法应该被明令禁止。提供这些不入流的治疗不仅会让治疗师处于危险境地，还会损害心理治疗的名声。虽然一些不符合心理治疗定义的干预措施（如生活教练①、宗教静修等）可能有用，并且依赖于一些类似的心理机制，但我们仍认为，他们的应用和管理超出了心理治疗研究的范围。当然了，正统治疗与偏离心理学基础的治疗之间的分界线并不是非常清晰，很多时候需要治疗师自己去做出判断和选择。

治疗师对疗法的信念

正如第 5 章回顾的那样，我们有足够的理由相信，治疗师对疗法的忠诚度非常重要。确实，没有哪位客户愿意选择一位不相信自己服务程序的从业者。如果当事人想起诉邻居，而他的律师认为这不是最好的办法，这时当事人就很难相信律师在法庭上会有良好的表现。他要么会打消起诉的念头（假如律师足够有说服力），要么会换一位律师。同样，患者希望看到他们的治疗师相信自己提供的疗法。读到这里，我们的读者可能就糊涂了：本书不是已经列举了大量证据，证明了没有哪种疗法比其他疗法更有效吗？那么，治疗师何以要对他们提供的治疗有坚定的信念呢？这岂不是很讽刺？要理解这一点并不难。治疗师应该相信，他为某位患者提供的治疗会取得疗效，相信这种疗法是适合自己和患者的，相信是可以被患者接受的，也相信患者会对疗法产生反应。这种态度非常有用，可以促使治疗师的信念更为客观、理性而非盲目或自大（或者凭经验相信某种治疗更好）。当患者不接受治疗师提供的治疗，或者对治疗进展不够满意时，治疗师也可以更灵活地应对。

治疗师专业能力的持续提升

治疗师有责任不断发展自身的专业技能。在美国，心理学家、心理咨询师以及社会工作者取得从业执照后，开始作为专业人员进入心理治疗行业，但此时的实践经验都非常缺乏。遗憾的是，受训者、实习生以及博士后临床医生的专业能力似乎与经验丰富的临床医生没有明显差别（Laska et al., 2013; Tracey, Wampold, Lichtenberg, & Goodyear, 2014; Vollmer, Spada, Caspar, & Burri, 2013）。此外，治疗师在发展心理治疗的专业能力方面存在诸多障碍（Tracey et al., 2014），其中最重要的一点就是我们对

---

① 生活教练是指以类似教练的角色出现在人们的生活中以提高其生活品质，引导人们制定生活目标，拟订具体实施计划，并采取行动，帮助人们跨越到理想的生活状态。——译者注

"是什么造就了专家级治疗师（即治疗效果高于平均水平的治疗师，参阅第6章）"所知甚少。有意思的是，那些对自己的专业能力持怀疑态度的治疗师，往往能够取得更好的治疗效果，这意味着治疗师对实践的反思态度是非常有帮助的。

患者视角

从患者的角度看，找到一位有效能的治疗师是重中之重。遗憾的是，他们在接受治疗之前，往往无法了解治疗师的治疗效果到底如何，最多只能通过小道消息略知一二。更多时候，他们只能被动接受由护理机构指定的治疗师。尽管如此，患者应该留意以下几方面信息，以确保自身或利益不受损害。

- 第一点，治疗师是否有治疗计划？如果有，这个计划是否契合自己的心意？是否合理？看起来能否让自己有所改善？
- 第二点，患者和治疗师是否就治疗目标和治疗任务达成了一致？也就是说，患者和治疗师之间是否建立了协作性的工作关系？
- 第三点，患者能否感觉到被理解和被尊重？
- 第四点，也是最重要的一点——朝向目标的进展应该相对稳定，那么患者是否正在改善？

如果患者发现治疗中缺少其中一个或多个因素，就要和治疗师进行讨论。倘若讨论后过了一段时间，患者仍未改善，就要考虑换一位治疗师了。

培训与督导

贝克等人（2008）认为，培训应该有科学基础。当然，如何理解此观点可能取决于采纳医学模型还是情境模型。一个极端的观点认为，培训应该聚焦于循证治疗方案，受训者要和患者一起练习这些治疗。而另一个极端是坚持受训者要学习关系技能，并用它们来帮助当事人。希望到目前为止，我们在本书呈现的内容能够让读者明白，这两个极端目前都没能得到研究证据的支持。事实上，治疗师需要知道如何提供各种治疗。因此，培训项目需要向治疗师教授各种治疗和方法，而不是把某种特定方法简单地变换花样。如果培训项目只教授一种方法，那么不管教得有多好，也不管这种治疗的效果得到了多少证据支持，都会限制治疗师与不同患者互动的能力，尤其是当患者在态度、价值观、文化和其他情境变量上存在差异时。另外，如果培训只关注治疗而忽视关系技能（即治疗的"方式"），这就忽视了那些关于"什么使治疗有效"的研究证据。但是对受训者而言，只学习关系技能而不学习特定的方法也是不可行的。可见，最佳培训项目应该将疗法与关系技能二者结合，如此才是科学的培训之道。

不管培训的重点是什么，培训项目都应该对受训者的治疗效果负责。来自"基于实践的证据"运动的一种观点是评估受训者的治疗效果。这样，培训项目就可以为受训者的治疗效果提供记录和证明。也许有一天，实习机构会要求实习申请者提供这类记录，虽然现在听起来还有点争议。不论如何，这些基于实践的证据应该作为受训者、培训师以及督导师获得反馈的来源。

同样，督导实践也受到了一些启发。尽管我们还不清楚督导对于改善当事人的治疗效果，以及促进受督者专业发展的作用（Bambling, King, Raue, Schweitzer, & Lambert, 2006, 这是一个值得注意的例外），但督导已经得到广泛的应用。显然，督导在治疗师的培训中很有必要，因为提供心理治疗服务的治疗师尚未获得专业执照。在很多国家，督导贯穿治疗师的整个职业生涯。很多时候，我们都忘记了在几乎所有的心理治疗随机对照试验研究中，不管治疗师的专业能力如何，都需要接受督导。然而很少有研究考察督导的效果，似乎它的重要性是不言而喻的。可以肯定地说，督导得到了广泛的应用，甚至那些看不起未经检验的干预措施的治疗师，也在使用督导。

关于督导，我们看到了一些令人苦恼的证据。为了帮助受督者取得进步，督导师要评估受督导者当前的技能水平，将其与理想或期望的技能水平做比较，并将受训者的发展水平牢记于心。这暗含了一个假设——督导师所认为的理想技能水平能够比受训者当前的技能水平，带来更好的治疗效果。但从第8章列举的证据来看，治疗师的遵循度和能力等级与治疗效果无关。这意味着，由督导师评估的受督者的胜任力与受督导者实际的治疗效果无关，但在很大程度上与督导师内隐的胜任力模型有关。这个问题还与另一个事实混在一起，那就是督导师个人的治疗理论或治疗模型会影响他对理想状态的界定。如果一位强调情感表达的动力取向的治疗师，为一位关注行为和认知的认知行为疗法取向的治疗师提供督导，那么双方在"治疗师的理想技能水平"这个问题上必然会存在分歧。根据我们的经验，不同取向的治疗专家在观看同一段治疗会谈时，往往会对治疗质量做出截然不同的评价，这可能对督导也会有所启示。

总结

心理治疗作为一种根植于文化的治疗实践，已经被证明对经历着心理问题的个体有着良好的干预效果。只是，心理治疗通常只包含数小时无结构且充满情绪化的对话，这仍是一个理解起来有些复杂的现象。我们在本书中比较了医学模型和情境模型这两个模型，希望依托强有力的理论框架来回顾这些证据，进而加深对心理治疗本质的理解。我们可以很有信心地说，情境模型对理论家、研究者、临床医师和政策制定者而言，都是一种可行的医学模型的替代方案。按照科学哲学家的观点，理论无法被证实，但已经有足够多的证据给出了清晰的结果。用拉卡托斯的术语来说就是，情境模型是一个进步的研究纲领，因为它能够对不同条件下产生的结果做出有力推断。普遍来看，由情境模型做出的预测已经得以证实，而且辅助的使用也具有理论一致性并被实证研究所证实。此外，每当情境模型受到批评，就会出现创新性研究来检验情境模型的有效性，而情境模型也成功预测了这些研究的结果。

医学模型和情境模型将来是否会被抛弃，目前还是个未知数。这里要对我们的领域提出一个典型的建议：我们还需要更多的研究。希望这本书能够加深我们对医学模型和情境模型的理解，以便在下一阶段的心理治疗研究中解决那些可被检验的猜想。至少，我们希望本书可以打破情境模型只是一种"边缘科学模型"（Baker et al., 2008, p. 80）的论断。事实上，情境模型建立的基础正是科学原则，而非治疗手册中提到的原则。医学模型和情境模型都应该有机会去展现自身的科学价值，以及对政策、实践和培训的影响价值。

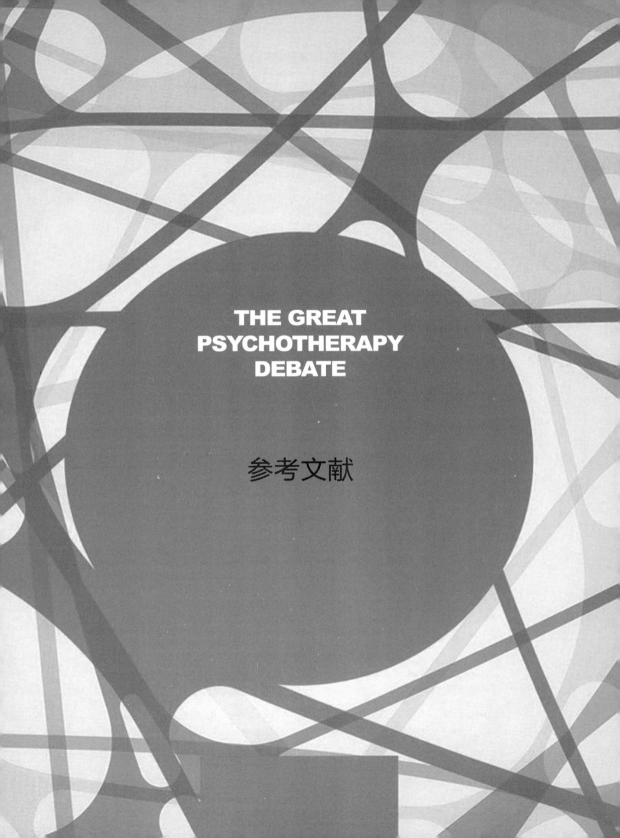

THE GREAT PSYCHOTHERAPY DEBATE

参考文献

Abramowitz, J. S. (1996). Variants of exposure and response prevention in the treatment of obsessive-compulsive disorder: A meta-analysis. *Behavior Therapy, 27*, 583–600.

Abramowitz, J. S. (1997). Effectiveness of psychological and pharmacological treatments for obsessive-compulsive disorder: A quantitative review. *Journal of Consulting and Clinical Psychology, 65*, 44–52.

Adams, V. (1979, July 10). Consensus is reached: Psychotherapy works. *New York Times*, p. C1.

Addis, M. E., Hatgis, C., Krasnow, A. D., Jacob, K., Bourne, L., & Mansfield, A. (2004). Effectiveness of cognitive-behavioral treatment for panic disorder versus treatment as usual in a managed care setting. *Journal of Consulting and Clinical Psychology, 72*(4), 625–635. doi: 10.1037/0022-006x.72.4.625

Ader, R. (1997). The role of conditioning in pharmacotherapy. In A. Harrington (Ed.), *The placebo effect: An interdisciplinary exploration* (pp. 138–165). Cambridge, MA: Harvard University Press.

Ahn, H., & Wampold, B. E. (2001). Where oh where are the specific ingredients? A meta-analysis of component studies in counseling and psycotherapy. *Journal of Counseling Psychology, 48*(3), 251–257.

Albright, L., Kenny, D. A., & Malloy, T. E. (1988). Consensus in personality judgments at zero acquaintance. *Journal of Personality & Social Psychology, 55*(3), 387–395.

Amanzio, M., Pollo, A., Maggi, G., & Benedetti, F. (2001). Response variability to analgesics: A role for non-specific activation of endogenous opiods. *Pain, 90*, 205–211.

Ambady, N., & Rosenthal, R. (1993). Half a minute: Predicting teacher evaluations from thin slices of nonverbal behavior and physical attractiveness. *Journal of Personality & Social Psychology, 64*(3), 431–441.

Ambady, N., LaPlante, D., Nguen, T., Rosenthal, R., & Levinson, W. (2002). Surgeon's tone of voice: A clue to malpractice history. *Surgery, 132*, 5–9.

American Psychological Association, Office of Public Communications (1995, August). Questions and answers about memories of childhood abuse. Retrieved from www.apa.org/topics/memories.html

Anderson, A. S. (1988). Does psychotherapy make some clients worse? A reanalysis of the evidence for treatment-induced deterioration. University of Memphis, Memphis, TN.

Anderson, T., Lunnen, K. M., & Ogles, B. M. (2010). Putting models and techniques in context. In S. D. Miller, B. L. Duncan, M. A. Hubble & B. E. Wampold (Eds.), *The heart and soul of change* (2nd ed., pp. 143–163). Washington, DC: American Psychological Association.

Anderson, T., Ogles, B. M., Patterson, C. L., Lambert, M. J., & Vermeersch, D. A. (2009). Therapist effects: facilitative interpersonal skills as a predictor of therapist success. *Journal of Clinical Psychology, 65*(7), 755–768. doi: 10.1002/jclp.20583

Andrews, G., & Harvey, R. (1981). Does psychotherapy benefit neurotic patients?: A reanalysis of the Smith, Glass, and Miller data. *Archives of General Psychiatry, 38*(11), 1203–1208.

Anholt, G. E., Kempe, P., de Haan, E., van Oppen, P., Cath, D. C., Smit, J. H., & van Balkom, A.J.L.M. (2008). Cognitive versus behavior therapy: Processes of change in the treatment of obsessive-compulsive disorder. *Psychotherapy and Psychosomatics, 77*, 38–42.

APA Presidential Task Force on Evidence-Based Practice. (2006). Evidence-based practice in psychology. *American Psychologist, 61*, 271–285.

Arch, J.J., Eifert, G. H., Davies, C., Vilardaga, J.C.P., Rose, R. D., & Craske, M. G. (2012). Randomized clinical trial of cognitive behavioral therapy (CBT) versus acceptance and commitment therapy (ACT) for mixed anxiety disorders. *Journal of Consulting and Clinical Psychology* (Supplemental). doi: 10.1037/a002831010.1037/a0028310.supp

Arch, J.J., Wolitzky-Taylor, K. B., Eifert, G. H., & Craske, M. G. (2012). Longitudinal treatment mediation of traditional cognitive behavioral therapy and acceptance and commitment therapy for anxiety disorders. *Behaviour Research and Therapy, 50*(7–8), 469–478. doi: 10.1016/j.brat.2012.04.007

Arkowitz, H. (1992). Integrative theories of therapy. In D.K. Freedheim (Ed.), *History of psychotherapy: A century of change* (pp. 261–303). Washington, DC: American Psychological Association.

Arnkoff, D.B., & Glass, C.R. (1992). Cognitive therapy and psychotherapy. In D.K. Freedheim (Ed.), *History of psychotherapy: A century of change* (pp. 657–694). Washington, DC: American Psychological Association.

Arnow, B. A., Steidtmann, D., Blasey, C., Manber, R., Constantino, M.J., Klein, D. N., . . . Kocsis, J. H. (2013). The relationship between the therapeutic alliance and treatment outcome in two distinct psychotherapies for chronic depression. *Journal of Consulting and Clinical Psychology, 81*(4), 627–638. doi: 10.1037/a0031530

Asimov, I. (1983). *The roving mind.* **Amherst, NY: Promethius Books.**

Association for Behavioral and Cognitive Therapies (ABCT). Retrieved April 21, 2014 from www.abct.org/Information/?m=mInformation&fa=_WhatIsCBTpublic

Atkins, D. C., Steyvers, M., Imel, Z. E., & Smyth, P. (2014). Automatic evaluation of psychotherapy language with quantitative linguistic models: An initial application to Motivational Interviewing. *Implementation Science.* doi: 10.1037/a0036841

Baardseth, T. P., Goldberg, S. B., Pace, B. T., Wislocki, A. P., Frost, N. D., Siddiqui, J. R., . . . Wampold, B. E. (2013). Cognitive-behavioral therapy versus other therapies: Redux. *Clinical Psychology Review, 33*(3), 395–405. doi: 10.1016/j.cpr. 2013.01.004

Baker, T. B., McFall, R. M., & Shoham, V. (2008). Current status and future prospects of clinical psychology: Toward a scientifically principled approach to mental and behavioral health care. *Psychological Science in the Public Interest, 9*(2), 67–103. doi: 10.1111/j.1539-6053.2009.01036.x

Baldwin, S. A., Berkeljon, A., & Atkins, D. C. (2009). Rates of change in naturalistic psychotherapy: Contrasting dose-effect and good-enough level models of change. *Journal of Consulting and Clinical Psychology, 77,* 203–211.

Baldwin, S. A., & Imel, Z. E. (2013). Therapist effects: Findings and methods. In M.J. Lambert (Ed.), *Bergin and Garfield's handbook of psychotherapy and behavior change* (6th ed., pp. 258–297). New York: Wiley.

Baldwin, S. A., Murray, D. M., Shadish, W. R., Pals, S. L., Holland, J. M., Abramowtiz, J. S., . . . Watson, J. (2011). Intraclass correlation associated with therapists: Estimates and applications in planning psychotherapy research. *Cognitive Behaviour Therapy, 40,* 15–33.

Baldwin, S. A., Wampold, B. E., & Imel, Z. E. (2007). Untangling the alliance-outcome correlation: Exploring the relative importance of therapist and patient variability in the alliance. *Journal of Consulting and Clinical Psychology, 75,* 842–852.

Ball, S. A., Martino, S., Nich, C., Frankfort, T. L., Van Horn, D., Crits-Christoph, P., Woody, G. E., Obert, J. L., Farentinos, C., & Carroll, K. M. (2007). Site matters: multisite randomized trial of motivational enhancement therapy in community drug abuse clinics. *Journal of Consulting and Clinical Psychology, 75,* 556–567.

Bambling, M., King, R., Raue, P., Schweitzer, R., & Lambert, W. (2006). Clinical supervision: Its influence on client-rated working alliance and client symptom reduction in the brief treatment of major depression. *Psychotherapy Research, 16*(3), 317–331. doi: 10.1080/10503300500268524

Bandura, A. (1999). Self-efficacy: Toward a unifying theory of behavioral change. In R. F. Baumeister (Ed.), *The self in social psychology* (pp. 285–298). New York: Psychology Press.

Barber, J. P., Connolly, M. B., Crits-Christoph, P., Gladis, L., & Siqueland, L. (2009). Alliance predicts patients' outcome beyond in-treatment change in symptoms. *Personality Disorders: Theory, Research, and Treatment, 5*(1), 80–89. doi: 10.1037/1949-2715.s.1.80

Barber, J. P., Gallop, R., Crits-Christoph, P., Frank, A., Thase, M. E., Weiss, R. D., & Gibbons, M.B.C. (2006). The role of therapist adherence, therapist competence, and alliance in predicting outcome of individual drug counseling: Results from the National Institute Drug Abuse Collaborative Cocaine Treatment Study. *Psychotherapy Research, 16,* 229–240.

Barber, J. P., Muran, J. C., McCarthy, K. S., & Keefe, J. R. (2013). Research on dynamic therapies. In M. J. Lambert (Ed.), *Bergin and Garfield's handbook of psychotherapy and behavior change* (6th ed., pp. 443–494). New York: Wiley.

Barcikowski, R. S. (1981). Statistical power with group mean as the unit of analysis. *Journal of Educational and Behavioral Statistics, 6*(3), 267–285.

Barker, S. L., Funk, S. C., & Houston, B. K. (1988). Psychological treatment versus nonspecific factors: A meta-analysis of conditions that engender comparable expectations for improvement. *Clinical Psychology Review, 8,* 579–594.

Barkham, M., Hardy, G. E., & Mellor-Clark, J. (2010). *Developing and delivering practice-based evidence: A guide for the psychological therapies.* Chichester, UK: Wiley Blackwell.

Barlow, D. H. (2004). Psychological treatments. *American Psychologist, 59,* 869–878.

Barlow, D. H. (2010). The dodo bird—again—and again. *The Behavior Therapist, 33*(1), 15–16.

Barlow, D. H., Farchione, T. J., Fairholme, C. P., Ellard, K. K., Boisseau, C. L., Allen, L. B., & Ehrenreich-May, J. (2011). *Unified protocol for transdiagnostic treatment of emotional disorders: Therapist guide.* New York: Oxford University Press.

Barry, J. (2004). *The great influenza: The story of the deadliest pandemic in history.* New York: Penguin.

Barth, J., Munder, T., Gerger. H., Nuesch, E., Trelle, S., et al. (2013). Comparative Efficacy of Seven Psychotherapeutic Interventions for Patients with Depression: A Network Meta-Analysis. *PLoS Medicine, 10*(5): e1001454. doi:10.1371/journal.pmed.1001454

Baskin, T. W., Tierney, S. C., Minami, T., & Wampold, B. E. (2003). Establishing specificity in psychotherapy: A meta-analysis of structural equivalence of placebo controls. *Journal of Consulting and Clinical Psychology, 71*, 973–979.

Baucom, D. H., Shoham, V., Mueser, K. T., Daiuto, A. D., & Stickle, T. R. (1998). Empirically supported couple and family interventions for marital distress and adult mental health problems. *Journal of Consulting and Clinical Psychology, 66*, 53–88.

Baumeister, R. F. (2005). *The cultural animal: Human nature, meaning, and social life.* Oxford: Oxford University Press.

Beck, A. T., & Bhar, S. S. (2009). Effectiveness of long-term psychodynamic psychotherapy: A meta-analysis: Comment. *Journal of the American Medical Association, 301*(9). doi: 10.1001/jama.2009.179

Beck, A. T., Rush, A. J., Shaw, B. F., & Emery, G. (1979). *Cognitive therapy of depression.* New York: Guilford.

Beck, A. T., Ward, C., Mendelson, M., & Erbaugh, J. (1961). An inventory for measuring depression. *Archives of General Psychiatry, 6*, 561–571.

Beecher, H. K. (1955). The powerful placebo. *Journal of the American Medical Association, 159*(17), 1602–1606.

Bell, E. C., Marcus, D. K., & Goodlad, J. K. (2013). Are the parts as good as the whole? A meta-analysis of component treatment studies. *Journal of Consulting and Clinical Psychology, 81*(4), 722–736. doi: 10.1037/a0033004

Benedetti, F. (2009). *Placebo effects: Understanding the mechanisms in health and disease.* New York: Oxford University Press.

Benedetti, F. (2011). *The patient's brain: The neuroscience behind the doctor-patient relationship.* New York: Oxford University Press.

Benish, S. G., Imel, Z. E., & Wampold, B. E. (2008). The relative efficacy of bona fide psychotherapies for treating post-traumatic stress disorder: A meta-analysis of direct comparisons. *Clinical Psychology Review, 28*, 746–758.

Benish, S. G., Quintana, S., & Wampold, B. E. (2011). Culturally adapted psychotherapy and the legitimacy of myth: A direct-comparison meta-analysis. *Journal of Counseling Psychology, 58*(3), 279–289. doi: 10.1037/a0023626

Benjamin, L. S. (1994). SASB: A bridge between personality theory and clinical psychology. *Psychological Inquiry, 5*, 273–316.

Bergin, A. E. (1963). The effects of psychotherapy: Negative results revisited. *Journal of Counseling Psychology, 10*, 244–250.

Bergin, A. E. (1971). The evaluation of therapeutic outcomes. In S. L. Garfield & A. E. Bergin (Eds.), *Handbook of psychotherapy and behavior change* (pp. 217–270). New York: Wiley.

Bergin, A. E., & Lambert, M. J. (1978). The evaluation of therapeutic outcomes. In S. L. Garfield & A. E. Bergin (Eds.), *Handbook of psychotherapy and behavior change: An empirical analysis* (2nd ed., pp. 139–190). New York: Wiley.

Berglund, M., Thelander, S., Salaspuro, M., Franck, J., Andréasson, S., & Öjehagen, A. (2003). Treatment of alcohol abuse: An evidence-based review. *Alcoholism: Clinical and Experimental Research, 27*, 1645–1656.

Berman, J. S., Miller, C., & Massman, P. J. (1985). Cognitive therapy versus systematic desensitization: Is one treatment superior? *Psychological Bulletin, 97*, 451–461.

Beutler, L. E. (1998). Identifying empirically supported treatments: What if we didn't? *Journal of Consulting and Clinical Psychology, 66*, 113–120.

Beutler, L. E., & Baker, M. (1998). The movement toward empirical validation. In K. S. Dobson & K. D. Craig (Eds.), *Empirically supported therapies: Best practice in professional psychology* (pp. 43–65). Thousand Oaks, CA: Sage.

Beutler, L. E., & Castonguay, L. G. (Eds.). (2006). *Principles of therapeutic change that work*. New York: Oxford.

Beutler, L. E., & Clarkin, J. (1990). *Differential treatment selection: Toward targeted therapeutic interventions*. New York: Brunner/Mazel.

Beutler, L. E., Frank, M., Schieber, S. C., Calvert, L., & Gaines, J. (1984). Comparative effects of group psychotherapies in a short-term inpatient setting: An experience with deterioration effects. *Psychiatry, 44*, 67–76.

Beutler, L. E., & Harwood, T. M. (2000). *Perscriptive psychotherapy: A practical guide to systematic treatment selection*. New York: Oxford University Press.

Beutler, L. E., Harwood, T. M., Alimohamed, S., & Malik, M. (2002). Functional impairment and coping style. In J. C. Norcross (Ed.), *Psychotherapy relationships that work: Therapist contributions and responsiveness to patients* (pp. 145–170). New York: Oxford University.

Beutler, L. E., Harwood, T. M., Kimpara, S., Verdirame, D., & Blau, K. (2011). Coping style. *Journal of Clinical Psychology, 67*(2), 176–183. doi: 10.1002/jclp.20752

Beutler, L. E., Harwood, T. M., Michelson, A., Song, X., & Holman, J. (2011). Resistance/reactance level. *Journal of Clinical Psychology, 67*(2), 133–142. doi: 10.1002/jclp.20753

Beutler, L. E., Malik, M., Alimohamed, S., Harwood, T. M., Talebi, H., Noble, S., & Wong, E. (2004). Therapist variables. In M. J. Lambert (Ed.), *Bergin and Garfield's handbook of psychotherapy and behavior change* (5th ed., pp. 227–306). New York: Wiley.

Bhar, S. S., & Beck, A. T. (2009). Treatment integrity of studies that compare short-term psychodynamic psychotherapy with cognitive-behavior therapy. *Clinical Psychology: Science and Practice, 16*(3), 370–378. doi: 10.1111/j.1468-2850.2009.01176.x

Bisson, J. I., Ehlers, A., Matthews, R., Pilling, S., Richards, D., & Turner, S. (2007). Psychological treatments for chronic post-traumatic stress disorder: Systematic review and meta-analysis. *The British Journal of Psychiatry, 190*(2), 97–104. doi:10.1192/bjp.bp.106.021402

Bisson, J., & Andrew, M. (2009). Psychological Treatment of Post-traumatic Stress Disorder (PTSD) (Review). The Cochrane Library, 2, www.thecochranelibrary.com

Blatt, S. J., Sanislow III, C. A., Zuroff, D. C., & Pilkonis, P. A. (1996). Characteristics of effective therapists: further analyses of data from the National Institute of Mental Health Treatment of Depression Collaborative Research Program. *Journal of Consulting and Clinical psychology, 64*(6), 1276.

Bleiberg, K. L., & Markowitz, J. C. (2005). A pilot study of interpersonal psychotherapy for posttraumatic stress disorder. *The American Journal of Psychiatry, 162*(1), 181–183. doi: 10.1176/appi.ajp.162.1.181

Boffey, P. M. (1982, June 28). Alcoholism study under new attack. *New York Times*, pp. 12.

Bohanske, R. T., & Franczak, M. (2010). Transforming public behavioral health care: A case example of consumer-directed services, recovery, and the common factors. In B. L. Duncan, S. D. Miller, B. E. Wampold & M. A. Hubble (Eds.), *The heart and soul of change: Delivering what works in therapy* (2nd ed., pp. 299–322). Washington, DC: American Psychological Association.

Bohart, A. C., & Tallman, K. (1999). *How Clients Make Therapy Work: The Process of Active Self-Healing*. Washington, DC: American Psychological Association.

Bohart, A. C., & Wade, A. G. (2013). The client in psychotherapy. In M. J. Lambert (Ed.), *Bergin and Garfield's handbook of pyschotherapy and behavior change* (6th ed., pp. 219–257). Hoboken, NJ: Wiley.

Bordin, E. S. (1979). The generalizability of the psychoanalytic concept of the working alliance. *Psychotherapy: Theory, Research & Practice, 16*(3), 252–260. doi: 10.1037/h0085885

Borkovec, T. D. (1990). Control groups and comparison groups in psychotherapy outcome research. *National Institute on Drug Abuse Research Monograph, 104*, 50–65.

Borkovec, T. D., & Castonguay, L. G. (1998). What is the scientific meaning of empirically supported therapy? *Journal of Consulting and Clinical Psychology, 66*, 136–142.

Borkovec, T. D., & Costello, E. (1993). Efficacy of applied relaxation and cognitive-behavioral therapy in the treatment of generalized anxiety disorder. *Journal of Consulting and Clinical Psychology, 61*, 611–619.

Boswell, J. F., Gallagher, M. W., Sauer-Zavala, S. E., Bullis, J., Gorman, J. M., Shear, M. K., . . . Barlow, D. H. (2013). Patient characteristics and variability in adherence and competence in cognitive-behavioral therapy for panic disorder. *Journal of Consulting and Clinical Psychology, 81*(3), 443–454. doi: 10.1037/a0031437

Boswell, J. F., Kraus, D. R., Miller, S. D., & Lambert, M. J. (2005). Implementing routine outcome monitoring in clinical practice: Benefits, challenges, and solutions. *Psychotherapy Research* 25(1), 6-19

Bowers, T. G., & Clum, G. A. (1988). Relative contributions of specific and nonspecific treatment effects: Meta-analysis of placebo-controlled behavior therapy research. *Psychological Bulletin, 103*, 315–323.

Bowlby, J. (1969). *Attachment and loss. Vol. 1: Attachment*. New York: Basic Books.

Bowlby, J. (1973). *Attachment and loss, Vol. 2: Separation-anxiety and anger*. New York: Basic Books.

Bowlby, J. (1980). *Attachment and loss, Vol. 3: Loss-sadness and depression*. New York: Basic Books.

Boyer, P., & Barrett, H. C. (2005). Domain specificity and intuitive ontologies. In D. M. Buss (Ed.), *The handbook of evolutionary psychology* (pp. 96–118). Hoboken, NJ: Wiley.

Bradley, R., Greene, J., Russ, E., Dutra, L., & Westen, D. (2005). A multidimensional meta-analysis of psychotherapy for PTSD. *American Journal of Psychiatry, 162*, 214–227.

Braun, S. R., Gregor, B., Tran, U. S. (2013). Comparing bona fide psychotherapies of depression in adults with two meta-analytical approaches. *PLoS ONE, 8*(6):e68135. doi: 10.1371/journal.pone.0068135

Brody, N. (1980). *Placebos and the philosophy of medicine: Clinical, conceptual, and ethical issues*. Chicago: The University of Chicago Press.

Budge, S. L., Baardseth, T. P., Wampold, B. E., & Flückiger, C. (2010). Researcher allegiance and supportive therapy: Pernicious affects on results of randomized clinical trials. *European Journal of Counselling and Psychotherapy, 12*, 23–39.

Budge, S. L., Moore, J. T., Del Re, A. C., Wampold, B. E., Baardseth, T. P., & Nienhuis, J. B. (2013). The effectiveness of evidence-based treatments for personality disorders when comparing treatment-as-usual and bona fide treatments. *Clinical Psychology Review, 33*, 1057–1066. doi: 10.1016/j.cpr.2013.08.003

Buranelli, V. (1975). *The wizard from Vienna: Franz Anton Mesmer*. New York: Coward, McCann & Geoghegan.

Burns, D.D., & Spangler, D.L. (2001). Do changes in dysfunctional attitudes mediate changes in depression and anxiety in cognitive behavioral therapy? *Behavior Therapy, 32*(2), 337–369. doi: 10.1016/s0005-7894(01)80008-3

Butler, A.C., Chapman, J.E., Forman, E.M., & Beck, A.T. (2006). The empirical status of cognitive-behavioral therapy: A review of meta-analyses. *Clinical Psychology Review, 26*, 17–31. doi: 10.1016/j.cpr.2005.07.003

Butler, G., Fennell, M., Robson, P., & Gelder, M. (1991). Comparison of behavior therapy and cognitive behavior therapy in the treatment of generalized anxiety disorder. *Journal of Consulting and Clinical Psychology, 59*(1), 167–175.

Cacioppo, J.T., Fowler, J.H., & Christakis, N.A. (2009). Alone in the crowd: The structure and spread of loneliness in a large social network. *Journal of Personality and Social Psychology, 97*(6), 977–991. doi: 10.1037/a0016076

Cacioppo, S., & Cacioppo, J.T. (2012). Decoding the invisible forces of social connections. *Frontiers in Integrative Neuroscience, 6.* doi: 10.3389/fnint.2012.00051

Calhoun, K.S., Moras, K., Pilkonis, P.A., & Rehm, L. (1998). Empirically supported treatments: Implications for training. *Journal of Consulting and Clinical Psychology, 66*, 151–161.

Campbell, D.T., & Kenny, D.A. (1999) *A primer on regression artifacts*. New York: Guilford.

Caplan, E. (1998). *Mind games: American culture and the birth of psychotherapy*. Berkeley: University of California Press.

Carbajal, R., Chauvet, X., Couderc, S., & Oliver-Martin, M. (1999). Randomised trial of analgesic effects of sucrose, glucose, and pacifiers in term neonates. *British Medical Journal, 319*, 1393–1397.

Carroll, K.M., Rounsaville, B.J., & Nich, C. (1994). Blind man's bluff: Effectiveness and significance of psychotherapy and pharmacoptherapy blinding procedures in a clinical trial. *Journal of Consulting and Clinical Psychology, 62*, 276–280.

Castonguay, L.G. (1993). "Common factors" and "nonspecific variables": Clarification of the two concepts and recommendations for research. *Journal of Psychotherapy Integration, 3*, 267–286.

Castonguay, L.G., & Beutler, L.E. (Eds.). (2006). *Principles of therapeutic change that work*. New York: Oxford University Press.

Castonguay, L.G., Goldfried, M.R., Wiser, S., Raue, P.J., & Hayes, A.M. (1996). Predicting the effect of cognitive therapy for depression: A study of unique and common factors. *Journal of Consulting and Clinical Psychology, 64*, 497–504.

Chambless, D.L., Baker, M.J., Baucom, D.H., Beutler, L.E., Calhoun, K.S., Daiuto, A., et al. (1998). Update on empirically validated therapies, II. *The Clinical Psychologist, 51*, 3–16.

Chambless, D.L., & Crits-Christoph, P. (2006). What should be validated? The treatment method. In J.C. Norcross, L.E. Beutler & R.F. Levant (Eds.), *Evidence-based practices in mental health: Debate and dialogue on the fundamental questions* (pp. 191–200). Washington, DC: American Psychological Association.

Chambless, D.L., & Gillis, M.M. (1993). Cognitive therapy of anxiey disorders. *Journal of Consulting and Clinical Psychology, 61*, 248–260.

Chambless, D.L., & Hollon, S.D. (1998). Defining empirically supported therapies. *Journal of Consulting and Clinical Psychology, 66*, 7–18.

Chambless, D.L., Sanderson, W.C., Shoham, V., Johnson, S.B., Pope, K.S., Crits-Christoph, P., et al. (1996). An update on empirically validated therapies. *The Clinical Psychologist, 49*(2), 5–18.

Christakis, N.A., & Fowler, J.H. (2007). The spread of obesity in a large social network over 32 years. *The New England Journal of Medicine, 357*(4), 370–379. doi: 10.1056/NEJMsa066082

Clark, D. M. (2013). Psychodynamic therapy or cognitive therapy for social anxiety disorder. *American Journal of Psychiatry, 170*(11), 1365.

Clark, D. M., Ehlers, A., Hackmann, A., McManus, F., Fennell, M., Grey, N., . . . & Wild, J. (2006). Cognitive therapy versus exposure and applied relaxation in social phobia: a randomized controlled trial. *Journal of Consulting and Clinical Psychology, 74*(3), 568–578.

Clark, D. M., Ehlers, A., McManus, F., Hackmann, A., Fennell, M., Campbell, H., . . . & Louis, B. (2003). Cognitive therapy versus fluoxetine in generalized social phobia: a randomized placebo-controlled trial. *Journal of Consulting and Clinical Psychology, 71*(6), 1058–1067.

Clark, D. M., Fairburn, C. G., & Wessely, S. (2008). Psychological treatment outcomes in routine NHS services: A commentary on Stiles et al. (2007). *Psychological Medicine, 38,* 629–634. doi: 10.1017/S0033291707001869

Clark, D. M., Salkovskis, P. M., Hackmann, A., Middleton, H., Anastasiades, P., & Gelder, M. (1994). A comparison of cognitive therapy, applied relaxation, and imipramine in the treatment of panic disorder. *British Journal of Psychiatry, 164,* 759–769.

Clarkin, J. F., & Levy, K. N. (2004). The infuence of client variables on psychotherapy. In M. J. Lambert (Ed.), *Bergin and Garfield's handbook of psychotherapy and behavior change* (5th ed., pp. 194–226). Hoboken, NJ: Wiley.

Clement, P. W. (1994). Quantitative evaluation of 26 years of private practice. *Professional Psychology: Research and Practice, 25*(2), 173–176. doi: 10.1037/0735-7028.25.2.173

Clement, P. W. (1996). Evaluation in private practice. *Clinical Psychology: Science and Practice, 3*(2), 146–159. doi: 10.1111/j.1468-2850.1996.tb00064.x

Clum, G. A., Clum, G. A., & Surls, R. (1993). A meta-analysis of treatments for panic disorder. *Journal of Consulting and Clinical Psychology, 61,* 317–326.

Cohen, J. (1988). *Statistical power analysis for the behavioral sciences* (2nd ed.). Hillsdale, NJ: Erlbaum.

Cohen, A. S., Barlow, D. H., & Blanchard, E. B. (1985). Psychophysiology of relaxation-associated panic attacks. *Journal of Abnormal Psychology, 94,* 96–101.

Cohen, S., & Syme, S. L. (1985). *Social support and health.* San Diego, CA: Academic Press.

Compas, B. E., Haaga, D.A.F., Keefe, F.J., Leitenberg, H., & Williams, D. A. (1998). Sampling of empirically supported psychological treatments from health psychology: Smoking, chronic pain, cancer, and bulimia nervosa. *Journal of Consulting and Clinical Psychology, 66,* 89–112.

Connell, J., Grant, S., & Mullin, T. (2006). Client initiated termination of therapy at NHS primary care counselling services. *Counselling & Psychotherapy Research, 6*(1), 60–67. doi: 10.1080/14733140600581507

Constantino, M. J., Arnkoff, D. B., Glass, C. R., Ametrano, R. M., & Smith, J. Z. (2011). Expectations. *Journal of Clinical Psychology, 67*(2), 184–192. doi: 10.1002/jclp.20754

Constantino, M. J., Glass, C. R., Arnkoff, D. B., Ametrano, R. M., & Smith, J. Z. (2011). Expectations. In J. C. Norcross (Ed.), *Psychotherapy relationships that work: Evidence-based responsiveness (2nd ed.).* (pp. 354–376). New York: Oxford University Press.

Cook, T. D., & Campbell, D. T. (1979). *Quasi-experimentation: Design and analysis for field settings.* Chicago: Rand McNally.

Cooper, H., & Hedges, L. V. (Eds.). (1994). *The handbook of research synthesis.* New York: Russell Sage Foundation.

Cooper, H., Hedges, L. V., & Valentine, J. C. (Eds.). (2009). *The handbook of research synthesis and meta-analysis* (2nd ed.). New York: Russell Sage Foundation.

Craske, M. G., Meadows, E. A., & Barlow, D. H. (1994). *Therapist guide for the mastery of your anxiety and panic II and agoraphobia supplement.* Albany, NY: Graywind Publications Incorporated.

Cremer, S., & Sixt, M. (2009). Analogies in the evolution of individual and social immunity. *Philosophical Transactions of the Royal Society B: Biological Sciences, 364*(1513), 129–142.

Critelli, J. W., & Neumann, K. F. (1984). The placebo: Conceptual analysis of a construct in transition. *American Psychologist, 39,* 32–39.

Crits-Christoph, P. (1997). Limitations of the dodo bird verdict and the role of clinical trials in psychotherapy research: Comment on Wampold et al. (1997). *Psychological Bulletin, 122,* 216–220.

Crits-Christoph, P., Baranackie, K., Kurcias, J. S., Carroll, K., Luborsky, L., McLellan, T., . . . Zitrin, C. (1991). Meta-analysis of therapist effects in psychotherapy outcome studies. *Psychotherapy Research, 1,* 81–91.

Crits-Christoph, P., Gallop, R., Temes, C. M., Woody, G., Ball, S. A., Martino, S., & Carroll, K. M. (2009). The alliance in motivational enhancement therapy and counseling as usual for substance use problems. *Journal of Consulting and Clinical Psychology, 77*(6), 1125–1135. doi: 10.1037/a0017045

Crits-Christoph, P., Gibbons, M.B.C., Hamilton, J., Ring-Kurtz, S., & Gallop, R. (2011). The dependability of alliance assessments: The alliance–outcome correlation is larger than you might think. *Journal of Consulting and Clinical Psychology, 79*(3), 267–278. doi: 10.1037/a0023668

Crits-Christoph, P., Gibbons, M. B., & Hearon, B. (2006). Does the alliance cause good outcome? Recommendations for future research on the alliance. *Psychotherapy: Theory, Research, Practice, Training, 43*(3), 280–285.

Crits-Christoph, P., Gibbons, M.B.C., Ring-Kurtz, S., Gallop, R., Stirman, S., Present, J., . . . Goldstein, L. (2008). Changes in positive quality of life over the course of psychotherapy. *Psychotherapy: Theory, Research, Practice, Training, 45*(4), 419–430. doi: 10.1037/a0014340

Crits-Christoph, P., & Mintz, J. (1991). Implications of therapist effects for the design and analysis of comparative studies of psychotherapies. *Journal of Consulting and Clinical Psychology, 59*(1), 20–26.

Cronbach, L. J., & Snow, R. E. (1977). *Aptitudes and instructional methods: A handbook for research on interactions.* Oxford: Irvington.

Cuijpers, P. (1997). Bibliotherapy in unipolar depression: A meta-analysis. *Journal of Behavior Therapy and Experimental Psychiatry, 28*(2), 139–147. doi: 10.1016/s0005-7916(97)00005-0

Cuijpers, P., Driessen, E., Hollon, S. D., van Oppen, P., Barth, J., & Andersson, G. (2012). The efficacy of non-directive supportive therapy for adult depression: A meta-analysis. *Clinical Psychology Review, 32,* 280–291. doi: 10.1016/j.cpr.2012.01.003

Cuijpers, P., van Straten, A., Andersson, G., & van Oppen, P. (2008a). Psychotherapy for depression in adults: A meta-analysis of comparative outcome studies. *Journal of Consulting and Clinical Psychology, 76*(6), 909–922. doi:10.1037/a0013075

Cuijpers, P., van Straten, A., Warmerdam, L., & Andersson, G. (2008b). Psychological treatment of depression: A meta-analytic database of randomized studies. *BMC Psychiatry, 8*(1), 36. doi:10.1186/1471-244X-8-36

Curran, P. J., & Bauer, D. J. (2011). The disaggregation of within-person and between person effects in longitudinal models of change. *Annual Review of Psychology, 62,* 5833–5619. doi: 10.1146/annurev.psych.093008.100356

Currier, J. M., Neimeyer, R. A., & Berman, J. S. (2008). The effectiveness of psycho-therapeutic interventions for bereaved persons: A comprehensive quantitative review. *Psychological Bulletin, 134*, 648–661.

Cushman, P. (1992). Psychotherapy to 1992: A history situated interpretation. In D. K. Freedheim (Ed.), *History of psychotherapy: A century of change* (pp. 21–64). Washington, DC: American Psychological Association.

Dance, K. A., & Neufeld, R. W. J. (1988). Aptitude-treatment interaction research in the clinic setting: A review of attempts to dispel the "patient uniformity" myth. *Psychological Bulletin, 104*, 192–213.

Danziger, K. (1990). *Constructing the subject: Historical origins of psychological research.* Cambridge, UK: Cambridge University Press.

Davidson, P. R., & Parker, K. C. H. (2001). Eye movement desensitization and repro-cessing (EMDR): A meta-analysis. *Journal of Consulting and Clinical Psychology, 69*, 305–316.

Davies, D. L. (1962). Normal drinking in recovered addicts. *Quarterly Journal of Studies on Alcohol, 23*, 94–104.

Davison, G. C. (1998). Being bolder with the Boulder Model: The challenge of educa-tion and training in empirically supported treatments. *Journal of Consulting and Clinical Psychology, 66*, 163–167.

De Bolle, M., Johnson, J. G., & De Fruyt, F. (2010). Patient and clinician perceptions of therapeutic alliance as predictors of improvement in depression. *Psychotherapy and Psychosomatics, 79*(6), 378–385. doi: 10.1159/000320895

de Waal, F. B. M. (2008). Putting the altruism back into altruism: The evolution of empa-thy. *Annual Review of Psychology, 59*, 279–300. doi: 10.1146/annurev.psych.59.103006. 093625

Del Re, A. C., Flückiger, C., Horvath, A. O., Symonds, D., & Wampold, B. E. (2012). Therapist effects in the therapeutic alliance–outcome relationship: A restricted-maximum likelihood meta-analysis. *Clinical Psychology Review, 32*(7), 642–649. doi: 10.1016/j.cpr.2012.07.002

Del Re, A. C., Spielmans, G. I., Flückiger, C., & Wampold, B. E. (2013). Efficacy of new generation antidepressants: Differences seem illusory. *PLoS ONE, 8*(6): e63509. doi: 10.1371/journal.pone.0063509

DeRubeis, R. J., Brotman, M. A., & Gibbons, C. J. (2005). A Conceptual and Method-ological Analysis of the Nonspecifics Argument. *Clinical Psychology: Science and Practice, 12*(2), 174–183.

DeRubeis, R. J., & Crits-Christoph, P. (1998). Empirically supported individual and group psychological treatments for mental disorders. *Journal of Consulting and Clinical Psychology, 66*, 37–52.

DeRubeis, R. J., & Feeley, M. (1990). Determinants of change in cognitive therapy for depression. *Cognitive Therapy and Research, 14*, 469–482.

DeRubeis, R. J., Siegle, G. J., & Hollon, S. D. (2008). Cognitive therapy versus medi-cation for depressions: Treatment outcomes and neural mechanisms. *Nature Reviews Neuroscience, 9*(10), 788–796. doi: 10.1038/nrn2345

Desrosières, A. (1998). *The politics of large numbers: A history of statistical reasoning* (C. Naish, Trans.). Cambridge, MA: Harvard University Press.

Devilly, G. J., & Foa, E. B. (2001). The investigation of exposure and cognitive therapy: Comment on Tarrier et al. (1999). *Journal of Consulting and Clinical Psychology, 69*(1), 114–116. doi: 10.1037/0022-006x.69.1.114

Dinger, U., Strack, M., Leichsenring, F., Wilmers, F., & Schauenburg, H. (2008). Therapist effects on outcome and alliance in inpatient psychotherapy. *Journal of Clinical Psychology, 64*(3), 344–354. doi: 10.1002/jclp.20443

Dishion, T. J., McCord, J., & Poulin, F. O. (1999). When interventions harm: Peer groups and problem behavior. *American Psychologist, 54*, 755–764.

Dobson, K. S. (1989). A meta-analysis of the efficacy of cognitive therapy for depression. *Journal of Consulting and Clinical Psychology, 57*, 414–419.

Dollard, J., & Miller, N. E. (1950). *Personality and psychotherapy: An analysis in terms of learning, thinking, and culture.* New York: McGraw Hill.

Duncan, B. L., Miller, S. D., & Sparks, J. A. (2004). *The heroic client: a revolutionary way to improve effectiveness through client-directed, outcome-informed therapy* (Rev. ed.). San Francisco: Jossey-Bass.

Duncan, B. L., Miller, S. D., Wampold, B. E., & Hubble, M. A. (2010). *The heart and soul of change: Delivering what works in therapy (2nd ed.).* Washington, DC: American Psychological Association.

Dush, D. M., Hirt, M. L., & Schroeder, H. (1983). Self-statement modification with adults: A meta-analysis. *Psychological Bulletin, 94*, 408–422.

Ehlers, A., Bisson, J., Clark, D. M., Creamer, M., Pilling, S., Richards, D., . . . Yule, W. (2010). Do all psychological treatments really work the same in post-traumatic stress disorder? *Clinical Psychology Review, 30*(2), 269–276. doi: 10.1016/j.cpr.2009.12.001

Elkin, I. (1994). The NIMH Treatment of Depression Collaborative Research Program: Where we began and where we are. In A. E. Bergin & S. L. Garfield (Eds.), *Handbook of psychotherapy and behavior change* (4th ed., pp. 114–139). New York: Wiley.

Elkin, I., Gibbons, R. D., Shea, M. T., & Shaw, B. F. (1996). Science is not a trial (but it can sometimes be a tribulation). *Journal of Consulting and Clinical Psychology, 64*, 92–103.

Elkin, I., Parloff, M. B., Hadley, S. W., & Autry, J. H. (1985). NIMH treatment of depression collaborative research program: Background and research plan. *Archives of General Psychiatry, 42*(3), 305–316.

Elkin, I., Shea, T., Watkins, J. T., Imber, S. D., Sotsky, S. M., Collins, J. F., . . . Parloff, M. B. (1989). National Institute of Mental Health Treatment of Depression Collaborative Research Program. *Archives of General Psychiatry, 46*, 971–982.

Ellickson, P. L., Bell, R. M., & McGuigan, K. (1993). Preventing adolescent drug use: Long-term results of a junior high program. *American Journal of Public Health, 83*, 856–861.

Elliott, R., Bohart, A. C., Watson, J. C., & Greenberg, L. S. (2011). Empathy. *Psychotherapy, 48*(1), 43–49. doi: 10.1037/a0022187

Elliott, R., Greenberg, L. S., Watson, J., Timulak, L., & Freire, E. (2013). Research on humanistic-experiential psychotherapies. In M. J. Lambert (Ed.), *Bergin and Garfield's handbook of psychotherapy and behavior change* (6th ed., pp. 495–538). New York: Wiley.

Ellis, A. (1957). Outcome of emplying three techniques of psychotehrapy. *Journal of Clinical Psychology, 13*, 344–350.

Ellison, J. A., & Greenberg, L. S. (2007). *Emotion-focused experiential therapy.* New York: Springer Science.

Ellsworth, J. R., Lambert, M. J., & Johnson, J. (2006). A comparison of the Outcome Questionnaire-45 and Outcome Questionnaire-30 in classification and prediction of treatment outcome. *Clinical Psychology & Psychotherapy, 13*(6), 380–391.

Emmelkamp, P.M.G. (2004). Behavior therapy with adults. In M. Lambert (Ed.), *Bergin and Garfield's handbook of psychotherapy and behavior change* (5th ed., pp. 393–446). Oxford: Wiley & Sons.

Emmelkamp, P.M.G. (2013). Behavior therapy with adults. In M.J. Lambert (Ed.), *Bergin and Garfield's handbook of psychotherapy and behavior change* (6th ed., pp. 343–392). New York: Wiley.

Eysenck, H.J. (1952). The effects of psychotherapy: An evaluation. *Journal of Consulting Psychology, 16*, 319–324.

Eysenck, H.J. (1961). The effects of psychotherapy. In H.J. Eysenck (Ed.), *Handbook of abnormal psychology* (pp. 697–725). New York: Basic Books.

Eysenck, H.J. (1966). *The effects of psychotherapy*. New York: International Science Press.

Eysenck, H.J. (1978). An exercise in meta-silliness. *American Psychologist, 33*, 517.

Eysenck, H.J. (1984). Meta-analysis: An abuse of research integration. *The Journal of Special Education, 18*(1), 41–59.

Falkenström, F., Granström, F., & Holmqvist, R. (2013). Therapeutic alliance predicts symptomatic improvement session by session. *Journal of Counseling Psychology, 60*(3), 317–328. doi: 10.1037/a0032258

Falkenström, F., Granström, F., & Holmqvist, R. (2014). Working alliance predicts psychotherapy outcome even while controlling for prior symptom improvement. *Psychotherapy Research, 24*(2), 146–159. doi:10.1080/10503307.2013.847985

Falkenström, F., Markowitz, J.C., Jonker, H., Philips, B., & Holmqvist, R. (2013). Can psychotherapists function as their own controls? Meta-analysis of the crossed therapist design in comparative psychotherapy trials. *Journal of Clinical Psychiatry, 74*(5), 482–491. doi: 10.4088/JCP.12r07848

Farber, B.A., & Doolin, E.M. (2011). Positive regard and affirmation. In J.C. Norcross (Ed.), *Psychotherapy relationships that work: Evidence-based responsiveness* (2nd ed., pp. 168–186). New York: Oxford University Press.

Feeley, M., DeRubeis, R.J., & Gelfand, L.A. (1999). The temporal relation of adherence and alliance to symptom change in cognitive therapy for depression. *Journal of Consulting and Clinical Psychology, 67*, 578–582.

Fisher, R.A. (1935). *The design of experiments*. Edinburgh: Oliver and Boyd.

Fisher, S., & Greenberg, R.P. (1997). The curse of the placebo: Fanciful pursuit of a pure biological therapy. In S. Fisher & R.P. Greenberg (Eds.), *From placebo to panacea: Putting psychiatric drugs to the test* (pp. 3–56). New York: Wiley.

Fishman, D.B., & Franks, C.M. (1992). Evolution and differentiation within behavior therapy: A theoretical and epistemological review. In D.K. Freedheim (Ed.), *History of psychotherapy: A century of change* (pp. 159–196). Washington, DC: American Psychological Association.

Flückiger, C., Del Re, A.C., Horvath, A.O., Symonds, D., Ackert, M., & Wampold, B.E. (2013). Substance use disorders and racial/ethnic minorities matter: A meta-analytic examination of the relation between alliance and outcome. *Journal of Counseling Psychology, 60*(4), 610–616. doi: 10.1037/a0033161

Flückiger, C., Del Re, A.C., & Wampold, B.E. (2015). The Sleeper Effect: Artifact or Phenomenon—A brief comment on *Are the Parts as Good as the Whole? A Meta-Analysis of Component Treatment Studies (Bell, Marcus & Goodlad, 2013)*. *Journal of Consulting and Clinical Psychology*.

Flückiger, C., Del Re, A.C., Wampold, B.E., Symonds, D., & Horvath, A.O. (2012). How central is the alliance in psychotherapy? A multilevel longitudinal meta-analysis. *Journal of Counseling Psychology, 59*(1), 10–17. doi: 10.1037/a0025749

Flückiger, C., Holtforth, M. G., Znoj, H. J., Caspar, F., & Wampold, B. E. (2013). Is the relation between early post-session reports and treatment outcome an epiphenomenon of intake distress and early response? A multi-predictor analysis in outpatient psychotherapy. *Psychotherapy Research, 23*(1), 1–13. doi: 10.1080/10503307.2012.693773

Foa, E. B., Gillihan, S. J., & Bryant, R. A. (2013). Challenges and successes in dissemination of evidence-based treatments for posttraumatic stress: Lessons learned from prolonged exposure therapy for PTSD. *Psychological Science in the Public Interest, 14*(2), 65–111. doi: 10.1177/1529100612468841

Foa, E. B., Hembree, E. A., & Rothbaum, B. O. (2007). *Prolonged exposure therapy for PTSD: Emotional processing of traumatic experiences: Therapist guide.* New York: Oxford University Press.

Foa, E. B., & Kozak, M. J. (1986). Emotional processing of fear: Exposure to corrective information. *Psychological Bulletin, 99*(1), 20–35. doi: 10.1037/0033-2909.99.1.20

Foa, E. B., Rothbaum, B. O., Riggs, D. S., & Murdock, T. B. (1991). Treatment of post-traumatic stress disorder in rape victims: A comparison between cognitive-behavioral procedures and counseling. *Journal of Consulting and Clinical Psychology, 59*, 715–723.

Follette, W. C., & Houts, A. C. (1996). Models of scientific progress and the role of theory in taxonomy development: A case study of the DSM. *Journal of Consulting and Clinical Psychology, 64*, 1120–1132.

Fortner, B. V. (1999). The effectiveness of grief counseling and therapy: A quantitative review. University of Memphis, Memphis, TN.

Fowler, J. H., & Christakis, N. A. (2009). Dynamic spread of happiness in a large social network: Longitudinal analysis over 20 years in the Framingham Heart Study. *British Medical Journal, 338*(7685), 1–13. doi: 10.1136/bmj.b1

Fowler, J. H., & Christakis, N. A. (2010). Cooperative behavior cascades in human social networks. *Proceedings of the National Academy of Sciences of the United States of America, 107*(12), 5334–5338. doi: 10.1073/pnas.0913149107

Frank, J. D. (1961). *Persuasion and healing: A comparative study of psychotherapy.* Baltimore: Johns Hopkins University Press.

Frank, J. D. (1973). *Persuasion and healing: A comparative study of psychotherapy* (Rev. Ed. ed.). Baltimore: Johns Hopkins University Press.

Frank, J. D. (1992). Historical developments in research centers: The Johns Hopkins Psychotherapy Research Project. In D. K. Freedheim (Ed.), *History of psychotherapy: A century of change* (pp. 392–396). Washington, DC: American Psychological Association.

Frank, J. D., & Frank, J. B. (1991). *Persuasion and healing: A comparative study of psychotherapy* (3rd ed.). Baltimore: Johns Hopkins University Press.

Free, M. L., & Oei, T. P. (1989). Biological and psychological processes in the treatment and maintenance of depression. *Clinical Psychology Review, 9*, 653–688.

French, T. M. (1933). Interrelations between psychoanalysis and the experimental work of Pavlov. *The American Journal of Psychiatry, 12*, 1165–1203.

Friedlander, M. L., Escudero, V., Heatherington, L., & Diamond, G. M. (2011). Alliance in couple and family therapy. *Psychotherapy, 48*(1), 25–33. doi: 10.1037/a0022060

Frost, N. D., Laska, K. M., & Wampold, B. E. (2014). The evidence for present-centered therapy as a treatment for posttraumatic stress disorder: Present-centered therapy. *Journal of Traumatic Stress, 27*(1), 1–8. doi:10.1002/jts.21881

Gabbard, G.O., Beck, J.S., & Holmes, J. (2005). *Oxford textbook of psychotherapy*. New York: Oxford University Press.

Gaffan, E.A., Tsaousis, I., Kemp-Wheeler, S.M. (1995). Researcher allegiance and meta-analysis: the case of cognitive therapy for depression. *Journal of Consulting and Clinical Psychology, 63*(6), 966–980.

Gallo, D.A., & Finger, S. (2000). The power of a musical instrument: Franklin, the Mozarts, Mesmer, and the glass harmonica. *History of Psychology, 3*, 326–343.

Gardner, R. (1998). The brain and communication are basic for human clinical sciences. *British Journal of Medical Psychology, 71*, 493–508.

Garfield, S.L. (1992). Eclectic pyschotherapy: A common factors approach. In J.C. Norcross & M.R. Goldfried (Eds.), *Handbook of psychotherapy integration* (pp. 169–201). New York: Basic Books.

Garfield, S.L. (1994). Research on client variables in psychotherapy. In A.E. Bergin & S.L. Garfield (Eds.), *Handbook of psychotherapy and behavior change* (4th ed., pp. 191–228). New York: Wiley.

Garfield, S.L. (1995). *Psychotherapy: An eclectic-integrative approach*. New York: Wiley & Sons.

Garfield, S.L. (1998). Some comments on empirically supported treatments. *Journal of Consulting and Clinical Psychology, 66*, 121–125.

Gaston, L., Marmar, C.R., Gallagher, D., & Thompson, L.W. (1991). Alliance prediction of outcome beyond in-treatment symptomatic change as psychotherapy processes. *Psychotherapy Research, 1*(2), 104–112. doi: 10.1080/10503309112331335531

Gauld, A. (1992). *A history of hypnotism*. Cambridge: Cambridge University Press.

Gehan, E., & Lemak, N.A. (1994). *Statistics in medical research: Developments in clinical trials*. New York: Plenum Medical Book.

Gelso, C. (2014). A tripartite model of the therapeutic relationship: Theory, research, and practice. *Psychotherapy Research, 24*(2), 117–131. doi:10.1080/10503307.2013.845920

Gelso, C.J. (2009). The real relationship in a postmodern world: Theoretical and empirical explorations. *Psychotherapy Research, 19*(3), 253–264. doi: 10.1080/10503300802389242

Gelso, C.J., & Carter, J.A. (1994). Components of the psychotherapy relationship: Their interaction and unfolding during treatment. *Journal of Counseling Psychology, 41*(3), 296–306. doi: 10.1037/0022-0167.41.3.296

Gelso, C.J., & Hayes, J.A. (2007). *Countertransference and the therapist's inner experience: Perils and possibilities*. Mahwah, NJ: Lawrence Erlbaum Associates Publishers.

Gilbert, P. (2010). *Compassion focused therapy: Distinctive features*. New York: Routledge/ Taylor & Francis Group.

Gilboa-Schechtman, E., Foa, E.B., Shafran, N., Aderka, I.M., Powers, M.B., Rachamim, L., . . . & Apter, A. (2010). Prolonged exposure versus dynamic therapy for adolescent PTSD: a pilot randomized controlled trial. *Journal of the American Academy of Child & Adolescent Psychiatry, 49*(10), 1034–1042.

Glass, G.V. (1976). Primary, secondary, and meta-analysis of research. *Educational Researcher, 5*, 3–8.

Gleick, J. (2003). *Isaac Newton*. New York: Pantheon Books.

Gleser, L.J., & Olkin, I. (2009). Stochastically dependent effect sizes. In H. Cooper, L.V. Hedges & J.C. Valentine (Eds.), *The handbook of research synthesis and meta-analysis* (2nd ed., pp. 357–376). New York: Russell Sage Foundation.

Gloaguen, V., Cottraux, J., Cucherat, M., Blackburn, I. (1998). A meta-analysis of the effects of cognitive therapy in depressed patients. *Journal of Affective Disorders, 49*, 59–72.

Goldfried, M.R. (1980). Toward the delineation of therapeutic change principles. *American Psychologist, 35*, 991–999.

Goldfried, M. R., & Wolfe, B. E. (1996). Psychotherapy practice and research: Repairing a strained alliance. *Journal of Consulting and Clinical Psychology, 51*, 1007–1016.

Goldstein, E., & Farmer, K. (Eds.) (1994). *Confabulations: Creating false memories, destroying families.* Boca Raton, FL: SIRS Books.

Gould, S. J. (1989). The chain of reason vs. the chain of thumbs. *Natural History, 7*, 12–21.

Gould, S. J. (1991). *Bully for Brontosaurus.* New York: Norton.

Greenberg, L. S. (2007). A guide to conducting a task analysis of psychotherapeutic change. *Psychotherapy Research, 17*, 15–30.

Greenberg, L. S. (2010). *Emotion-focused therapy.* Washington, DC: American Psychological Association.

Grencavage, L. M., & Norcross, J. C. (1990). Where are the commonalities among the therapeutic common factors? *Professional Psychology: Research and Practice, 21*, 372–378.

Greenberg, L. S. and Watson, J. C. (2005). *Emotion-Focused Therapy for Depression.* Washington, DC: American Psychological Association Press.

Greenberg, L. S., & Webster, M. C. (1982). Resolving decisional conflict by Gestalt two-chair dialogue: Relating process to outcome. *Journal of Counseling Psychology, 29*, 468–477.

Greenberg, R. P., Constantino, M. J., & Bruce, N. (2006). Are patient expectations still relevant for psychotherapy process and outcome? *Clinical Psychology Review, 26*, 657–678.

Grissom, R. J. (1996). The magical number .7 + - .2: Meta-meta-analysis of the probability of superior outcome in comparisons involving therapy, placebo, and control. *Journal of Consulting and Clinical Psychology, 64*, 973–982.

Grünbaum, A. (1981). The placebo concept. *Behaviour Research and Therapy, 19*, 157–167.

Guess, H. A., Kleinman, A., Kusek, J. W., & Engel, L. W. (2002). *The science of placebo: Toward an interdisciplinary research agenda.* London: BMJ Books.

Harrington, A. (1997). *The placebo effect: An interdiscipinary exploration.* Cambridge, MA: Harvard University Press.

Hatcher, R. L., & Barends, A. W. (1996). Patients' view of the alliance in psychotherapy: Exploratory factor analysis of three alliance measures. *Journal of Consulting and Clinical Psychology, 64*(6), 1326–1336. doi: 10.1037/0022-006x.64.6.1326

Hatcher, R. L., & Barends, A. W. (2006). How a Return to Theory Could Help Alliance Research. *Psychotherapy: Theory, Research, Practice, Training, 43*(3), 292–299.

Hays, W. L. (1988). *Statistics.* New York: Holt, Rinehart and Winston.

Hedges, L. V. (1981). Distribution theory for Glass's estimator of effect size and related estimators. *Journal of Educational Statistics, 6*(2), 107–128. doi: 10.2307/1164588

Hedges, L. V., & Olkin, I. (1985). *Statistical methods for meta-analysis.* San Diego: Academic Press.

Heide, F. J., & Borkovec, T. D. (1984). Relaxation-induced anxiety: Mechanisms and theoretical implications. *Behaviour Research and Therapy, 22*, 1–12.

Henry, W. P., Schacht, T. E., Strupp, H. H., Butler, S. F., & Binder, J. (1993). Effects of training in time-limited dynamic psychotherapy: Mediators of therapists' responses to training. *Journal of Consulting and Clinical Psychology, 61*, 441–447.

Henry, W. P., Strupp, H. H., Butler, S. F., Schacht, T. E., & Binder, J. (1993). Effects of training in time-limited psychotherapy: Changes in therapist behavior. *Journal of Consulting and Clinical Psychology, 61*, 434–440.

Hentschel, E., Brandstätter, G., Dragosics, B., Hirschl, A. M., Nemec, H., Schütze, K., . . . Wurzer, H. (1993). Effect of ranitidine and amoxicillin plus metronidazole on the eradication of Helicobacter pylori and the recurrence of duodenal ulcer. *The New England Journal of Medicine, 328*(5), 308–312.

Heppner, P. P., & Claiborn, C. D. (1989). Social influence research in counseling: A review and critique. *Journal of Counseling Psychology, 36*, 365–387.

Heppner, P. P., Kivlighan, D. M., & Wampold, B. E. (2008). *Research design in counseling* (3rd ed.). Belmont, CA: Thomson Brooks/Cole.

Herbert, J. D., Lilienfeld, S. O., Lohr, J. M., Montgomery, R. W., O'Donohue, W. T., Rosen, G. M., & Tolin, D. F. (2000). Science and pseudoscience in the development of eye movement desensitization and reprocessing: Implications for clinical psychology. *Clinical Psychology Review, 20*(8), 945–971.

Hill, C. E. (1986). An overview of the Hill counselor and client verbal response modes category systems. In L. S. Greenberg & W. M. Pinsof (Eds.), *The psychotherapeutic process: A research handbook* (pp. 131–159). New York: Guilford.

Hill, C. E., O'Grady, K. E., & Elkin, I. (1992). Applying the Collaborative Study Psychotherapy Rating Scale to rate therapist adherence in cognitive-behavior therapy, interpersonal therapy, and clinical management. *Journal of Consulting and Clinical Psychology, 60*, 73–79.

Hoffart, A., Borge, F. M., Sexton, H., Clark, D. M., & Wampold, B. E. (2012). Psychotherapy for social phobia: How do alliance and cognitive process interact to produce outcome? *Psychotherapy Research, 22*(1), 82–94. doi: 10.1080/10503307.2011.626806

Hoffart, A., Øktedalen, T., Langkaas, T. F., & Wampold, B. E. (2013). Alliance and outcome in varying imagery procedures for PTSD: A study of within-person processes. *Journal of Counseling Psychology, 60*(4), 471–482. doi: 10.1037/a0033604

Hofmann, S. G. (2008). Common misconceptions about cognitive mediation of treatment change: A commentary to Longmore and Worrell (2007*). Clinical Psychology Review, 28*(1), 67–70. doi: 10.1016/j.cpr.2007.03.003

Hofmann, S. G., & Lohr, J. M. (2010). To kill a dodo bird. *The Behavior Therapist, 33*(1), 14–15.

Holland, P. W. (1986). Statistics and causal inference. *Journal of the American Statistical Association, 81*(396), 945–960. doi: 10.2307/2289064

Holland, P. W. (1993). Which comes first, cause or effect? In G. Keren, C. Lewis, G. Keren & C. Lewis (Eds.), *A handbook for data analysis in the behavioral sciences: Methodological issues.* (pp. 273–282). Hillsdale, NJ: Lawrence Erlbaum Associates, Inc.

Hollon, S. D., & Beck, A. T. (2013). Cognitive and cognitive-behavioral therapies. In M. J. Lambert (Ed.), *Bergin and Garfield's handbook of psychotherapy and behavior change* (6th ed., pp. 393–442). New York: Wiley.

Hollon, S. D., DeRubeis, R. J., & Evans, M. D. (1987). Causal mediation of change in treatment for depression: Discriminating between nonspecificity and noncausality. *Psychological Bulletin, 102*, 139–149.

Holt-Lunstad, J., Smith, T. B., & Layton, J. B. (2010). Social relationships and mortality risk: a meta-analytic review. *Plos Medicine, 7*(7), e1000316.

Honyashiki, M., Furukawa, T. A., Noma, H., Tanaka, S., Chen, P., Ono, M., . . . Caldwell, D. M. (2014). Specificity of CBT for depression: A contribution from multiple treatments meta-analyses. *Cognitive Therapy and Research 38*, 249–260, doi: 10.1007/s10608-014-9599-7

Horvath, A. O. (2006). The alliance in context: Accomplishments, challenges, and future directions. *Psychotherapy: Theory, Research, Practice, Training, 43*(3), 258–263. doi: 10.1037/0033-3204.43.3.258

Horvath, A. O., & Bedi, R. P. (2002). The alliance. In J. C. Norcross (Ed.), *Psychotherapy relationships that work: Therapist contributions and responsiveness to patients* (pp. 37–70). New York: Oxford University.

Horvath, A. O., Del Re, A. C., Flückiger, C., Symonds, D. (2011a). Alliance in individual psychotherapy. In J. C. Norcross (Ed.), *Psychotherapy relationships that work: Evidence-based responsiveness* (2nd ed., pp. 25–69). New York: Oxford.

Horvath, A. O., Del Re, A. C., Flückiger, C., & Symonds, D. (2011b). Alliance in individual psychotherapy. *Psychotherapy, 48*(1), 9–16. doi: 10.1037/a0022186

Horvath, A. O., & Greenberg, L. S. (1989). Development and validation of the Working Alliance Inventory. *Journal of Counseling Psychology, 36*(2), 223–233. doi: 10.1037/0022-0167.36.2.223

Horvath, A. O., & Symonds, B. D. (1991). Relation between working alliance and outcome in psychotherapy: A meta-analysis. *Journal of Counseling Psychology, 38*, 139–149.

Horvath, P. (1988). Placebos and common factors in two decades of psychotherapy research. *Psychological Bulletin, 104*, 214–225.

Howard, K. I., Krause, M. S., & Orlinsky, D. E. (1986). The attrition dilemma: Toward a new strategy for psychotherapy research. *Journal of Consulting and Clinical Psychology, 54*, 106–110.

Howard, K. I., Krause, M. S., Saunders, S. M., & Kopta, S. M. (1997). Trials and tribulations in the meta-analysis of treatment differences: Comment on Wampold et al. (1997). *Psychological Bulletin, 122*, 221–225.

Hoyt, W. T., & Del Re, A. C. (2013). *Comparison of methods for aggregating dependent effect sizes in meta-analysis.* Manuscript submitted for publication.

Hoyt, W. T., & Larson, D. G. (2008). A realistic approach to drawing conclusions from the scientific literature: Response to Bonanno and Lilienfeld. *Professional Psychology Research and Practice, 39*(3), 378–379.

Hróbjartsson, A., & Gøtzsche, P. C. (2001). Is the placebo powerless? An analysis of clinical trials comparing placebo with no treatment. *The New England Journal of Medicine, 344*(21), 1594–1602.

Hróbjartsson, A., & Gøtzsche, P. C. (2004). Is the placebo powerless? Update of a systematic review with 52 new randomized trials comparing placebo with no treatment. *Journal of Internal Medicine, 256*(2), 91–100. doi: 10.1111/j.1365-2796.2004.01355.x

Hróbjartsson, A., & Gøtzsche, P. C. (2006). Unsubstantiated claims of large effects of placebo on pain: Serious errors in meta-analysis of placebo analgesia mechanism stuidies. *Journal of Clinical Epidemiology, 59*, 336–338.

Hróbjartsson, A., & Gøtzsche, P. C. (2007a). Powerful spin in the conclusion of Wampold et al.'s re analysis of placebo versus no-treatment trials despite similar results as in original review. *Journal of Clinical Psychology, 63*(4), 373–377. doi: 10.1002/jclp.20357

Hróbjartsson, A., & Gøtzsche, P. C. (2007b). Wampold et al.'s reiterate spin in the conclusion of a re-analysis of placebo versus no-treatment trials despite similar results as in original review. *Journal of Clinical Psychology, 63*(4), 405–408. doi: 10.1002/jclp.20356

Hubble, M. A., Duncan, B. L., & Miller, S. D. (Eds.). (1999). *The heart & soul of change: What works in therapy.* Washington, DC: American Psychological Association.

Huey, S. J., Jr, Tilley, J. L., Jones, E. O., & Smith, C. (2014). The contribution of cultural competence to evdince-based care for ethnically diverse populations. *Annual Review of Clinical Psychology, 10*, 305-338

Hunsley, J., & Westmacott, R. (2007). Interpreting the magnitude of the placebo effect: Mountain or molehill? *Journal of Clinical Psychology, 63*(4), 391–399. doi: 10.1002/jclp.20352

Hunt, M. (1997). *How science takes stock: The story of meta-analysis*. New York: Russell Sage Foundation.

Hunt, M., & Corman, R. (November 11, 1962). Analysis of Psychoanalysis. *New York Times*, p. 248.

Ilardi, S. S., & Craighead, W. E. (1994). The role of nonspecific factors in cognitive-behavior therapy for depression. *Clinical Psychology, 1*, 138–156.

Imber, S. D., Pilkonis, P. A., Sotsky, S. M., Elkin, I., Watkins, J. T., Collins, J. F., . . . Glass, D. R. (1990). Mode-specific effects among three treatments for depression. *Journal of Consulting and Clinical Psychology, 58*, 352–359.

Imel, Z. E., Baer, J. S., Martino, S., Ball, S. A., & Carroll, K. M. (2011). Mutual influence in therapist competence and adherence to motivational enhancement therapy. *Drug and Alcohol Dependence, 115*(3), 229–236. doi: 10.1016/j.drugalcdep.2010.11.010

Imel, Z. E., Barco, J. S., Brown, H., Baucom, B. R., Baer, J. S., Kircher, J., & Atkins, D. C. (2014). Synchrony in vocally encoded arousal as an indicator of therapist empathy in motivational interviewing. *Journal of Counseling Psychology, 61*(1), 146–153.

Imel, Z.E., Sheng, E., Baldwin, S.A., & Atkins, D.C. (2015). Removing very low-performing therapists: A simulation of performance-based retention in psychotherapy. *Psychotherapy*.

Imel, Z. E., Steyvers, M., Atkins, D.C. (2015). Computational Psychotherapy Research: Scaling up the evaluation of patient provider interactions. *Psychotherapy*, 52(1), 19-30

Imel, Z. E., Wampold, B. E., Miller, S. D., & Fleming, R. R. (2008). Distinctions without a difference: Direct comparisons of psychotherapies for alcohol use disorders. *Psychology of Addictive Behaviors, 22*(4), 533–543. doi: 10.1037/a0013171

Jacobson, N. S. (1991). To be or not to be behavioral when working with couples: What does it mean? *Journal of Family Psychology, 4*, 436–445.

Jacobson, N. S., Dobson, K. S., Truax, P. A., Addis, M. E., Koerner, K., Gollan, J. K., . . . Price, S. E. (1996). A component analysis of cognitive-behavioral treatment for depression. *Journal of Consulting and Clinical Psychology, 64*, 295–304.

Jacobson, N. S., & Hollon, S. D. (1996a). Cognitive-behavior therapy versus pharmacotherapy: Now that the jury's returned its verdict, it's time to present the rest of the evidence. *Journal of Consulting and Clinical Psychology, 64*, 74–80.

Jacobson, N. S., & Hollon, S. D. (1996b). Prospects for future comparisons between drugs and psychotherapy: Lessons from the CBT-versus-pharmacotherapy exchange. *Journal of Consulting and Clinical Psychology, 64*, 104–108.

Johansson, P., & Høglend, P. (2007). Identifying mechanisms of change in psychotherapy: Mediators of treatment outcome. *Clinical Psychology & Psychotherapy, 14*(1), 1–9. doi: 10.1002/cpp.514

Kaptchuk, T. J., Kelley, J. M., Conboy, L. A., Davis, R. B., Kerr, C. E., Jacobson, E. E., . . . Lembo, A. J. (2008). Components of placebo effect: Randomised controlled trial in patients with irritable bowel syndrome. *BMJ: British Medical Journal, 336*(7651), 999–1003. doi: 10.1136/bmj.39524.439618.25

Karlin, B. E., & Cross, G. (2014). From the laboratory to the therapy room: National dissemination and implementation of evidence-based psychotherapies in the U.S. Department of Veterans Affairs Health Care System. *American Psychologist, 69*(1), 19–33. doi: 10.1037/a0033888

Kazdin, A. E. (1994) Methodology, design, and evaluation in pyschotherapy research. In A.E. Bergin & S.L. Garfield (Eds.), *Handbook of psychotherapy and behavior change* (4th ed., pp. 19–71). New York: Wiley.

Kazdin, A. E. (2000). *Psychotherapy for children and adolescents: Directions for research and practice*. New York: Oxford University Press.

Kazdin, A. E. (2002). *Research design in clinical psychology* (4th ed.). Needham Heights, MA: Allyn & Bacon.

Kazdin, A. E. (2007). Mediators and mechanisms of change in psychotherapy research. *Annual Review of Clinical Psychology, 3*, 1–27. doi: 10.1146/annurev.clinpsy.3.022806.091432

Kazdin, A. E. (2009). Understanding how and why psychotherapy leads to change. *Psychotherapy Research, 19*(4–5), 418–428. doi: 10.1080/10503300802448899

Kazdin, A. E. & Bass, D. (1989). Power to detect differences between alternative treatments in comparative psychotherapy outcome research. *Journal of Consulting and Clinical Psychology, 57*, 138–147.

Kazdin, A. E., Esveldt-Dawson, K., French, N. H., & Unis, A. S. (1987). Effects of parent management training and problem-solving skills training combined in the treatment of antisocial child behavior. *Journal of the American Academy of Child & Adolescent Psychiatry, 26*(3), 416–424. doi: 10.1097/00004583-198705000-00024

Kazdin, A. E., & Weisz, J. R. (1998). Identifying and developing empirically supported child and adolescent treatments. *Journal of Consulting and Clinical Psychology, 66*, 19–36.

Kelley, J. M., Lembo, A. J., Ablon, J. S., Villanueva, J. J., Conboy, L. A., Levy, R., . . . Kaptchuk, T. J. (2009). Patient and practitioner influences on the placebo effect in irritable bowel syndrome. *Psychosomatic Medicine, 71*(7), 789–797. doi: 10.1097/PSY.0b013e3181acee12

Kendall, P. C. (1998). Empirically supported psychological therapies. *Journal of Consulting and Clinical Psychology, 66*, 3–6.

Kenny, D. A., & Judd, C. M. (1986). Consequences of violating the independence assumption in analysis of variance. *Psychological Bulletin, 99*(3), 422–431.

Kessler, R. C., Demler, O., Frank, R. G., Olfson, M., Pincus, H. A., Walters, E. E., . . . Zaslavsky, A. M. (2005). Prevalence and Treatment of Mental Disorders, 1990 to 2003. *New England Journal of Medicine, 352*, 2515–2523.

Kiesler, D. J. (1966). Some myths of psychotherapy research and the search for a paradigm. *Psychological Bulletin, 65*(2), 110–136. doi: 10.1037/h0022911

Kiesler, D. J. (1994). Standardization of intervention: The tie that binds psychotherapy research and practice. In P. F. Talley, H. H. Strupp & S. F. Butler (Eds.), *Psychotherapy research and practice: Bridging the gap* (pp. 143–153). New York: Basic Books.

Kiesler, D. J. (1996). *Contemporary interpersonal theory and research: Personality, psychopathology, and psychotherapy.* Oxford: John Wiley and Sons.

Kim, D. M., Wampold, B. E., & Bolt, D. M. (2006). Therapist effects in psychotherapy: A random effects modeling of the NIMH TDCRP data. *Psychotherapy Research, 16*, 161–172.

Kirk, R. E. (1995). *Experimental design: Procedures for the behavioral sciences* (3rd ed.). Pacific Grove, CA: Brooks/Cole

Kirsch, I. (1985). Response expectancy as a determinant of experience and behavior. *American Psychologist, 40*, 1189–1202.

Kirsch, I. (1999). *How expectancies shape experience.* Washington, DC: American Psychological Association.

Kirsch, I. (2000). Are drug and placebo effects in depression additive? *Biological Psychiatry, 47*(8), 733–735. doi: 10.1016/s0006-3223(00)00832-5

Kirsch, I. (2002). Yes, there *is* a placebo effect, but is there a powerful antidepressant drug effect? *Prevention & Treatment, 5*(1), 22.

Kirsch, I. (2005). Placebo Psychotherapy: Synonym or Oxymoron? *Journal of Clinical Psychology, 61*(7), 791–803.

Kirsch, I. (2009). Antidepressants and the placebo response. *Epidemiology and Psychiatric Sciences, 18*(4), 318–322.

Kirsch, I. (2010). *The emperor's new drugs: Exploding the antidepressant myth.* New York: Basic Books.

Kirsch, I., Deacon, B.J., Huedo-Medina, T.B., Scoboria, A., Moore, T.J., & Johnson, B.T. (2008). Initial severity and antidepressant benefits: A meta-analysis of data submitted to the food and drug administration. *Plos Medicine, 5*(2), 260–268. doi: 10.1371/journal.pmed.0050045

Kirsch, I., & Low, C.B. (2013). Suggestion in the treatment of depression. *American Journal of Clinical Hypnosis, 55*(3), 221–229. doi: 10.1080/00029157.2012.738613

Kirsch, I., Moore, T.J., Scoboria, A., & Nicholls, S.S. (2002). The emperor's new drugs: An analysis of antidepressant medication data submitted to the U.S. Food and Drug Administration. *Prevention & Treatment, 5,* article 23.

Kirsch, I., & Sapirstein, G. (1998). Listening to Prozac but hearing placebo: A meta-analysis of antidepressant medication. *Prevention & Treatment, 1*(2), 2a. doi:10.1037/1522-3736.1.1.12a

Kirsch, I., Scoboria, A., & Moore, T.J. (2002). Antidepressants and placebos: Secrets, revelations, and unanswered questions. *Prevention & Treatment, 5*(1), 33. doi:10.1037/1522-3736.5.1.533r

Kivlighan, D.M., Jr., & Shaughnessy, P. (2000). Patterns of working alliance development: A typology of client's working alliance ratings. *Journal of Counseling Psychology, 47*(3), 362–371. doi: 10.1037/0022-0167.47.3.362

Klein, D.F. (1996). Preventing hung juries about therapy studies. *Journal of Consulting and Clinical Psychoogy, 64,* 81–87.

Klein, D.N., Schwartz, J.E., Santiago, N.J., Vivian, D., Vocisano, C., Castonguay, L.G., . . . Keller, M.B. (2003). Therapeutic alliance in depression treatment: Controlling for prior change and patient characteristics. *Journal of Consulting and Clinical Psychology, 71*(6), 997–1006.

Klerman, G.L., Weissman, M.M., Rounsaville, B.J., & Chevron, E.S. (1984). *Interpersonal psychotherapy of depression.* New York: Basic Books.

Kohlenberg, R.J. & Tsai, M. (2007). *Functional Analytic Psychotherapy: A guide for creating intense and curative therapeutic relationships* (2nd ed.). New York: Springer.

Kolden, G.G., Klein, M.H., Wang, C.-C., & Austin, S.B. (2011). Congruence/genuineness. In J.C. Norcross (Ed.), *Psychotherapy relationships that work: Evidence-based responsiveness* (2nd ed., pp. 187–202). New York: Oxford University Press.

Kong, J., Kaptchuk, T.J., Polich, G., Kirsch, I., Vangel, M., Zyloney, C., . . . Gollub, R. (2009). Expectancy and treatment interactions: A dissociation between acupuncture analgesia and expectancy evoked placebo analgesia. *NeuroImage, 45*(3), 940–949. doi: 10.1016/j.neuroimage.2008.12.025

Konrad, M., Vyleta, M.L., Theis, F.J., Stock, M., Tragust, S., Klatt, M., . . . Cremer, S. (2012). Social transfer of pathogenic fungus promotes active immunisation in ant colonies. *PLoS Biology, 10*(4). doi: 10.1371/journal.pbio.1001300

Kraemer, H.C., & Kupfer, D.J. (2006). Size of treatment effects and their importance to clinical research and practice. *Biological Psychiatry, 2006,* 990–996.

Kuhn, T.S. (1962). *The structures of scientific revolutions.* Chicago: University of Chicago.

Kuhn, T.S. (1970). Logic of discovery or psychology of research. In I. Lakatos & A. Musgrave (Eds.), *Criticism and the growth of knowledge* (pp. 1–23). Cambridge: Cambridge University Press.

Lakatos, I. (1970). Falsification and the methodology of scientific research programmes. In I. Lakatos & A. Musgrave (Eds.), *Criticism and the growth of knowledge* (pp. 91–196). Cambridge: Cambridge University Press.

Lakatos, I. (1976). *Proofs and refutations: The logic of mathematical discovery.* Cambridge: Cambridge University Press.

Lakatos, I., & Musgrave, A. (Eds.). (1970). *Criticism and the growth of knowledge.* Cambridge: Cambridge University Press.

Lambert, M. J. (1992). Psychotherapy outcome research: Implications for integrative and eclectic therapists. In J. C. Norcross & M. R. Goldfried (Eds.), *Handbook of psychotherapy integration* (pp. 94–129). New York: Basic Books.

Lambert, M. J. (2010). *Prevention of treatment failure: The use of measuring, monitoring, and feedback in clinical practice.* Washington, DC: American Psychological Association.

Lambert, M. J. (Ed.). (2013). *Bergin and Garfield's handbook of psychotherapy and behavior change.* Hoboken, NJ: Wiley.

Lambert, M. J., & Bergin, A. E. (1994). The effectiveness of psychotherapy. In A. E. Bergin & S. L. Garfield (Eds.), *Handbook of psychotherapy and behavior change* (4th ed., pp. 143–189). New York: Wiley.

Lambert, M. J., Bergin, A. E., & Collins, J. L. (1997). Therapist-induced deterioration in psychotherapy. In A. S. Gurman & A. M. Razin (Eds.), *The therapist's contributions to effective treatment: An empirical assessment.* New York: Pergamon.

Lambert, M. J., Gregersen, A. T., & Burlingame, G. M. (2004). The Outcome Questionnaire-45. In M. E. Murish (Ed.), *Use of psychological testing for treatment planning and outcome assessment* (3rd ed., Vol. 3, pp. 191–234). Mahway, NJ: Erlbaum.

Lambert, M. J., & Ogles, B. M. (2004). The efficacy and effectiveness of psychotherapy. In M. J. Lambert (Ed.), *Bergin and Garfield's handbook of psychotherapy and behavior change* (5th ed., pp. 139–193). New York: Wiley.

Lambert, M. J., & Shimokawa, K. (2011). Collecting client feedback. In J. C. Norcross (Ed.), *Psychotherapy relationships that work: Evidence-based responsiveness* (2nd ed., pp. 203–223). New York: Oxford University Press.

Landman, J. T., & Dawes, R. M. (1982). Psychotherapy outcome: Smith and Glass' conclusions stand up under scrutiny. *American Psychologist, 37*(5), 504–516. doi: 10.1037/0003-066X.37.5.504

Langman, P. F. (1997). White culture, Jewish culture, and the origins of psychotherapy. *Psychotherapy, 34,* 207–218.

Larson, D. G., & Hoyt, W. T. (2007). What has become of grief counseling? An evaluation of the empirical foundations of the new pessimism. *Professional Psychology: Research and Practice, 38,* 347–355.

Larvor, B. (1998). *Lakatos: An introduction.* London: Routledge.

Laska, K. M., Gurman, A. S., & Wampold, B. E. (2014). Expanding the lens of evidence-based practice in psychotherapy: A common factors perspective. *Psychotherapy, 51,* 467–481.

Laska, K. M., Smith, T. L., Wislocki, A. P., Minami, T., & Wampold, B. E. (2013). Uniformity of evidence-based treatments in practice? Therapist effects in the delivery of cognitive processing therapy for PTSD. *Journal of Counseling Psychology, 60*(1), 31–41. doi: 10.1037/a0031294

Latour, B. (1999). *Pandora's hope: Essays on the reality of science studies.* Cambridge, MA: Harvard University Press.

Lau, A. S. (2006). Making the case for selective and directed cultural adaptations of evidence-based treatments: Examples from parent training. *Clinical Psychology: Science and Practice, 13*, 295–310.

Lazarus, A. A. (1981). *The practice of multimodal therapy.* New York: McGraw-Hill.

Leary, T. (1955). Psychiatry. *Journal for the Study of Interpersonal Processes, 18*, 147–161.

Leichsenring, F., Rabung, S., & Leibing, E. (2004). The efficacy of short-term psychodynamic psychotherapy in specific psychiatric disorders: a meta-analysis. *Archives of General Psychiatry, 61*, 1208–1216.

Leichsenring, F., Salzer, S., Beutel, M. E., Herpertz, S., Hiller, W., Hoyer, J., . . . Leibing, E. (2013). Psychodynamic therapy and cognitive-behavioral therapy in social anxiety disorder: A multicenter randomized controlled trial. *The American Journal of Psychiatry, 170*(7), 759–767.

Leichsenring, F., Salzer, S., & Leibing, E. (2013). Response to Clark. *American Journal of Psychiatry, 170*(11), 1365–1366.

Leykin, Y., & DeRubeis, R. J. (2009). Allegiance in psychotherapy outcome research: Separating association from bias. *Clinical Psychology: Science and Practice, 16*, 54–65.

Liberman, B. L. (1978). The role of mastery in psychotherapy: Maintenance of improvement and prescriptive change. In J. D. Frank, R. Hoehn-Saric, S. D. Imber, B. L. Liberman & A. R. Stone (Eds.), *Effective ingredients of successful psychotherapy* (pp. 35–72). Baltimore: Johns Hopkins University Press.

Lieberman, M. D. (2013). *Social: Why our brains are wired to connect.* New York: Crown Publishing Group.

Lilienfeld, S. O. (2007). Psychological treatments that cause harm. *Perspectives on Psychological Science, 2*, 53–70.

Lilienfeld, S. O., Ritschel, L. A., Lynn, S. J., Cautin, R. L., & Latzman, R. D. (2013). Why many clinical psychologists are resistant to evidence-based practice: Root causes and constructive remedies. *Clinical Psychology Review, 33*(7), 883–900. doi: 10.1016/j.cpr.2012.09.008

Lillard, A. (1998). Ethnopsychologies: Cultural variations in theories of mind. *Psychological Bulletin, 123*(1), 3–32. doi: 10.1037/0033-2909.123.1.3

Lipsey, M. W., & Wilson, D. B. (1993). The efficacy of psychological, educational, and behavioral treatment: confirmation from meta-analysis. *American Psychologist, 48*(12), 1181–1209.

Loftus, E. F., & Davis, D. (2006). Recovered memories. *Annual Review of Clinical Psychology, 2*, 469–498.

Longmore, R. J., & Worrell, M. (2007). Do we need to challenge thoughts in cognitive behavior therapy? *Clinical Psychology Review, 27*(2), 173–187. doi: 10.1016/j.cpr.2006.08.001

Luborsky, L. (1954). A note on Eysenck's article "The effects of psychotherapy: an evaluation." *British Journal of Psychology, 45*, 129–131.

Luborsky, L., Crits-Christoph, P., McLellan, A. T., Woody, G., Piper, W., Liberman, B., . . . & Pilkonis, P. (1986). Do therapists vary much in their success? Findings from four outcome studies. *American Journal of Orthopsychiatry, 56*(4), 501–512.

Luborsky, L., & DeRubeis, R. J. (1984). The use of psychotherapy treatment manuals: A small revolution in psychotherapy research style. *Clinical Psychology Review, 4*, 5–14.

Luborsky, L., Diguer, L., Seligman, D. A., Rosenthal, R., Krause, E. D., Johnson, S., . . . Schweizer, E. (1999). The researcher's own therapy allegiances: A "wild card" in comparisons of treatment efficacy. *Clinical Psychology: Science and Practice, 6*(1), 95–106.

Luborsky, L., McLellan, A. T., Diguer, L., Woody, G., & Seligman, D. A. (1997). The Psychotherapist Matters: Comparison of Outcomes Across Twenty-Two Therapists and Seven Patient Samples. *Clinical Psychology: Science and Practice, 4*(1), 53–65.

Luborsky, L., Singer, B., & Luborsky, L. (1975). Comparative studies of psychotherapies: Is it true that "everyone has won and all must have prizes?" *Archives of General Psychiatry, 32*(8), 995–1008.

Luo, Y., Hawkley, L. C., Waite, L. J., & Cacioppo, J. T. (2012). Loneliness, health, and mortality in old age: A national longitudinal study. *Social Science & Medicine, 74*(6), 907–914. doi: 10.1016/j.socscimed.2011.11.028

MacCoon, D. G., Imel, Z. E., Rosenkranz, M. A., Sheftel, J. G., Weng, H. Y., Sullivan, J. C., . . . Lutz, A. (2012). The validation of an active control intervention for Mindfulness Based Stress Reduction (MBSR). *Behaviour Research and Therapy, 50*(1), 3–12. doi: 10.1016/j.brat.2011.10.011

MacKenzie, D. L., Wilson, D. B., & Kider, S. B. (2001). Effects of correctional boot camps on offending. *Annals of the American Academy of Political and Social Science, 578*, 126–143.

Madsen, M. V., Gøtzsche, P. C., & Hróbjartsson, A. (2009). Acupuncture treatment for pain: Systematic review of randomised clinical trials with acupuncture, placebo acupuncture, and no acupuncture groups. *British Medical Journal, 338*(7690). doi: 10.1136/bmj.a3115

Markowitz, J. C., Klerman, G. L., Clougherty, K. F., Spielman, L. A., Jacobsberg, L. B., Fishman, B., . . . Perry, S. W. (1995). Individual psychotherapies for depressed HIV-positive patients. *American Journal of Psychiatry, 152*, 1504–1509.

Markowitz, J. C., Kocsis, J. H., Fishman, B., Spielman, L. A., Jacobsberg, L. B., Frances, A. J., . . . Perry, S. W. (1998). Treatment of depressive symptoms in human immunodeficiency virus-positive patients. *Archives of General Psychiatry, 55*(5), 452–457. doi: 10.1001/archpsyc.55.5.452

Markowitz, J. C., Manber, R., & Rosen, P. (2008). Therapists' response to training in brief supportive psychotherapy. *American Journal of Psychotherapy, 62*(1), 67–81.

Markowitz, J. C., Milrod, B., Bleiberg, K., & Marshall, R. D. (2009). Interpersonal factors in understanding and treating posttraumatic stress disorder. *Journal of Psychiatric Practice, 15*(2), 133–140. doi: 10.1097/01.pra.0000348366.34419.28

Marlatt, G. A. (1983). The controlled-drinking controversy: A commentary. *American Psychologist, 38*, 1097–1110.

Marlatt, G. A. (1985). Abstinence and controlled drinking: Alternative treatment goals for alcoholism and problem drinking? *Bulletin of the Society of Psychologists in Addictive Behaviors, 4*, 123–150.

Marlatt, G. A., & Gordon, J. (1985). *Relapse prevention: Maintenance strategies in the treatment of addictive behaviors.* New York: Guilford.

Martin, D. J., Garske, J. P., & Davis, M. K. (2000). Relation of the therapeutic alliance with outcome and other variables: A meta-analytic review. *Journal of Consulting and Clinical Psychology, 68*, 438–450.

Mattick, R. P., Andrews, G., Hadzi-Pavlovic, D., & Christensen, H. (1990). Treatment of panic and agoraphobia: An integrative review. *The Journal of Nervous and Mental Disease, 178*(9), 567–576.

Mavissakalian, M., & Michelson, L. (1986). Agoraphobia: Relative and combined effectiveness of therapist-assisted in vivo exposure and imipramine. *Journal of Clinical Psychiatry, 47,* 117–122.

Mays, V. M., & Albee, G. W. (1992). Psychotherapy and ethnic minorities. In D. K. Freedheim (Ed.), *History of psychotherapy: A century of change* (pp. 552–570). Washington, DC: American Psychological Association.

McCall, W. A. (1923). *How to experiment in education.* New York: Macmillan.

McCullough, L., & Magill, M. (2009). Affect-focused short-term dynamic therapy. In R. A. Levy & J. S. Ablon (Eds.), *Handbook of evidence-based psychodynamic psychotherapy: Bridging the gap between science and practice.* (pp. 249–277). Totowa, NJ: Humana Press.

McDonagh, A., Friedman, M., McHugo, G., Ford, J., Sengupta, A., Mueser, K., . . . Descamps, M. (2005). Randomized trial of cognitive-behavioral therapy for chronic posttraumatic stress disorder in adult female survivors of childhood sexual abuse. *Journal of Consulting and Clinical Psychology, 73,* 515–524.

McHugh, R. K., & Barlow, D. H. (2012). Dissemination and implementation of evidence-based psychological interventions: Current status and future directions. In R. K. McHugh & D. H. Barlow (Eds.), *Dissemination and implementation of evidence-based psychological interventions* (pp. 247–263). New York: Oxford University Press.

McKay, K. M., Imel, Z. E., & Wampold, B. E. (2006). Psychiatrist effects in the psychopharmacological treatment of depression. *Journal of Affective Disorders, 92*(2), 287–290.

McLaughlin, A. A., Keller, S. M., Feeny, N. C., Youngstrom, E. A., & Zoellner, L. A. (2014). Patterns of therapeutic alliance: Rupture–repair episodes in prolonged exposure for posttraumatic stress disorder. *Journal of Consulting and Clinical Psychology, 82*(1), 112.

McNally, R. J. (1999). EMDR and Mesmerism: A comparative historical analysis. *Journal of Anxiety Disorders, 13,* 225–236.

McNally, R. J., Bryant, R. A., & Ehlers, A. (2003). Does early psychological intervention promote recovery from posttraumatic stress? *Psychological Science in the Public Interest, 4,* 45–79.

McNamara, K., & Horan, J.J. (1986). Experimental construct validity in the evaluation of cognitive and behavioral treatments for depression. *Journal of Counseling Psychology, 33*: 23–30. doi:10.1037//0022-0167.33.1.23

Meehl, P. E. (1967). Theory-testing in psychology and physics: A methodological paradox. *Philosophy of Science, 34,* 103–115.

Meehl, P. E. (1978). Theoretical risks and tabular asterisks: Sir Karl, Sir Ronald, and the slow progress of soft psychology. *Journal of Consulting and Clinical Psychology, 46*(4), 806–834. doi: 10.1037/0022-006x.46.4.806

Meichenbaum, D. (1986). Cognitive-behavior modification. In F. H. Kanfer & A. P. Goldstein (Eds.), *Helping people change: A textbook of methods* (3rd ed., pp. 346–380). New York: Pergamon Press.

Meltzoff, J., and Kornreich, M. (1970). *Research in psychotherapy.* Chicago: Adline

Mercer, J. (2002). Attachment therapy: A treatment without empirical support. *The Scientific Review of Mental Health Practice, 1,* 105–112.

Merrill, K. A., Tolbert, V. E., & Wade, W. A. (2003). Effectiveness of cognitive therapy for depression in a community mental health center: A benchmarking study. *Journal of Consulting and Clinical Psychology, 71*(2), 404–409. doi: 10.1037/0022-006x.71.2.404

Mesmer, F.A. (1980). *Mesmerism: A translation of the original scientific and medical writings of E.A. Mesmer* (G. Bloch, Trans.). Los Altos, CA: William Kaufman. (Original work published 1766)

Milgrom, J., Negri, L. M., Gemmill, A. W., McNeil, M., Martin, P. R. (2005). A randomized controlled trial of psychological interventions for postnatal depression. *British Journal of Clinical Psychology, 44*: 529–542. doi:10.1348/014466505x34200

Miller, D. (1994). *Critical rationalism: A restatement and defense.* Chicago: Open Court.

Miller, G. A. (1996). How we think about cognition, emotion, and biology in psychopathology. *Psychophysiology, 33,* 615–628.

Miller, S. D., Duncan, B. L., Sorrell, R., & Brown, G. S. (2005). The Partners for Change Outcome Management System. *Journal of Clinical Psychology, 61*(2), 199–208. doi: 10.1002/jclp.20111

Miller, W. R., Andrews, N. R., Wilbourne, P., & Bennett, M. E. (1998). A wealth of alternatives: Effective treatments for alcohol problems. In W. R. Miller, & N. Heather (Eds.), *Treating addictive behaviors* (2nd ed., pp. 203–216). New York: Plenum Press.

Miller, W. R., & Rollnick, S. (2002). *Motivational interviewing* (2nd ed.). New York: Guilford.

Miller, W. R., & Rollnick, S. (2009). Ten things that motivational interviewing is not. *Behavioural and Cognitive Psychotherapy, 37*(2), 129–140. doi: 10.1017/s1352465809005128

Miller, W. R., & Rollnick, S. (2012). *Motivational interviewing* (3rd ed.). New York: Guilford Press.

Miller, W. R., & Rose, G. S. (2009). Toward a theory of motivational interviewing. *American Psychologist, 64,* 527–537.

Mills, K. C., Sobell, M. B., & Schaefer, H. H. (1971). Training social drinking as an alternative to abstinence for alcoholics. *Behavior Therapy, 2,* 18–27.

Minami, T., & Wampold, B. E. (2008). Adult psychotherapy in the real world. In W. B. Walsh (Ed.), *Biennial Review of Counseling Psychology* (Vol. I, pp. 27–45). New York: Taylor and Francis.

Minami, T., Davies, D. R., Tierney, S. C., Bettmann, J. E., McAward, S. M., Averill, L. A., . . . Wampold, B. E. (2009). Preliminary evidence on the effectiveness of psychological treatments delivered at a university counseling center. *Journal of Counseling Psychology, 56*(2), 309–320. doi: 10.1037/a0015398

Minami, T., Serlin, R. C., Wampold, B. E., Kircher, J., & Brown, G. S. (2008). Using clinical trials to benchmark effects produced in clinical practice. *Quality and Quantity, 42,* 513–525.

Minami, T., Wampold, B. E., Serlin, R. C., Hamilton, E., Brown, G. S., & Kircher, J. (2008). Benchmarking the effectiveness of psychotherapy treatment for adult depression in a managed care environment: A preliminary study. *Journal of Consulting and Clinical Psychology, 76,* 116–124.

Minami, T., Wampold, B. E., Serlin, R. C., Kircher, J. C., & Brown, G. S. J. (2007). Benchmarks for psychotherapy efficacy in adult major depression. *Journal of Consulting and Clinical Psychology, 75*(2), 232–243.

Mohr, D.C. (1995). Negative outcome in psychotherapy: A critical review. *Clinical Psychology: Science and Practice, 2,* 1–27.

Mohr, D. C., Beutler, L. E., Engle, D., Shoham-Salomon, V., Bergan, J., Kaszniak, A. W., et al. (1990). Identification of patients at risk for nonresponse and negative outcome in psychotherapy. *Journal of Consulting and Clinical Psychology, 58,* 622–628.

Mohr, D. C., Spring, B., Freedland, K. E., Beckner, V., Arean, P., Hollon, S.D., . . . & Kaplan, R. (2009). The selection and design of control conditions for randomized controlled trials of psychological interventions. *Psychotherapy and Psychosomatics, 78*(5), 275–284.

Molden, D. C., & Dweck, C. S. (2006). Finding "Meaning" in Psychology: A Lay Theories Approach to Self-Regulation, Social Perception, and Social Development. *American Psychologist, 61*(3), 192–203. doi: 10.1037/0003-066x.61.3.192

Montgomery, G. H., & Kirsch, I. (1997). Classical conditioning and the placebo effect. *Pain, 72*, 107–113.

Moos, R. H. (2005). Iatrogenic effects of psychosocial interventions for substance use disorders: Prevalence, predictors, prevention. *Addiction, 100*, 595–604.

Morris, D. B. (1997). Placebo, pain, and belief: A biocultural model. In A. Harrington (Ed.), *The placebo effect: An interdisciplinary exploration* (pp. 187–207). Cambridge, MA: Harvard University Press.

Morris, D. B. (1998). *Illness and culture in the postmodern age.* Berkeley: University of California Press.

Moses, E. B., & Barlow, D. H. (2006). A new unified treatment approach for emotional disorders based on emotion science. *Current Directions in Psychological Science, 15*, 146–150.

Moyers, T. B., & Miller, W. R. (2013). Is low therapist empathy toxic? *Psychology of Addictive Behaviors, 27*(3), 878–884. doi: 10.1037/a0030274

Moyers, T. B., Miller, W. R., & Hendrickson, S. M. L. (2005). How does motivational interviewing work? Therapist interpersonal skill predicts client involvement within motivational interviewing sessions. *Journal of Consulting and Clinical Psychology, 73*(4), 590–598. doi: 10.1037/0022-006x.73.4.590

Munder, T., Brütsch, O., Leonhart, R., Gerger, H., & Barth, J. (2013). Researcher allegiance in psychotherapy outcome research: An overview of reviews. *Clinical Psychology Review, 33*(4), 501–511. doi: 10.1016/j.cpr.2013.02.002

Munder, T., Gerger, H., Trelle, S., & Barth, J. (2011). Testing the allegiance bias hypothesis: A meta-analysis. *Psychotherapy Research, 21*, 670–684.

Munder, T., Flückiger, C., Gerger, H., Wampold, B. E. & Barth, J. (2012). Is the allegiance effect an epiphenomenon of true efficacy differences between treatments? A meta-analysis. *Journal of Counseling Psychology, 59*, 632–637.

Nash, E., Hoehn-Sacric, R., Battle, C., Stone, A., Imber, S. D., & Frank, J. (1965). Systematic preparation of patients for short-term psychotherapy: 2. Relation to characteristics of patient, therapist, and the psychotherapeutic process. *Journal of Nervous and Mental Disorders, 140*, 374–383.

National Association of Cognitive-Behavioral Therapists (NACBT) (2014). Retrieved April 21, 2014, from www.nacbt.org/whatiscbt.aspx

National Collaborating Centre for Mental Health (2005). Post-traumatic stress disorder: The management of PTSD in adults and children in primary and secondary care. London, Royal College of Psychiatrists and Leicester, The British Psychological Society.

Neimeyer, R. A. (2000). Searching for the meaning of meaning: Grief therapy and the process of reconstruction. *Death Studies, 24*, 541–558.

Niedenthal, P. M., & Brauer, M. (2012). Social functionality of human emotion. *Annual Review of Psychology, 63*, 259–285. doi: 10.1146/annurev.psych.121208.131605

Nissen-Lie, H. A., Monsen, J. T., & Rønnestad, M. H. (2010). Therapist predictors of early patient-rated working alliance: A multilevel approach. *Psychotherapy Research, 20*(6), 627–646. doi: 10.1080/10503307.2010.497633

Nitschke, J. B., Dixon, G. E., Sarinopoulos, I., Short, S. J., Cohen, J. D., Smith, E. E., . . . Davidson, R. J. (2006). Altering expectancy dampens neural response to aversive taste in primary taste cortex. *Nature Neuroscience, 9*(3), 435–442.

Norcross, J. C. (2011). *Psychotherapy relationships that work: Evidence-based responsiveness.* New York: Oxford University Press.

Norcross, J. C., & Goldfried, M. R. (1992). *Handbook of psychotherapy integration.* New York: Basic Books.

Norcross, J. C., & Goldfried, M. R. (2005). *Handbook of psychotherapy integration* (2nd ed.). New York: Oxford University Press.

Norcross, J. C., & Karpiak, C. P. (2012). Clinical psychologists in the 2010s: 50 years of the APA division of clinical psychology. *Clinical Psychology: Science and Practice, 19*(1), 1–12. doi: 10.1111/j.1468-2850.2012.01269.x

Norcross, J. C., Karpiak, C. P., & Santoro, S. O. (2005). Clinical psychologists across the years: The division of clinical psychology from 1960 to 2003. *Journal of Clinical Psychology, 61*(12), 1467–1483. doi: 10.1002/jclp.20135

Norcross, J. C., & Newman, C. F. (1992). Psychotherapy integration: Setting the context. In J. C. Norcross & M. R. Goldfried (Eds.), *Handbook of psychotherapy integration* (pp. 3–45). New York: Basic Books.

Nowinski J, Baker S, & Carroll, K. (1992). *Twelve step facilitation therapy manual: A clinical research guide for therapists treating individuals with alcohol abuse and dependence.* Rockville, MD: NIAA.

Oei, T.P.S., & Free, M. L. (1995). Do cognitive behaviour therapies validate cognitive models of mood disorders? A review of the empirical evidence. *International Journal of Psychology, 30*, 145–179.

Okiishi, J., Lambert, M. J., Nielsen, S. L., & Ogles, B. M. (2003). Waiting for supershrink: An empirical analysis of therapist effects. *Clinical Psychology & Psychotherapy, 10*(6), 361–373.

Orlinsky, D. E., & Howard, K. I. (1986). Process and outcome in psychotherapy. In S. L. Garfield & A. E. Bergin (Eds.), *Handbook of psychotherapy and behavior change* (3rd ed., pp. 311–381). New York: Wiley.

Öst, L.G. (1987). Applied relaxation: Description of a coping technique and review of controlled studies. *Behaviour Research and Therapy*, 25, 397–409.

Ougrin, D. (2011). Efficacy of exposure versus cognitive therapy in anxiety disorders: systematic review and meta-analysis. *BMC psychiatry, 11*(1), 200.

Owen, J., & Hilsenroth, M. J. (2014). Treatment adherence: The importance of therapist flexibility in relation to therapy outcomes. *Journal of Counseling Psychology, 61*, 280-288.

Papakostas, Y. G., & Daras, M. D. (2001). Placebos, placebo effect, and the response to the healing situation: The evolution of a concept. *Epilepsia, 42*(12), 1614–1625.

Parloff, M. B. (1986). Frank's "Common elements" in psychotherapy: Nonspecific factors and placebos. *American Journal of Orthopsychiatry, 56*, 521–529.

Pattie, F. A. (1994). *Mesmer and animal magnetism: A chapter in the history of medicine.* Hamilton, NY: Edmonston.

Paul, G. L. (1969). Behavior modification research: Design and tactics. In C. M. Franks (Ed.), *Behavior therapy: Appraisal and status* (pp. 29–62). New York: McGraw-Hill.

Pendery, M. L., Maltzman, I. M., & West, L. J. (1982). Controlled drinking by alcoholics? New findings and a reevaluation of a major affirmative study. *Science, 217*, 169–175.

Perepletchikova, F. (2009). Treatment integrity and differential treatment effects. *Clinical Psychology: Science and Practice, 16*(3), 379–382. doi: 10.1111/j.1468-2850.2009.01177.x

Persons, J. B., & Silberschatz, G. (1998). Are results of randomized controlled trials useful to psychotherapists? *Journal of Consulting and Clinical Psychology, 66*, 126–135.

Petrosino, A., Turpin-Petrosino, C., & Buehler, J. (2003). Scared Straight and other juvenile awareness programs for preventing juvenile delinquency: A systematic review of the randomized experimental evidence. *Annals of the American Academy of Political and Social Science, 589*, 41–62.

Phillips, E. L. (1957). *Psychotherapy: A modern theory and practice.* London: Staples.

Pilkonis, P. A., Imber, S. D., Lewis, P., & Rubinsky, P. (1984). A comparative outcome study of individual, group, and conjoint psychotherapy. *Archives of General Psychiatry, 41*, 431–437.

Piper, W. E., Debbane, E. G., Bienvenu, J. P., & Garant, J. (1984). A comparative study of four forms of psychotherapy. *Journal of Consulting and Clinical Psychology, 52*(2), 268–279.

Pinsof, W. M., & Wynne, L. C. (2000). Toward progress research: Closing the gap between family therapy practice and research. *Journal of Marital and Family Therapy, 26*(1), 1–8. doi: 10.1111/j.1752-0606.2000.tb00270.x

Pinsof, W. M., Zinbarg, R. E., Lebow, J. L., Knobloch-Fedders, L. M., Durbin, E., Chambers, A., . . . Friedman, G. (2009). Laying the foundation for progress research in family, couple, and individual therapy: The development and psychometric features of the initial Systemic Therapy Inventory of Change. *Psychotherapy Research, 19*(2), 143–156. doi: 10.1080/10503300802669973

Piper, W. E., Debbane, E. G., Bienvenu, J. P., & Garant, J. (1984). A comparative study of four forms of psychotherapy. *Journal of Consulting and Clinical Psychology, 52*(2), 268–279.

Plassmann, H., O'Doherty, J., Shiv, B., & Rangel, A. (2008). Marketing actions can modulate neural representations of experienced pleasantness. *Proceedings of the National Academy of Sciences, 105*(3), 1050–1054.

Pollo, A., Amanzio, M., Arslanian, A., Casadio, C., Maggi, G., & Benedetti, F. (2001). Response expectancies in placebo analgesia and their clinical relevance. *Pain, 93*(1), 77–84. doi: 10.1016/s0304-3959(01)00296-2

Popper, K. R. (1963). *Conjectures and refutations.* London: Routledge.

Popper, K. R. (1962). On the sources of knowledge and of ignorance. *Conjectures and refutations: The growth of scientific knowledge.* New York: Basic Books.

Popper, K. R. (1972). *Objective knowledge: An evolutionary approach.* Oxford: Oxford University Press.

Porter, A. C., & Raudenbush, S. W. (1987). Analysis of covariance: Its model and use in psychological research. *Journal of Counseling Psychology, 34*, 383–392.

Poulsen, S., Lunn, S., Daniel, S. I. F., Folke, S., Mathiesen, B. B., Katznelson, H., & Fairburn, C. G. (2014). A randomized controlled trial of psychoanalytic psychotherapy or cognitive-behavioral therapy for bulimia nervosa. *The American Journal of Psychiatry, 171*(1), 109–116. doi: 10.1176/appi.ajp.2013.12121511

Powers, M. B., Halpern, J. M., Ferenschak, M. P., Gillihan, S. J., & Foa, E. B. (2010). A meta-analytic review of prolonged exposure for posttraumatic stress disorder. *Clinical Psychology Review, 30*, 635–641.

Powers, M. B., Smits, J.A.J., Whitley, D., Bystritsky, A., & Telch, M. J. (2008). The effect of attributional processes concerning medication taking on return of fear. *Journal of Consulting and Clinical Psychology, 76*(3), 478–490.

Preston, S. D., & de Waal, F.B.M. (2002). Empathy: Its ultimate and proximate bases. *Behavioral and Brain Sciences, 25*, 1–20.

Price, D. P., Finniss, D. G., & Benedetti, F. (2008). A comprehensive review of the placebo effect: Recent advances and current thought. *Annual Review of Psychology, 59*, 565–590.

Prochaska, J. O., & Norcross, J. C. (2002). Stages of change. In J. C. Norcross (Ed.), *Psychotherapy relationships that work: Therapist contributions and responsiveness to patients* (pp. 303–313). New York: Oxford University.

Project MATCH Research Group. (1997). Matching alcoholism treatments to client heterogeneity: Project MATCH Posttreatment drinking outcomes. *Journal of Studies on Alcohol, 58*, 7–29.

Project MATCH Research Group. (1998). Therapist effects in three treatments for alcohol problems. *Psychotherapy Research, 8*(4), 455–474.

Propst, L. R., Ostrom, R., Watkins, P., Dean, T., & Mashburn, D. (1992). Comparative efficacy of religious and nonreligious cognitive-behavioral therapy for the treatment of clinical depression in religious individuals. *Journal of Consulting and Clinical Psychology, 60*, 94–103.

Puschner, B., Wolf, M., & Kraft, S. (2008). Helping alliance and outcome in psychotherapy: What predicts what in routine outpatient treatment? *Psychotherapy Research, 18*(2), 167–178. doi: 10.1080/10503300701367984

Rachman, S. (1971). *The effects of psychotherapy* (Vol. 15). Oxford: Pergamon.

Rachman, S. (1977). Double standards and single standards. *Bulletin of the British Psychological Society, 30*(AUG), 295–295.

Rachman, S., & Wilson, G. T. (1980). *The effects of psychological therapy*. Oxford: Pergamon Press.

Ramseyer, F., & Tschacher, W. (2011). Nonverbal synchrony in psychotherapy: Coordinated body movement reflects relationship quality and outcome. *Journal of Consulting and Clinical Psychology, 79*, 284–295.

Raudenbush, S. W. (2009). Analyzing effect sizes: Random-effects models. In H. Cooper, L. V. Hedges & J. C. Valentine (Eds.), *The handbook of research synthesis and meta-analysis* (2nd ed., pp. 295–316). New York: Russell Sage Foundation.

Rhule, D. M. (2005). Take care to do no harm: Harmful interventions for youth problem behavior. *Professional Psychology: Research and Practice, 36*, 618–625.

Rice, L. N., & Greenberg, L. S. (1992). Humanistic approaches to psychotherapy. In D. K. Freedheim (Ed.), *History of psychotherapy: A century of change* (pp. 197–224). Washington, DC: American Psychological Association.

Robinson, L. A., Berman, J. S., & Neimeyer, R. A. (1990). Psychotherapy for the treatment of depression: A comprehensive review of controlled outcome research. *Psychological Bulletin, 108*, 30–49.

Rogers, C. R. (1951a). *Client-centered therapy*. Boston: Houghton Mifflin.

Rogers, C. R. (1951b). A research program in client-centered therapy. *Research publications—Association for Research in Nervous and Mental Disorders, 31*, 106–113.

Rosa-Alcázar, A.I., Sánchez-Meca, J., Gómez-Conesa, A., & Marín-Martínez, F. (2008). Psychological treatment of obsessive–compulsive disorder: A meta-analysis. *Clinical Psychology Review, 28*, 1310–1325.

Rose, S., Bisson, J., & Wessely, S. (2001). Psychological debriefing for preventing post traumatic stress disorder (PTSD). (Cochrane Library, Issue 3.) Oxford: Update Software.

Rosen, G. M. (1999). Treatment fidelity and research on Eye Movement Desensitization and Reprocessing (EMDR). *Journal of Anxiety Disorders, 13*, 173–184.

Rosenbaum, D. P., & Hanson, G. S. (1998). Assessing the effects of school-based drug education: A six-year multilevel analysis of Project D.A.R.E. *Journal of Research in Crime and Delinquency, 35*(4), 381–412.

Rosenquist, J. N., Fowler, J. H., & Christakis, N. A. (2011). Social network determinants of depression. *Molecular Psychiatry, 16*(3), 273–281. doi: 10.1038/mp.2010.13

Rosenthal, D., & Frank, J. D. (1956). Psychotherapy and the placebo effect. *Psychological Bulletin, 53*, 294–302.

Rosenthal, R. (1994). Parametric measures of effect size. In H. Cooper & L. V. Hedges (Eds.), *The handbook of research synthesis* (pp. 231–260). New York: Russell Sage Foundation.

Rosenzweig, S. (1936). Some implicit common factors in diverse methods of psychotherapy: "At last the Dodo said, 'Everybody has won and all must have prizes'." *American Journal of Orthopsychiatry, 6*, 412–415.

Rosenzweig, S. (1954). A transvaluation of psychotherapy: a reply to Hans Eysenck. *The Journal of Abnormal and Social Psychology, 49*, 298–304.

Roth, W. T., Wilhelm, F. H., & Petit, D. (2005). Are current theories of panic falsifiable? *Psychological Bulletin, 131*, 171–192.

Rubin, D. B. (1986). Statistics and causal inference—which ifs have causal answers. *Journal of the American Statistical Association, 81*(396), 961–962. doi: 10.2307/2289065

Ruzek, J. I., Karlin, B. E., & Zeiss, A. (2012). Implementation of evidence-based psychological treatments in the Veterans Health Administration. In R. K. McHugh & D. H. Barlow (Eds.), *Dissemination and implementation of evidence-based psychological interventions* (pp. 78–96). New York: Oxford University Press.

Sackett, D. L., Straus, S. E., Richardson, W. S., Rosenberg, W., & Haynes, R. B. (2000). *Evidence-based medicine: How to practice and teach EBM* (2nd ed.). London: Churchill Livingstone.

Safran, J. D., & Muran, J. C. (2000). *Negotiating the therapeutic alliance.* New York: Guilford.

Safran, J. D., Muran, J. C., & Eubanks-Carter, C. (2011). Repairing alliance ruptures. *Psychotherapy, 48*(1), 80–87. doi: 10.1037/a0022140

Sagan, C. In P. G Blacketor (2009). *Everyday useful quotes.* Xlibris.

Sánchez-Meca, J., Rosa-Alcázar, A. I., Marín-Martínez, F., & Gómez-Conesa, A. (2010). Psychological treatment of panic disorder with or without agoraphobia: a meta-analysis. *Clinical Psychology Review, 30*(1), 37–50.

Sapyta, J., Riemer, M., & Bickman, L. (2005). Feedback to Clinicians: Theory, Research, and Practice. *Journal of Clinical Psychology, 61*(2), 145–153. doi: 10.1002/jclp.20107

Saxon, D., & Barkham, M. (2012). Patterns of therapist variability: Therapist effects and the contribution of patient severity and risk. *Journal of Consulting and Clinical Psychology, 80*(4), 535–546. doi: 10.1037/a0028898

Schneider Institute for Health Policy, Brandeis University for the Robert Wood Johnson Foundation. (2001). *Substance abuse: The nation's number one health problem: Key indicators for policy update.* Princeton, NJ: The Robert Wood Johnson.

Schnurr, P. P., Friedman, M. J., Engel, C. C., Foa, E. B., Shea, M. T., Chow, B. K., et al. (2007). Cognitive behavioral therapy for posttraumatic stress disorder in women: A randomized controlled trial. *JAMA: Journal of the American Medical Association, 297,* 820–830.

Schnurr, P.P., Shea, M.T., Friedman, M.J., & Engel, C.C. (2007). 'Posttraumatic stress disorder and cognitive behavioral therapy': In reply. *Journal of the American Medical Association, 297*(24). doi: 10.1001/jama.297.24.2695

Seidler, G.H., & Wagner, F.E. (2006). Comparing the efficacy of EMDR and trauma-focused cognitive-behavioral therapy in the treatment of PTSD: a meta-analytic study. *Psychological Medicine, 36*(11), 1515–1522.

Seligman, M.E. (1995). The effectiveness of psychotherapy: The Consumer Reports study. *American Psychologist, 50*(12), 965–974.

Serlin, R.C., & Lapsley, D.K. (1985). Rationality in psychological research: The good-enough principle. *American Psychologist, 40*(1), 73–83. doi: 10.1037/0003-066x.40.1.73

Serlin, R.C., & Lapsley, D.K. (1993). Rational appraisal of psychological research and the good-enough principle. In G. Keren, C. Lewis, G. Keren & C. Lewis (Eds.), *A handbook for data analysis in the behavioral sciences: Methodological issues* (pp. 199–228). Hillsdale, NJ: Lawrence Erlbaum Associates, Inc.

Serlin, R.C., Wampold, B.E., & Levin, J.R. (2003). Should providers of treatment be regarded as a random factor? If it ain't broke, don't "Fix" it: A comment on Siemer and Joorman (2003). *Psychological Methods, 8,* 524–534.

Shadish, W.R., & Haddock, C.K. (2009). Combining estimates of effect size. In H. Cooper, L.V. Hedges & J.C. Valentine (Eds.), *The handbook of research synthesis and meta-analysis* (2nd ed., pp. 257–277). New York: Russell Sage Foundation.

Shadish, W.R., Matt, G.E., Navarro, A.M., & Phillips, G. (2000). The effects of psychological therapies in clinically representative conditions: A meta-analysis. *Psychological Bulletin, 126,* 512–529.

Shadish, W.R., Matt, G.E., Navarro, A.M., Siegle, G., Crits-Christoph, P., Hazelrigg, M.D., . . . Weiss, B. (1997). Evidence that therapy works in clinically representative conditions. *Journal of Consulting and Clinical Psychology, 65,* 355–365.

Shadish, W.R., Montgomery, L.M., Wilson, P., Wilson, M.R., Bright, I., & Okwumabua, T. (1993). Effects of family and marital psychotherapies: A meta-analysis. *Journal of Consulting and Clinical Psychology, 61*(6), 992.

Shadish, W.R., & Sweeney, R.B. (1991). Mediators and moderators in meta-analysis: There's a reason we don't let dodo birds tell us which psychotherapies should have prizes. *Journal of Consulting and Clinical Psychology, 59*(6), 883–893

Shafran, R., Clark, D.M., Fairburn, C.G., Arntz, A., Barlow, D.H., Ehlers, A., . . . Wilson, G.T. (2009). Mind the gap: Improving the dissemination of CBT. *Behaviour Research and Therapy, 47*(11), 902–909. doi: 10.1016/j.brat.2009.07.003

Shapiro, D.A., Barkham, M., Rees, A., Hardy, G.E., Reynolds, S., & Startup, M. (1994). Effects of treatment duration and severity of depression on the effectiveness of cognitive-behavioral and psychodynamic-interpersonal psychotherapy. *Journal of Consulting and Clinical Psychology, 62,* 522–534.

Shapiro, A.K., & Morris, L.A. (1978). The placebo effect in medical and psychological therapies. In S.L. Garfield & A.E. Bergin (Eds.), *Handbook of psychotherapy and behavior change* (2nd ed., pp. 369–410). New York: Wiley.

Shapiro, A.K., & Shapiro, E.S. (1997a). The placebo: Is it much ado about nothing? In A. Harrington (Ed.), *The placebo effect: An interdisciplinary exploration.* Cambridge, MA: Harvard University Press.

Shapiro, A. K., & Shapiro, E. S. (1997b). *The powerful placebo: From ancient priest to modern medicine*. Baltimore: The Johns Hopkins University Press.

Shapiro, D. A., & Shapiro, D. (1982). Meta-analysis of comparative therapy outcome studies: A replication and refinement. *Psychological Bulletin, 92*, 581–604.

Shaw, B. F., Elkin, I., Yamaguchi, J., Olmsted, M., Vallis, T. M., Dobson, K. S., . . . Imber, S. D. (1999). Therapist competence ratings in relation to clinical outcome in cognitive therapy of depression. *Journal of Consulting and Clinical Psychology, 67*, 837–846.

Shedler, J. (2010). The efficacy of psychodynamic psychotherapy. *American Psychologist, 65*(2), 98–109. doi: 10.1037/a0018378

Shepherd, M. (1993). The placebo: From specificity to the non-specific and back. *Psychological Medicine, 23*(3), 569–578.

Sherman, J. J. (1998). Effects of psychotherapeutic treatments for PTSD: A meta-analysis of controlled clinical trial. *Journal of Traumatic Stress, 11*, 413–435.

Shimokawa, K., Lambert, M. J., & Smart, D. W. (2010). Enhancing treatment outcome of patients at risk of treatment failure: Meta-analytic and mega-analytic review of a psychotherapy quality assurance system. *Journal of Consulting and Clinical Psychology, 78*(3), 298–311. doi: 10.1037/a0019247

Shirk, S. R., Karver, M. S., & Brown, R. (2011). The alliance in child and adolescent psychotherapy. *Psychotherapy, 48*(1), 17–24. doi: 10.1037/a0022181

Siev, J., & Chambless, D. L. (2007). Specificity of treatment effects: Cognitive therapy and relaxation for generalized anxiety and panic disorders. *Journal of Consulting and Clinical Psychology, 75*, 513–522.

Siev, J., Huppert, J. D., & Chambless, D. L. (2009). The dodo bird, treatment technique, and disseminating empirically supported treatments. *The Behavior Therapist, 32*, 69–76.

Simon, G., Imel, Z. E., & Steinfield, B. J. (2012). Is dropout after a first psychotherapy visit always a bad outcome? *Psychiatric Services, 63*, 705–7.

Simon G. E. & Ludman, E. J. (2010). Predictors of early dropout from psychotherapy for depression in community practice. *Psychiatric Services, 61*, 684–689.

Simpson, S. H., Eurich, D. T., Majumdar, S. R., Padwal, R. S., Tsuyuki, S. T., Varney, J., & Johnson, J. A. (2006). A meta-analysis of the association between adherence to drug therapy and mortality. *British Medical Journal, 3*–4. doi:10.1136/bmj.38875.675486.55.

Singer, M. T., & Lalich, J. (1996). *"Crazy" therapies: What are they? Do they work?* New York: Jossey-Bass.

Sloane, R. B., Staples, F. R., Cristol, A. H., Yorkston, N. J., & Whipple, K. (1975). *Psychotherapy versus behavior therapy*. Cambridge, MA: Harvard University Press.

Smith, B., & Sechrest, L. (1991). Treatment of Aptitude × Treatment Interactions. *Journal of Consulting and Clinical Psychology, 59*(2), 233–244. doi: 10.1037/0022-006x.59.2.233

Smith, M. L., & Glass, G. V. (1977). Meta-analysis of psychotherapy outcome studies. *American Psychologist, 32*, 752–760.

Smith, M. L., Glass, G. V, & Miller, T. I. (1980). *The benefits of psychotherapy*. Baltimore: The Johns Hopkins University Press.

Snijders, T., & Bosker, R. (1999). *Multilevel analysis: An introduction to basic and advanced multilevel modeling*. London: Sage.

Snyder, D. K., & Wills, R. M. (1989). Behavioral versus insight-oriented marital therapy: Effects on individual and interpersonal functioning. *Journal of Consulting and Clinical Psychology, 57*, 39–46.

Snyder, D. K., & Wills, R. M. (1991). Facilitating change in marital therapy and research. *Journal of Family Psychology, 4*, 426–435.

Snyder, D. K., Wills, R. M., & Grady-Fletcher, A. (1991). Long term effectiveness of behavioral versus insight oriented marital therapy: A 4-year follow-up study. *Journal of Consulting and Clinical Psychology, 59*, 138–141.

Sobell, L. C., Sobell, M. B., & Christelman, W. C. (1972). The myth of "one drink." *Behaviour Research and Therapy, 10*, 119–123.

Sobell, M. B. & Sobell, L. C. (1973). Alcoholics treated by individualized behavior therapy: One year treatment outcomes. *Behavior Research and Therapy, 11*, 599–618.

Sobell, M. B., & Sobell, L. C. (1976). Second year treatment outcome of alcoholics treated by individualized behavior therapy: Results. *Behaviour Research and Therapy, 14*, 195–215.

Sobell, M. B., & Sobell, L. C. (1984a). The aftermath of heresy: A response to Pendery et al.'s (1982) critique of 'Individualized behavior therapy for alcoholics'. *Behaviour Research and Therapy, 22*, 413–440.

Sobell, M. B., & Sobell, L. C. (1984b). Under the microscope yet again: A commentary on walker and roach's critique of the dickens committee's enquiry into our research. *British Journal of Addiction, 79*, 157–168.

Society of Clinical Psychology. (2007). Website on Research Supported Psychological Treatments, www.div12.org/PsychologicalTreatments/index.html

Spiegel, A. (2004). Cognitive behavior therapy: Thinking positive [Radio series episode]. "All Things Considered." Washington, DC: National Public Radio. Retrieved from www.npr.org/templates/story/story.php?storyId=1920052

Spielmans, G. I., Gatlin, E. T., & McFall, J. P. (2010). The efficacy of evidence-based psychotherapies versus usual care for youths: Controlling confounds in a meta-reanalysis. *Psychotherapy Research, 20*(2), 234–246. doi: 10.1080/10503300903311293

Spielmans, G. I., & Kirsch, I. (2014). Drug approval and drug effectiveness. *Annual Review of Clinical Psychology*, 10. 741-766.

Spielmans, G. I., Pasek, L. F., & McFall, J. P. (2007). What are the active ingredients in cognitive and behavioral psychotherapy for anxious and depressed children? A meta-analytic review. *Clinical Psychology Review, 27*(5), 642–654. doi:10.1016/j.cpr.2006.06.001

Stangier, U., Schramm, E., Heidenreich, T., Berger, M., & Clark, D. M. (2011). Cognitive therapy vs interpersonal psychotherapy in social anxiety disorder: a randomized controlled trial. *Archives of General Psychiatry, 68*(7), 692–700.

Stevens, S. E., Hynan, M. T., & Allen, M. (2000). A meta-analysis of common factor and specific treatment effects across domains of the phase model of psychotherapy. *Clinical Psychology: Science and Practice, 7*, 273–290.

Stiles, W. B., Shapiro, D. A., & Elliott, R. (1986). Are all psychotherapies equivalent? *American Psychologist, 41*, 165–180.

Strunk, D. R., Brotman, M. A., & DeRubeis, R. J. (2010). The process of change in cognitive therapy for depression: Predictors of early inter-session symptom gains. *Behaviour Research and Therapy, 48*(7), 599–606. doi: 10.1016/j.brat.2010.03.011

Strunk, D. R., Cooper, A. A., Ryan, E. T., DeRubeis, R. J., & Hollon, S. D. (2012). The process of change in cognitive therapy for depression when combined with antidepressant medication: Predictors of early intersession symptom gains. *Journal of Consulting and Clinical Psychology, 80*(5), 730–738. doi: 10.1037/a0029281

Strupp, H. H., & Howard, K. I. (1992). A brief history of psychotherapy research. In D. K. Freedheim (Ed.), *History of psychotherapy: A century of change* (pp. 309–334). Washington, DC: American Psychological Association.

Sullivan, H. S. (1953). *The interpersonal theory of psychiatry.* New York: Routledge.

Surgeon General. (1999). *Mental Health: A Report of the Surgeon General—Executive Summary*. Rockville, MD: U.S. Department of Health and Human Services, Substance

Abuse and Mental Health Services Administration, Center for Mental Health Services, National Institutes of Health, National Institute of Mental Health.

Surís, A., Link-Malcolm, J., Chard, K., Ahn, C., & North, C. (2013). A randomized clinical trial of cognitive processing therapy for veterans with PTSD related to military sexual trauma. *Journal of Traumatic Stress, 26*(1), 28–37. doi: 10.1002/jts.21765

Sutton, A.J. (2009). Publication bias. In H. Cooper, L. V. Hedges & J. C. Valentine (Eds.), *The hanbook of research synthesis and meta-analysis* (2nd ed., pp. 435–454). New York: Russell Sage Foundation.

Swift, J. K., Callahan, J. L., & Vollmer, B. M. (2011). Preferences. *Journal of Clinical Psychology, 67*(2), 155–165. doi: 10.1002/jclp.20759

Swift, J. K., & Greenberg, R. P. (2012). Premature discontinuation in adult psychotherapy: A meta-analysis. *Journal of Consulting and Clinical Psychology, 80*(4), 547–559. doi: 10.1037/a0028226

Tang, T. Z., & DeRubeis, R. J. (1999). Reconsidering rapid early response in cognitive behavioral therapy for depression. *Clinical Psychology: Science and Practice, 6*(3), 283–288. doi: 10.1093/clipsy/6.3.283

Tarrier, N., Pilgrim, H., Sommerfield, C., Faragher, B., Reynolds, M., Graham, E., & Barrowclough, C. (1999). A randomized trial of cognitive therapy and imaginal exposure in the treatment of chronic posttraumatic stress disorder. *Journal of Consulting and Clinical Psychology, 67,* 13–18.

Tasca, G. A., & Lampard, A.M. (2012). Reciprocal influence of alliance to the group and outcome in day treatment for eating disorders. *Journal of Counseling Psychology, 59*(4), 507–517. doi: 10.1037/a0029947

Task Force on Promotion and Dissemination of Psychological Procedures. (1995). Training in and dissemination of empirically-validated psychological treatment: Report and recommendations. *The Clinical Psychologist, 48,* 2–23.

Taylor, E. (1999). *Shadow culture: Psychology and spirituality in America.* Washington, DC: Counterpoint.

Taylor, S. (1996). Meta-analysis of cognitive-behavioral treatments for social phobia. *Journal of Behaviour Therapy and Experimental Psychiatry, 27,* 1–9.

Taylor, S., Thordarson, D. S., Maxfield, L., Fedoroff, I. C., Lovell, K., & Ogrodniczuk, J. (2003). Comparative efficacy, speed, and adverse effects of three PTSD treatments: Exposure therapy, EMDR, and relaxation training. *Journal of Consulting and Clinical Psychology, 71*(2), 330–338. doi:10.1037/0022-006X.71.2.330

Thomas, R. M. (2001). *Folk psychologies across cultures.* Thousand Oaks, CA: Sage.

Tolin, D. F. (2010). Is cognitive–behavioral therapy more effective than other therapies?: A meta-analytic review. *Clinical Psychology Review, 30*(6), 710–720. doi: 10.1016/j.cpr.2010.05.003

Tracey, T.J.G., Wampold, B. E., Lichtenberg, J. W., & Goodyear, R. K. (2014). Expertise in Psychotherapy: An Elusive Goal? *American Psychologist.* doi: 10.1037/a0035099

Truax, C. B. (1966). Reinforcement and nonreinforcement in Rogerian psychotherapy. *Journal of Abnormal Psychology, 71*(1), 1–9. doi: 10.1037/h0022912

Tryon, G. S., & Winograd, G. (2011). Goal consensus and collaboration. In J. C. Norcross (Ed.), *Psychotherapy relationships that work: Evidence-based responsiveness* (2nd ed., pp. 153–167). New York: Oxford University Press.

UKATT Research Team. (2007). UK alcohol treatment trial: client-treatment matching effects. *Addiction, 103,* 228–238.

Ulvenes, P.G., Berggraf, L., Hoffart, A., Stiles, T.C., Svartberg, M., McCullough, L., & Wampold, B.E. (2012). Different processes for different therapies: Therapist actions, therapeutic bond, and outcome. *Psychotherapy, 49*(3), 291–302. doi: 10.1037/a0027895

van Balkom, A.J., van Oppen, P., Vermeulen, A.W., van Dyck, R., Nauta, M.C., & Vorst, H. (1994). A meta-analysis on the treatment of obsessive compulsive disorder: a comparison of antidepressants, behavior, and cognitive therapy. *Clinical Psychology Review, 14*(5), 359–381.

van Emmerik, A.A.P., Kamphuis, J.H., Hulsbosch, A.M., & Emmelkamp, P.M.G. (2002). Single session debriefing after psychological trauma: A meta-analysis. *The Lancet, 360*, 766–771.

van Minnen, A., & Foa, E.B. (2006). The Effect of Imaginal Exposure Length on Outcome of Treatment for PTSD. *Journal of Traumatic Stress, 19*(4), 427–438. doi: 10.1002/jts.20146

VandenBos, G.R., Cummings, N.A., & DeLeon, P.H. (1992). A century of psychotherapy: Economic and environmental influences. In D.K. Freedheim (Ed.), *History of psychotherapy: A century of change* (pp. 65–102). Washington, DC: American Psychological Association.

Vase, L., Riley III, J.L., & Price, D.P. (2002). A comparison of placebo effects in clinical analgesic trials versus studies of placebo analgesia. *Pain, 99*, 443–452.

Vollmer, S., Spada, H., Caspar, F., & Burri, S. (2013). Expertise in clinical psychology. The effects of university training and practical experience on expertise in clinical psychology. *Frontiers in Psychology, 4*, article 141.

Vos, S.P.F., Huibers, M.J.H., Diels, L., & Arntz, A. (2012). A randomized clinical trial of cognitive behavioral therapy and interpersonal psychotherapy for panic disorder with agoraphobia. *Psychological Medicine, 42*(12), 2661–2672. doi:10.1017/S0033291712000876

Wachtel, P.L. (1977). *Psychoanalysis and behavior therapy: Toward an integration.* New York: Basic Books.

Wade, W.A., Treat, T.A., & Stuart, G.L. (1998). Transporting an empircally supported treatment for panic disorder to a service clinic setting: A benchmarking strategy. *Journal of Consulting and Clinical Psychology, 66*, 231–239.

Walach, H. (2003). Placebo and placebo effects—a concise review. *Focus on Alternative and Complementary Therapies, 8*, 178–187.

Walsh, J.E. (1947). Concerning the effect of intraclass correlation on certain significance tests. *The Annals of Mathematical Statistics, 18*(1), 88–96.

Walsh, R. (2011). Lifestyle and mental health. *American Psychologist, 66*(7), 579–592. doi: 10.1037/a0021769

Waltz, J., Addis, M.E., Koerner, K., & Jacobson, N.S. (1993). Testing the integrity of a psychotherapy protocol: Assessment of adherence and competence. *Journal of Consulting and Clinical Psychology, 61*, 620–630.

Wampold, B.E. (1997). Methodological problems in identifying efficacious psychotherapies. *Psychotherapy Research, 7*, 21–43.

Wampold, B.E. (2001a). Contextualizing psychotherapy as a healing practice: Culture, history, and methods. *Applied and Preventive Psychology, 10*, 69–86.

Wampold, B.E. (2001b). *The great psychotherapy debate: Model, methods, and findings.* Mahwah, NJ: Lawrence Erlbaum Associates.

Wampold, B.E. (2007). Psychotherapy: *The* humanistic (and effective) treatment. *American Psychologist, 62*, 857–873.

Wampold, B. E. (2013). The good, the bad, and the ugly: A 50-year perspective on the outcome problem. *Psychotherapy, 50*(1), 16–24. doi: 10.1037/a0030570

Wampold, B. E., & Bhati, K. S. (2004). Attending to the omissions: A historical examination of the evidenced-based practice movement. *Professional Psychology: Research and Practice, 35*, 563–570.

Wampold, B. E., & Brown, G. S. (2005). Estimating therapist variability: A naturalistic study of outcomes in managed care. *Journal of Consulting and Clinical Psychology, 73*, 914–923.

Wampold, B. E., & Budge, S. L. (2012). The 2011 Leona Tyler Award Address: The Relationship—and Its Relationship to the Common and Specific Factors of Psychotherapy. *The Counseling Psychologist, 40*(4), 601–623. doi: 10.1177/0011000011432709

Wampold, B. E., Budge, S. L., Laska, K. M., Del Re, A. C., Baardseth, T. P., Flückiger, C., . . . Gunn, W. (2011). Evidence-based treatments for depression and anxiety versus treatment-as-usual: A meta-analysis of direct comparisons. *Clinical Psychology Review, 31*(8), 1304–1312. doi: 10.1016/j.cpr.2011.07.012

Wampold, B. E., & Drew, C. J. (1990). *Theory and application of statistics.* New York: McGraw-Hill College.

Wampold, B. E., Goodheart, C. D., & Levant, R. F. (2007). Evidence-based practice in psychology: Clarification and elaboration. *American Psychologist, 62*, 616–618.

Wampold, B. E. & Imel, Z. E. (2006). Psychotherapy stories: A textbook case of privilege. Review of the *Oxford Textbook of Psychotherapy. Contemporary Psychology: APA Review of Books, 51*(20).

Wampold, B. E., Imel, Z. E., Bhati, K. S., & Johnson Jennings, M. D. (2006). Insight as a common factor. In L. G. Castonguay & C. E. Hill (Eds.), *Insight in psychotherapy,* 119–139. Washington, DC: American Psychological Association.

Wampold, B. E., Imel, Z. E., Laska, K. M., Benish, S., Miller, S. D., Flückiger, C., . . . Budge, S. (2010). Determining what works in the treatment of PTSD. *Clinical Psychology Review, 30*(8), 923–933. doi: 10.1016/j.cpr.2010.06.005

Wampold, B. E., Imel, Z. E., & Miller, S. D. (2009). Barriers to the dissemination of empirically supported treatments: Matching messages to the evidence. *The Behavior Therapist, 32*(7), 144–155.

Wampold, B. E., Imel, Z. E., & Minami, T. (2007a). The placebo effect: 'Relatively large' and 'robust' enough to survive another assault. *Journal of Clinical Psychology, 63*(4), 401–403. doi: 10.1002/jclp.20350

Wampold, B. E., Imel, Z. E., & Minami, T. (2007b). The story of placebo effects in medicine: Evidence in context. *Journal of Clinical Psychology, 63*, 379–390.

Wampold, B. E., Minami, T., Baskin, T. W., & Callen Tierney, S. (2002). A meta-(re) analysis of the effects of cognitive therapy versus 'other therapies' for depression. *Journal of Affective Disorders, 68*(2), 159–165.

Wampold, B. E., Minami, T., Tierney, S. C., Baskin, T. W., & Bhati, K. S. (2005). The placebo is powerful: Estimating placebo effects in medicine and psychotherapy from clinical trials. *Journal of Clinical Psychology, 61*, 835–854.

Wampold, B. E., Mondin, G. W., Moody, M., & Ahn, H. (1997a). The flat earth as a metaphor for the evidence for uniform efficacy of bona fide psychotherapies: Reply to Crits-Christoph (1997) and Howard et al. (1997). *Psychological Bulletin, 122*, 226–230.

Wampold, B. E., Mondin, G. W., Moody, M., Stich, F., Benson, K., & Ahn, H. (1997b). A meta-analysis of outcome studies comparing bona fide psychotherapies: Empirically, "All must have prizes." *Psychological Bulletin, 122*, 203–215.

Wampold, B. E., & Serlin, R. C. (2000). The consequences of ignoring a nested factor on measures of effect size in analysis of variance. *Psychological Methods, 5*, 425–433.

Wampold, B. E., & Serlin, R. C. (2014). Meta-analytic methods to test relative efficacy. *Quality and Quantity, 48*, 755–765. doi: 10.1007/s11135-012-9800-6

Wang, P. S., Demler, O., Olfson, M., Pincus, H. A., Wells, K. B., & Kessler, R. C. (2006). Changing profiles of service sectors used for mental health care in the United States. *American Journal of Psychiatry, 163*, 1187–1198.

Wang, P. S., Lane, M., Olfson, M., Pincus, H. A., Wells, K. B., & Kessler, R. C. (2005). Twelve-month use of mental health services in the United States: Results from the National Comorbidity Survey Replication. *Archives of General Psychiatry, 62*, 629–640.

Watson, J. B., & Rayner, R. (1920). Conditioned emotional reactions. *Experimental psychology, 3*, 1–14.

Watson, J. C., Gordon, L. B., Stermac, L., Kalogerakos, F., & Steckley, P. (2003). Comparing the effectiveness of process-experiential with cognitive-behavioral psychotherapy in the treatment of depression. *Journal of Consulting and Clinical Psychology, 71*, 773–781.

Webb, C. A., DeRubeis, R. J., Amsterdam, J. D., Shelton, R. C., Hollon, S. D., & Dimidjian, S. (2011). Two aspects of the therapeutic alliance: Differential relations with depressive symptom change. *Journal of Consulting and Clinical Psychology, 79*(3), 279–283. doi: 10.1037/a0023252

Webb, C. A., DeRubeis, R. J., & Barber, J. P. (2010). Therapist adherence/competence and treatment outcome: A meta-analytic review. *Journal of Consulting and Clinical Psychology, 78*(2), 200–211. doi: 10.1037/a0018912

Weersing, V. R., & Weisz, J. R. (2002). Community clinic treatment of depressed youth: Benchmarking usual care against CBT clinical trials. *Journal of Consulting and Clinical Psychology, 70*(2), 299–310.

Weiss, B., Caron, A., Ball, S., Tapp, J., Johnson, M., & Weisz, J. R. (2005). Iatrogenic effects of group treatment for antisocial youths. *Journal of Consulting and Clinical Psychology, 73*, 1036–1044.

Weissman, M. M. (2006). A Brief History of Interpersonal Psychotherapy. *Psychiatric Annals, 36*(8), 553–557.

Weisz, J. R., Jensen-Doss, A., & Hawley, K. M. (2006). Evidence-based youth psychotherapies versus usual clinical care: A meta-analysis of direct comparisons. *American Psychologist, 61*(7), 671–689. doi: 10.1037/0003-066x.61.7.671

Werch, C. E., & Owen, D. M. (2002). Iatrogenic effects of alcohol and drug prevention programs. *Journal of Studies on Alcohol, 63*, 581–590.

West, S. L, & O'Neal, K. K. (2004). Project D.A.R.E. outcome effectiveness revisited. *American Journal of Public Health, 94*, 1027–1029.

Westen, D. (1998). The scientific legacy of Sigmund Freud: Toward a psychodynamically informed psychological science. *Psychological Bulletin, 124*, 333–371.

Westen, D., & Bradley, R. (2005). Empirically Supported Complexity. Rethinking Evidence-Based Practice in Psychotherapy. *Current Directions in Psychological Science, 14*(5), 266–271.

Westen, D., Novotny, C. M., & Thompson-Brenner, H. (2004). The empirical status of empirically supported psychotherapies: assumptions, findings, and reporting in controlled clinical trials. *Psychological Bulletin, 130*, 631–663.

Westen, D., Novotny, C. M., & Thompson-Brenner, H. (2005). EBP =/ EST: Reply to Crits-Christoph et al. (2005) and Weisz et al. (2005). *Psychological Bulletin, 131*(3), 427–433.

White, W. L. (1998). *Slaying the dragon: The history of addiction treatment and recovery in America*. Bloomington, IL: Chestnut Health Systems.

Wilkins, W. (1983). Failure of placebo groups to control for nonspecific events in therapy outcome research. *Psychotherapy: Theory, Research and Practice, 20*, 31–37.

Wilkins, W. (1984). Psychotherapy: The powerful placebo. *Journal of Consulting and Clinical Psychology, 52*, 570–573.

Williams, A.C.d.C. (2002). Facial expression of pain: An evolutionary account. *Behavioral and Brain Sciences, 25*(4), 439–488. doi: 10.1017/s0140525x02000080

Willis, J., & Todorov, A. (2006). First Impressions: Making Up Your Mind After a 100-Ms Exposure to a Face. *Psychological Science, 17*(7), 592–598. doi: 10.1111/j.1467-9280.2006.01750.x

Wilson, E. O. (1978). *On human nature*. Cambridge, MA: Harvard University Press.

Wilson, E. O. (2012). *The social conquest of earth*. New York: Liveright Publishing

Wilson, G. T. (1982). How Useful is Meta-analysis in Evaluating the Effects of Different Psychological Therapies? *Behavioural Psychotherapy, 10*, 221–231.

Wilson, G. T. (1996). Manual-based treatments: The clinical application of research findings. *Behaviour Research and Therapy, 34*, 295–314.

Wilson, G. T., & Rachman, S. J. (1983). Meta-analysis and the evaluation of psycho-therapy outcome: Limitations and liabilities. *Journal of Consulting and Clinical Psychology, 51*(1), 54.

Wolpe, J. (1952a). Experimental neuroses as learned behavior. *British Journal of Psychology, 43*, 243–268.

Wolpe, J. (1952b). Objective psychotherapy of the neuroses. *South African Medical Journal, 26*, 825–829.

Wolpe, J. (1954). Reciprocal inhibition as the main basis of psychotherapeutic effects. *American Medical Association Archives of Neurological Psychiatry, 72*, 205–226.

Wolpe, J. (1958). *Psychotherapy by reciprocal inhibition*. Palo Alto, CA: Stanford University.

Woody, G. E., Luborsky, L., McLellan, A. T., Obrien, C. P., Beck, A. T., Blaine, J., . . . Hole, A. (1983). Psychotherapy for opiate addicts—does it help? *Archives of General Psychiatry, 40*(6), 639–645.

Worrell, M., & Longmore, R. J. (2008). Challenging Hofmann's negative thoughts: A rebuttal. *Clinical Psychology Review, 28*(1), 71–74. doi: 10.1016/j.cpr.2007.03.004

Zuroff, D. C., & Blatt, S. J. (2006). The therapeutic relationship in brief treatment of depression: Contributions to clinical improvement and enhanced adaptive capacities. *Journal of Consulting and Clinical Psychology, 74*, 130–140.

Zuroff, D. C., Kelly, A. C., Leybman, M. J., Blatt, S. J., & Wampold, B. E. (2010). Between-therapist and within-therapist differences in the quality of the therapeutic relationship: Effects on maladjustment and self-critical perfectionism. *Journal of Clinical Psychology, 66*, 681–697. doi: 10.1002/jclp.20683